THE
ESSENTIAL

荷尔蒙
芳疗全书

OILS HORMONE
SOLUTION

唤醒内在秩序感的
身心疗愈计划

Reclaim Your Energy and Focus and
Lose Weight Naturally

〔美〕玛丽莎·斯奈德　著

陈奕玮　译

北京科学技术出版社

读者须知：

营养学与医学是随着我们科研成果与经验的积累不断发展的。本书中所有的建议都由作者审慎提出。虽然如此，读者仍应根据自身情况和医生的建议来选择适合自己的营养方式。

因本书相关内容而造成的直接或间接的不良影响，出版社和作者概不负责。

Copyright ©2019 by Dr. Mariza Snyder

This edition arranged with Wendy Sherman Associates, Inc. arranged with Andrew Nurnberg Associates International Limited

Simplified Chinese translaiton copyright © 2024 by Beijing Science and Technology Publishing Co., Ltd.

著作权合同登记号　图字：01-2022-2033

图书在版编目（CIP）数据

荷尔蒙芳疗全书 / （美）玛丽莎·斯奈德著 ； 陈奕玮译. -- 北京 ： 北京科学技术出版社，2024. -- ISBN 978-7-5714-4118-0

Ⅰ．R459.1

中国国家版本馆 CIP 数据核字第 2024GQ9773 号

策划编辑：袁艳艳	电　　话：0086-10-66135495（总编室）
责任编辑：田　恬	0086-10-66113227（发行部）
责任校对：贾　荣	网　　址：www.bkydw.cn
责任印制：李　茗	印　　刷：北京顶佳世纪印刷有限公司
图文制作：旅教文化	开　　本：720 mm×1000 mm　1/16
出 版 人：曾庆宇	字　　数：325 千字
出版发行：北京科学技术出版社	印　　张：23.25
社　　址：北京西直门南大街 16 号	版　　次：2024 年 9 月第 1 版
邮政编码：100035	印　　次：2024 年 9 月第 1 次印刷
ISBN 978-7-5714-4118-0	

定　　价：89.00元

赞 言

玛丽莎博士揭示了精油对女性荷尔蒙平衡的积极影响，并制订了一个切实可行的改善荷尔蒙平衡的计划，其中包含了极具开创性的芳香疗法，可快速见效。每个女人都需要阅读这本书。

——《纽约时报》(*The New York Times*) 畅销书《维尔京饮食法》(*The Virgin Diet*) 和《维尔京的低糖减重饮食法》(*JJ Virgin's Sugar Impact Diet*) 作者

JJ. 维尔京

作为一名推崇自然疗法的内分泌学家，我推荐阅读玛丽莎博士的书来为想要解决自身健康问题的女性保驾护航。我很欣赏玛丽莎博士根据事实依据所提出的建议。本书可以为你提供一个有效且易于实施的计划，以平衡荷尔蒙并让身体变得更有活力。

——自然疗法医生，《纽约时报》畅销书《重塑肾上腺饮食法》(*The Adrenal Reset Diet*) 作者

艾伦·克里斯蒂安松

玛丽莎博士聪明、诚实，并致力为不想服用含合成荷尔蒙产品的女性提供天然、强效的解决方案。她的计划将自然疗法与生活方式有效地结合在一起，能够改善女性的荷尔蒙平衡。

——外科医生，自然疗法医生，《纽约时报》畅销书《凯莉安医生的骨汤饮食法和 10 天腹部减重法》(*Dr. Kellyann's Bone Broth Diet and the 10-Day Belly Slimdown*) 作者

凯莉安·彼得鲁奇

玛丽莎博士的书可以为你提供一个有效的、易于执行的计划来改善荷尔蒙失衡并让你变得更有活力。在现代社会，我想这是每一位女性都想实施的，能够帮助女性打造长期保持身心健康的生活方式的计划。

——医生，《纽约时报》畅销书《自身免疫解决方案》(*The Autoimmune Solution Cookbook*) 和《甲状腺联通》(*The Thyroid Connection*) 作者

埃米·迈尔斯

使用精油会对女性的生活产生具有深远意义的影响。玛丽莎·斯奈德博士聪明地将科学研究成果提炼成了一个易于阅读、便于操作的计划，向女性展示了如何更有效地使用精油来解决她们日常面临的由荷尔蒙失衡引起的问题。实施玛丽莎博士的计划是保持精力和专注力的关键。

——《纽约时报》畅销书《防弹饮食》（*The Bulletproof Diet*）和
《大脑赋能术》（*Head Strong*）作者
戴夫·阿斯普雷

在本书中，玛丽莎博士提出的计划将精油能带给我们的积极影响提升到了前所未有的高度，旨在利用植物性力量平衡荷尔蒙，且无须进行传统的荷尔蒙治疗。这从根本上有别于以往用来保持女性健康的传统方式。容易疲劳、陷入减重瓶颈、承受巨大压力或有其他与荷尔蒙相关的问题的人都需要立即阅读本书，以找回充满活力、朝气蓬勃的感受。

——畅销书《生酮食谱》（*Ketotarian*）作者
威尔·科尔

玛丽莎博士是我了解精油功效和女性荷尔蒙平衡的首选专家。玛丽莎博士确切地知道女性在一天或一个月内需要什么来帮助自己度过那些关键时刻。她对我来说是"女超人"一般的存在。

——美国临床病理学会会员，《纽约时报》畅销书《桥本甲状腺炎90天治疗方案》
（*Hashimoto's Protocol: A 90-Day Plan for Reversing Thyroid Symptoms and Getting Your Life Back*）作者
伊莎贝拉·温兹

这本书应该放在每个女人的书架上。它深入探索精油的奥秘，以最神圣、最有效、最安全的方式维护女性的健康。

——畅销书《荷尔蒙平衡饮食法》（*Cooking for Hormone Balance*）作者
玛格达莱娜·谢拉基

中文版推荐序

兴高采烈的教战手册

市面上的精油相关出版物中，如本书一般语调活泼、意气昂扬的，实不多见。比起归类为芳疗书，本书应该算是一种全方位的养生书，像个生活教练那样手把手教你如何改变自己。所以，即使并不特别着重于个别精油的属性分析，看完这本书以后，初接触精油的生手也会更有信心与动力使用精油。另一方面，已经养成用油习惯的芳疗爱好者，也能借本书解开用油偶尔碰壁的困惑。

作者本身具有扎实的营养学素养，也受过功能医学的训练，加上多年丰富的看诊经验，在梳理问题和制订对策时，不光有理有据，还能掌握绝佳的疗愈节奏。疗愈的节奏错乱是很多病症治疗失败的原因，大家都知道欲速则不达，但拖拖拉拉也可能贻误戎机，使人灰心放弃。本书里没有简单粗暴的公式，作者的处方层次分明，也有替代方案，是在和人的处境对话，而不是应付病痛而已。

作者的务实也是本书一大特色。比如她说："没有将这些症状与女性的整体状态联系起来……我们需要通过表面关注更深层次的自身需求……""你不能只关注一种荷尔蒙或一种症状，并将所有的问题归咎于一种荷尔蒙。""对你来说，检测结果在'正常范围'内并不意味着是正常的。""在你深入了解精油可以做什么之前，让我解释一下它不能做什么。""好的生活方式是恢复健康的基础……单靠使用精油是无法帮助你达到目的的。""如果你随着时间的推移忽视了……不利影响，导致身体内部出现问题……你的'重启'和恢复就越困难。"对想追求真正的疗愈的人来说，这些明白话绝对完胜心灵鸡汤。

本书编排方式对于读者非常友善，艰深的生理化学知识也交代得干净利落，还提供了许多真实案例，包含作者本人的现身说法，很容易让人照单全收。然而，我们还是要把孟子的名言放在心上，"尽信书，不如无书"。尤其是在菜单的拟定上，一方水土养一方人，读者大可根据当地的风土来选择食物。精油品牌也是如此，世界上优质精油品牌不在少数，任何专业人士的推荐都值得去了解。

肯园香气私塾负责人

温佑君

前　言

我要先坦白一件事。不久之前，我是一个过着"双重生活"的医疗从业者。白天，我接待病人，倾听他们对健康的担忧，尽我所能找到健康问题的原因。但与此同时，我发现自己与他们患有同样的病症。我与病症长期苦战，并尽自己所能地隐瞒这一点。我戴着快乐的面具，假装一切正常地生活，全然不顾那些表明身体已经严重失衡的迹象。

通常来说，我询问病人问题是为了深入了解一些长期隐藏在他们体内的健康风险。但这些问题也恰恰是我需要问自己的。

"你是否不知道自己为什么长胖？"

"你经常觉得精疲力竭吗？"

"你是否在夜里难以入睡，早上从床上爬起来时觉得很费力？"

我本人对以上每个问题的回答都是"是的"。

"你是否在中午或深夜非常想吃冰激凌或薯片这类食物？"

"你是否经常在冰箱里找到钥匙或在马桶上找到眼镜？"

"你有没有过连续3次发了内容相同的短信给你的朋友，因为你忘了已经发过2次了？"

遗憾的是，这些情况我全都经历过。

"你是不是喜怒无常，以至于你的丈夫和你相处时经常小心翼翼？"

"你是否经常觉得自己失控了？"

一边是我挣扎着想要忽略萦绕在心中的不安，一边是病人们对我能够准确描述出他们的症状感到非常惊讶，以为我有读心术之类的超能力。当然，在内心深处，我非常清楚这与超能力毫无关系。我看着病人们就像自己在照着镜子一样。出现那些症状的真正原因究竟是什么？

原因就是荷尔蒙失衡。

要找到答案，就要先意识到自己所经历的情况是不正常的。然而，我最初即使发现了自己的症状与病人的相似，也不愿相信自己和病人患同一种病的直觉，不愿接受我给自己的健康建议。毕竟，假装一切正常总是比用实际行动改正错误容易得多。我长期感到极度疲劳和精力过度消耗，身体一直处于负重前行的状态，直到压力大到使我陷入病痛的恶性循环。我的免疫系统急需被关爱，但我选择忽略身体的感受和内心的直觉，强迫自己继续前进。

然而，我的内心充满了挫败感。如果我连自己的病症都无法诊治，那么我还是一个合格的医生吗？多年来，我持续忍受着"双重生活"的折磨：我的外表看起来光鲜亮丽，但我实际上非常痛苦，并对痛苦的原因感到茫然。作为女性，我们应该为自己感到骄傲。因为我们在成长过程中成功地建立了一种自我意识，让我们既能维护家庭，又能保持自我，还能热爱这个世界。然而，我如果已经对自己失去了信心，又如何能继续带给他人力量呢？

荷尔蒙失衡令人感到棘手之处在于它时常悄无声息地影响着身体，甚至在你察觉到之前就对身体健康造成了严重破坏。因此，医生可能忽视你的症状或将症状完全归咎于其他原因（就像我之前对待自己那样）。这样做的后果就是让你陷入对自己的身体状况感到一头雾水的境地，并且对痊愈不抱任何希望。

造成荷尔蒙失衡的环境因素包括空气中的污染物、食物中的化学物质、护肤产品中的合成雌激素，以及长期承受压力。这些因素都是潜伏在平静的海面之下的巨大冰山——大多数医生虽然能看到荷尔蒙失衡的症状，但是常常把荷尔蒙失衡早期的荷尔蒙波动和下降归咎于年龄增长。但事实是，所有年龄段的女性都可能出现荷尔蒙失衡的症状，就连刚开始经历月经周期的青春期女孩也是如此。睡眠质量、情绪、体重、精力、性欲、对其他事物的欲望，以及其他基本功能都受荷尔蒙的支配。

值得庆幸的是，最终，使用优质精油与改变生活方式共同拯救了我岌岌可危的身心。它们改变了我的生活，调节了我的荷尔蒙平衡。它们也可以为你做同样的事情！

在解除了自己的荷尔蒙危机后，我萌生了一种迫切的使命感，它促使我与世界各地的女性分享这种神奇的疗法和我的经历。在过去的 5 年里，我一直致力于帮助病人和读者在个人医疗保健计划中使用芳香疗法，并取得了令人难以置信的成功。该疗法对女性恢复荷尔蒙平衡的效果尤为显著。许多荷尔蒙失衡的女性已经放弃希望，认为自己正在经历的折磨是无法避免的。她们已经接受并不理想的身体状况，并一次次地在不断恶化的身体状况中挣扎。这些女性与你我没有什么不同，她们只是在寻找一个解决荷尔蒙失衡的有效办法。当我向她们介绍精油的功效，以及它如何帮助她们改变生活方式和改善荷尔蒙失衡时，她们都兴奋不已。她们看到了恢复活力的希望，同时也知道了自己在与混乱的荷尔蒙进行抗争时不是孤军奋战，这让她们重拾信心，愿意尝试可行性更高的疗法来改善荷尔蒙失衡。

如果你从未体验过芳香疗法甚至任何优质精油的功效，那么你对上述介绍很可能持怀疑态度。精油作为纯天然的芳香化合物，存在于各种植物的种子、根、茎、皮、叶子和花朵之中。它具有令人难以想象的功效，能达到与之对应的干草本植物的 50 倍，甚至 70 倍。它是现有最好的植物性药物之一，并且已经被有效使用了数千年。

在正确使用的前提之下，芳香疗法有很多优势，不仅总能在几分钟之内产生立竿见影的效果，还具有可随时使用的便利性。使用精油是你改变不理想的身体状况的关键。你一旦体验到芳香疗法的效果并接纳它，它就会成为你日常生活中最重要的部分之一，从根本上改变你的保健计划，并让你充满活力，重新获得安稳的身心状态。

我为什么写这本书？

当我还是个孩子的时候，一场严重的车祸导致我产生了脑震荡，使我的颈部扭伤了，更间接使我后来患上了慢性疼痛和偏头痛。因为免疫系统一直承受着巨大的压力，所以我经常生病——感冒、咽喉炎、鼻窦炎。尽管身体一直饱受不良情况的困扰，我还是坚持了下来，并打算成为一名医生。大学毕业后，为了攒钱上医学院，我开始在美国劳伦斯利弗莫尔国家实验室（Lawrence Livermore National Laboratory）做生物化学研究。多年来，我反复被同样的病症折磨，并向无数专家寻求帮助。发现他们给出的建议和药物并没有起到任何作用后，我不得不接受这个事实：我的慢性疼痛和长期反复发作的偏头痛无法得到改善。我甚至被告知，慢性偏头痛是我在余生一直要面对的问题。

幸运的是，一位同事看出了我藏匿在面具下的痛苦，并建议我去一家由脊柱神经专家和营养师组成的功能医学诊所。那时的我几乎心灰意冷，纯粹只是抱着试一试的心态去看看。幸好我去了。在经过仅仅两个月的治疗后，我的偏头痛慢慢消退了，最后甚至完全消失了。我震惊了！

我的思维模式发生了变化。我放弃了原先上医学院的计划，转而去上了整脊学校。我想像他人帮助我那样帮助他人，所以承诺将自己的一生奉献给兼具功能性、个性化的医疗保健活动，专门诊治由神经疾病引起的上颈部问题和其他系统性问题。我接诊的许多病人是40岁以上的女性，她们前来治疗偏头痛、糖尿病、失眠、慢性疲劳、纤维肌痛综合征，以及所谓的"妇女病"。对女性来说，30多岁到40多岁通常是荷尔蒙水平开始缓慢下降的时候，同时也是身体状况开始因为某些长期的不良生活习惯而逐渐亮起红灯的时候。

　　加上来自家庭、工作、自身财务，以及生活施加于其他方面的无情压力，女性有一大堆问题要处理。一些女性不仅有慢性疼痛和偏头痛，还会因为压力大或别的原因摄入过多热量，这反过来又会导致精力不足、失眠、情绪低落、头痛、腹胀和体重增加。

　　遗憾的是，这些女性的医生们往往只看到了症状，没有关注到病人的整体状态，很容易忽略病人真正的需求，忽视问题的根源。在大多数情况下，很多医生会因为病人表现出了与抑郁症和焦虑症相关的症状而开出抗抑郁药物，但这种治标不治本的做法并不能让病人感觉好一些。在发现这种持续出现的误诊后，我比以往任何时候都更坚定地想要帮助女性，因此，我转移了研究重点，并成了一名营养学方面的专家。

　　但是，我太急于帮助像我一样的女性，以至于忽略了自己的身体需求。我快 30 岁时因为急于拿到博士学位，不顾身体的警告，长期超负荷工作，结果身体又一次垮掉了。我病得越来越重。在早上，我几乎无法从床上爬起来，在上课或在实验室工作时，我很容易睡着——我现在知道了这些情况与荷尔蒙相关。每个月都无法避免的可怕的经前期综合征和情绪波动使我变得易怒和焦虑。到了我 30 多岁的时候，这些情况也没有得到改善。由于肾上腺疲劳、雌激素水平过高和荷尔蒙失衡，我时常感到情绪低落、焦虑和筋疲力尽。

　　我开始意识到自己有荷尔蒙失衡的家族病史。从外祖母开始，我家族中的女性就一直饱受荷尔蒙失衡的消极影响。我的外祖母在工作中接触到了有毒物质，遭受了外源性雌激素或含有环境雌激素的化学物质的侵扰，因而体内的雌激素水平过高，黄体酮水平过低。我的母亲、姐姐和我的荷尔蒙平衡总是有一定程度的失控，尤其是在经期前后，这表明我们像外祖母一样，体内的雌激素水平相对过高。从小到大，我一直不明白为什么母亲总是莫名其妙地体重增加、吃东西上瘾、情绪波动大，最重要的是她总是缺乏活力。当姐姐和我进入了青春期，开始有类似的症状时，我们自然而然地把这些不适当成生活的一部分，从来不讨论是否有解决方法。随着时间的推移，因为我没有意识到生活习惯有问题——我吃了一些不适合自己的食物，喝了太多咖啡，从来没有停下脚步思考过自己是否过度劳累——所以我的身体状况持续恶化。

除了意识到自己的身体状况出现了问题，在我解除健康危机时发挥作用的另一个因素是我开始把自身健康摆在第一位。在成长过程中，我曾认为一个女人的价值是由她能为他人做什么事情来衡量的。所以我决心通过努力工作来证明自己的价值，为他人服务，并为自己的事业添砖加瓦。在某些时候，我的事业发展迅速得甚至超出了我的规划，但我发现自己仍然会出于为他人做得不够多而倍感压力。我认为自我关爱是自私和自我放纵的。我记得自己曾经把在健身房运动的时间都视作自私的时光。由此看来，在生命中的大部分时间里，我都被这种自我伤害的心理影响着。

在那段时间里，我不再是我自己。我感觉自己就像一个机器人，只是简单地重复运作，直到我深刻审视了自己为所追求的幸福和健康而做出的选择。我意识到自己很不开心，身体也不健康。我很遗憾，因为那时的我已经没有足够的精力来帮助病人。大多数女性和我一样，常常觉得需要得到"许可"才能关爱自己并尊重自己，然而，究竟谁才能给我们所需要的"许可"呢？

我们给自己设置的最大限制就是要先照顾他人，而将自己放在最后。解除这种限制的唯一方法是改变对自我价值的看法。通常情况下，我们认为自己的价值体现在可以为他人做什么事情。改变这种看法意味着我们要将自己放在首位——每个人对自己来说都是最珍贵的，值得被精心呵护，所以我们自己的需求也同样重要。

我很喜欢玛雅·安热洛（Maya Angelou）的一句名言："我如果都不能善待我自己，又怎么能指望别人对我好呢？"女性如果想要得到好于往常的对待，就必须先珍视和关爱自己。这就是自我关爱。自我关爱对增强自信心、保持身体健康、提高工作效率 / 专注力和减轻压力至关重要。无论是在为人母、与同事相处时，还是在经营自己的事业时，我们只有在照顾好自己以后才能照顾好他人。

就在我最需要照顾自己的时候，我的一位好朋友向我介绍了精油和它能带来的自我关爱的力量。我开始在足底涂抹一种保护免疫系统的复方精油，并将其添加到扩香器中，每天都坚持使用。仅仅几周后，我突然意识到自己感觉好多了，不仅仅是好转，而是从来没有这么好过。我可以在晚上睡得很沉以储存更多能量，让我在白天能精力充沛地工作。我的情绪不再像以前一样喜怒无常。我找回了以前的自己。我惊呆了。令我印象深刻的是，在使用精油后，20 多年来我第一次没有在病毒横行的冬季生病（而且我在使用精油后的 3 年多都没生过病！）。

那是我偶尔进行精油按摩之外第一次自己使用精油。我当时就想：天啊，这东西真的很管用！同时我不禁感到有点儿失落，因为从来没有人真正花时间和精力去寻找我身体状况不良的根本原因或建议我尝试使用精油。然而，我必须确保芳香疗法是我一直在寻找的正确答案，而不是碰巧对我有效。作为一个医疗从业者，我内心深处也一直想要对这种神奇的疗法一探究竟。我利用自己的生物化学专业背景来研究芳香疗法的科学原理和芳香植物的化学特征。我研读了几十本关于精油的书，并仔细阅读了数百篇同行评议的文章。我所使用的那款精油除了能够有效地增强我的免疫力，是不是还有其他未被挖掘出来的功效呢？它可以提升睡眠质量吗？它可以舒缓紧绷的头颈吗？它可以去除家庭清洁剂中的化学毒素吗？

对以上问题来说，答案是肯定的。使用精油成为我解决现存和未来可能出现的问题的首要方法。这是因为精油含适应原（Adaptogen）。适应原是一种存在于植物中的物质，广泛用于帮助身体适应由内部的或外部的环境因素引起的压力。它支撑着身体的运转，包括荷尔蒙、情绪、免疫系统和体内环境的平衡。它通过影响体内的细胞来让人冷静或充满激情，保持情绪稳定或积极向上。适应原一旦进入体内，马上就可以快速、有效地工作。使用精油可以让适应原通过呼吸系统渗透到血液中，同时刺激大脑做出反应。

除了研究精油，我还研究那些可能潜藏在日常生活中的毒素。从食物到空气，从美容产品到药物，其中的物质都可能伤害细胞，干扰荷尔蒙平衡。我对我的生活进行了一次彻底的"断舍离"。我扔掉了所有我觉得可能对我的荷尔蒙平衡产生消极影响的日常用品，尤其是那些扰乱荷尔蒙平衡、认知功能和使我增重的个人护理产品和清洁产品。我开始使用精油和纯天然的提取物来为自己量身定制护理产品。精油几乎成为我和我丈夫的生活必需品，我们不仅会局部涂抹精油，还会将其滴入扩香器使用。每天，精油都在清晨陪我一起迎接崭新的一天，又在夜晚入睡前为即将过去的一天画上美好的句号。精油成为我充实而有意义的生活中最不可缺少的一部分。

除了自己使用精油，我还开始给病人使用我特制的复方精油。在使用了一段时间后，病人荷尔蒙失衡的症状得到了显而易见的改善。精油有价格低廉、携带方便、芳香迷人等优点，病人可以自行根据医疗保健计划使用精油进行自我健康护理。睡眠、情绪、性欲问题，以及其他由荷尔蒙失衡引起的问题，似乎都能通过使用对应的精油来解决。虽然人们目前还没有找到一种方法可以立即提升雌激素水平或黄体酮水平，但我发现使用精油有助于在体内建立荷尔蒙平衡，从而使荷尔蒙恢复正常水平。我的病人正是养成了使用精油等良好的生活习惯，才再次对恢复健康状态充满信心。

在我讲授的芳香疗法课程中，有一部分内容是关于仪式的重要性。女性可以通过进行一些仪式来强化生活中所有赋予自己正能量的习惯。女性在享受仪式的同时，也能够逐渐适应给自己留出更多的时间，给予自己更温柔的呵护，从而调节自己的身心状态。基于我的经历和研究成果，我在该课程中也教授如何专注于自身当下的感受，因为这是进行芳香疗法的前提。

我们如果不能认清自己的生活方式，没有适当进行自我激励的意愿，那么身体状况就很难得到改变，我们又会回到起点——不堪重负、压力巨大、荷尔蒙失衡。

我在教学过程中不仅仅在引导其他女性关爱自己，我也从中获益良多。改变生活方式和习惯成为我自我提升和学习过程的重要组成部分——我终于发现，照顾好自己是让我随时随地以最好的状态面对病人、家人和其他一切事情的关键。

精油让我能够随时减轻压力，灵活调整饮食和作息。我自己还可以按照自己的需求选择合适的维生素补充剂，同时根据当天的身体状况选择强度适宜的运动。正确的呼吸法和良好的生活习惯为我在繁忙和压力重重的世界中开辟了一个小角落，让我能快速找到内心的平静。精油成为我生活的坚强后盾，同时也维系着我的健康。

现在轮到你使用精油作为平衡你生活的工具了！本书提供了简单、实用的改善荷尔蒙失衡的方案，让你可以轻松付诸行动并立即见到成效！

如何使用本书？

让荷尔蒙达到自然平衡的最佳方法是在生活的各个方面使用优质精油，有针对性地改变生活习惯，从而调节身体的主要系统。此外，你需要一些时间进行自我反思，找到荷尔蒙失衡的根本原因。不用过于担心，本书将循序渐进地带领你找回荷尔蒙和身心的平衡，让你感觉精力充沛、快乐且充满活力。

在第一部分"荷尔蒙和精油基础知识"中，你将了解什么是荷尔蒙、它们在身体中扮演什么角色，以及什么会导致它们失衡。然后，我将从基础科学层面着手，深入探索精油如何从生理方面调节和改善荷尔蒙平衡，以及为什么它可以减少体内的毒素——你甚至可能对这些毒素的存在一无所知。我将介绍最常用于改善荷尔蒙失衡的精油，以及它们的具体疗效和特性。你将学会如何使用不同种类的精油并最大限度地发挥其功效，了解如何通过使用精油获得日常生活中的仪式感，以增进健康、提升幸福感。

第二部分"针对荷尔蒙失衡相关症状使用精油"将展示精油在生活中的实际应用。这部分的内容按照不同的专题划分成十章，你可以根据困扰你的问题迅速找到对应的解决方案。这十章中所有解决方案所使用的精油都会与你体内的生物化学系统共同发挥作用，有针对性地满足你自己的需求。

本书提供了100多种复方精油配方，你将能够轻松找到并实施针对你自身需求的定制化解决方案。这些方案中的精油非常容易调制和使用，你的朋友可能好奇你是怎么做到迅速改善气色的，并向你求教！

第三部分"重建荷尔蒙平衡的'14天拯救计划'"是调节荷尔蒙平衡和显著改善健康状况的"终极指南"。在你进行芳香疗法之前，我会为你准备好每天的方案和奇妙的仪式，包括膳食计划、运动建议、自我护理仪式，以及使用对应的精油，这样你就可以在接下来的两周专注于循序渐进地进行"拯救"计划。你会发现把精油融入日常生活非常容易，它会带来重大而持久的改变。再次站上体重秤时，你可能惊讶于自己的体重减轻了很多。更重要的是，你的感受会好很多，会庆幸自己当初做出了明智的选择。

例如，当我缺乏活力时，以前的我会感到惊慌并充满疑虑：我该如何解决这个问题？我能做什么？我可以通过吃什么来补充能量？现在，当我的思维模式经过一系列的改变后，我会说："好吧，我的精油在哪里？"我已经习惯了让精油在我身边随时待命。当我因为一个大项目而连续看着电脑几小时，大脑"停止工作"时，我会站起来，持续吸嗅30秒由野橙（Wild orange）和欧薄荷（Peppermint）混合而成的"能量增强剂"，在手腕上涂一点儿欧薄荷精油，然后做一些短时间的运动，比如做一两分钟的开合跳或原地踏步。然后，我会将有"唤醒"和"专注"功效的复方精油添加到扩香器中。过一会儿，我的活力就会完全恢复，我的状态甚至比之前更好。

此时我神清气爽、精力充沛、充满活力，并为重新投入工作做好了准备。

我的使命是给所有与荷尔蒙失衡苦战的女性的生活带来积极的影响。我希望通过本书与你分享精油带给我的改变，让你也体验到它的益处。只有了解并掌控自己的身体，你才能真正变得强大。

只有你有能力改变自己的未来，保持自己的健康和幸福，并给予身心应有的关怀和照顾。不要再忍受目前自以为"正常"的生活了，用精油来消除由荷尔蒙失衡引起的烦恼，并彻底地改变生活吧。

目　录

第三部分　重建荷尔蒙平衡的"14 天拯救计划"

第一部分

荷尔蒙和精油
基础知识

第一章

如何在不额外摄入荷尔蒙的情况下平衡荷尔蒙?

"我是怎么变成这样的?"

许多女性都会在生命中的某个时刻发现自己正处于荷尔蒙危机中,然后向医疗专家寻求帮助。而这些专家则可能或多或少地忽视常见的症状,如体重增加、头脑迟钝、感到抑郁和焦虑,因为他们没有将这些症状与女性的整体状态联系起来。当然,独一无二的经历、基因、个性、情感状况、生活方式、习惯,以及诸多其他因素都是"我"这个整体的一部分。作为女性,我们需要通过表面关注更深层次的自身需求,因为真实的自我与我们呈现给外界的一样重要。这些症状只是使我们饱受困扰的部分原因,并不是全部。这就是我认为必须依据病人的整体状态进行诊疗的原因。

当今社会给女性施加了太多压力,迫使我们无时无刻不在忙碌,同时还要兼任各种角色。这不仅仅要求我们随时保持光鲜亮丽,尽管我们自己也希望如此。我们面带微笑,随时保持着最佳状态,用愉快和包容的态度对待生活,对待家人、朋友、同事和周围的人。我们用一生中的大部分时间照顾家人,却常常忽视自己。在有了孩子、重返工作岗位后,我们能用来照顾自己的时间就更少了。我们忽略了一些潜在的问题,即使我们心里很清楚它们的确存在。我们继续强撑着,直到身体健康因为我们的掉以轻心而付出巨大的代价。

随着年龄的增长，我们的荷尔蒙水平会自然下降，我们的身体也会因此发生变化，而发生变化的时间点往往与我们开始承受巨大的压力并忽视自己的时间点相对应。我们最直接的反应就是把糟糕的感受归咎于荷尔蒙。当然，荷尔蒙责无旁贷，但我们不能直接用外源性荷尔蒙来解决荷尔蒙问题。事实上，额外摄入外源性荷尔蒙可能弊大于利。

我们所需要的是一整套全面的解决方案，而它应该是基于深入了解自己的女性特质，以及使我们陷入困境的生活方式和习惯后制订的。你比任何人都了解自己。弄清楚自己是如何一步步陷入困境、可以采取哪些措施来解决问题、确定是哪些诱因引发了自己的病症是这一整套解决方案的一部分。根据这些问题的答案选择相应的精油，然后在自我护理过程中使用精油来调整生活方式将帮助你走出困境。

所以，听到有人问你"你是不是被荷尔蒙操控？"时你不必生气。答案是肯定的。我们总是受到荷尔蒙的影响！正因为有荷尔蒙，我们的身体才能正常运转。

你需要关注的是自身独特的荷尔蒙平衡的变化。没有一种万能的方案可以解决所有人的问题，但把精油融入日常自我护理过程将帮助你找到你所需的解决方案。你只需要为健康投入一点儿精力。是时候行动起来，找回自己想要的状态了。

关于荷尔蒙的基本常识

荷尔蒙平衡的变化不仅仅会影响月经，引起绝经期潮热，还会不断地在体内引起化学反应。荷尔蒙平衡的变化几乎会影响、触发、调节所有的身体功能，从体温到心跳，从血糖水平到生育能力，从情绪到睡眠节律，等等。身体是一个复杂的整体，所有系统都相互关联，所以你不能只关注一种荷尔蒙或一种症状，并将所有的问题归咎于一种荷尔蒙。我在多年的实践与研究中发现，女性通常需要同时关注几种不同的荷尔蒙。你需要根据自己的特殊情况来制订个性化的解决方案，以扭转荷尔蒙失衡的状况，调整你的身体状况。

许多人并没有意识到荷尔蒙随时都在维持体内的稳定。大脑依靠它将重要的指令传递给不同器官。你所做的一切基本上都会引起荷尔蒙平衡的变化。

荷尔蒙从何而来？

内分泌系统由各种器官组成，负责合成和分泌荷尔蒙。有些器官含有能够分泌荷尔蒙的细胞，尽管这不是这些器官的主要功能。大多数人虽然都知道生殖器官会分泌荷尔蒙，但是有时会忽略肾上腺、甲状腺和胰腺也有同样重要的功能。此外，分泌荷尔蒙的器官还包括心脏、肾脏、胃肠道、肝脏和皮肤。有趣的是，就连脂肪组织也会在某些荷尔蒙的分泌中发挥作用。

在本书中，我主要关注与生殖系统、甲状腺和下丘脑－垂体－肾上腺轴（Hypothalamic-pituitary-adrenal Axis，HPA轴）相关的荷尔蒙，因为与它们相关的荷尔蒙往往会随着时间的推移逐渐失去平衡。使用相应的优质精油和改变主要的生活方式能重新驱动身体平衡这些荷尔蒙，以达到清除体内废物并进行自我修复的目的。

与生殖系统相关的荷尔蒙

在出现经期和排卵期的青春期之后，女性通常会进入生育期，之后进入围绝经期。在围绝经期，女性的荷尔蒙水平逐渐下降。接下来，女性会进入绝经期，也就是临床上定义的 12 个月没有月经后的时期。当然，你的生殖系统在青春期前和绝经期后一直在运作，只是方式不同。这个系统之所以被命名为生殖系统，可能是因为它的主要功能是繁殖后代。如果女性的身体处于最佳状态，那么健康的生殖系统中的荷尔蒙应该是按照以下方式运作的。

雌激素

雌激素主要由卵巢分泌，主要有雌酮、雌二醇和雌三醇。这3种荷尔蒙直接影响女性的生长发育，并调节女性的月经周期。女性怀孕期间，胎盘会分泌雌激素。肾上腺皮质和男性的睾丸也会分泌少量的雌激素。

黄体酮

黄体酮主要在3个部位分泌：经期的卵巢、怀孕期间的胎盘和肾上腺。黄体酮可以帮助受精卵着床，可以调节月经周期和维持正常的妊娠。女性体内每个月产生的一个新卵子开始在卵泡中发育时，卵巢就会同时分泌雌激素和黄体酮。

睾酮

虽然睾酮被大多数人认为是一种"男性荷尔蒙"，但女性的卵巢和肾上腺也会分泌睾酮。睾酮不仅会改变骨骼强度和肌肉质量，对女性的性欲也有着至关重要的影响。

生殖荷尔蒙在生育期的作用

雌激素和黄体酮是负责为生殖创造最佳条件的荷尔蒙。在卵子被释放以备受孕之前，雌激素会使子宫在月经周期的第1天到第14天长出柔软而厚实的内膜。它还会向身体发出指令，要求保留一些额外的脂肪，这样女性就可以在受孕之后更好地保护成长中的胎儿。黄体酮是在排卵后由黄体分泌的，并在月经周期的后半段（黄体期）占主导地位。它的主要作用是在受精卵着床时提供适合着床的子宫内膜。一旦受孕成功，黄体酮水平就会在 12 周左右的时间内继续上升，以确保子宫内膜保持完整，直到胎盘发育到足以让子宫中的受精卵继续发育。

女性在出生时，她一生所能产生的卵子总数就确定了。卵子每月被释放一次，等待受精和着床。如果没有受孕，黄体酮水平就会下降，导致子宫内膜脱落，女性就会进入经期。

遗憾的是，大多数女性都有使人感觉虚弱的经前期综合征或会经历难熬的经期，抑或出现她们认为由荷尔蒙平衡正常变化引起的症状。这种观点不一定是对的。如果是正常的荷尔蒙平衡变化，那么她们就不一定会觉得一些生理现象或心理现象难以忍受。但如果是荷尔蒙平衡紊乱（不仅仅是生殖荷尔蒙的），一些令人痛苦的症状必然发生。

生殖荷尔蒙在围绝经期的作用

通常在 40 岁左右（有人可能在 35 岁），女性的生育期就会逐渐结束，大多数女性此时会出现与围绝经期相关的身体变化：雌激素的分泌量逐渐减少，生殖系统分泌的雌激素减少尤为明显；卵子并不再像往常一样每个月都会被释放，经期可能变得不规律。女性的身体会在 4~10 年的时间里逐渐适应正常的衰老过程。绝经前的 2 年是大多数女性注意到自己的身体产生了巨大变化的时候，因为此时荷尔蒙水平下降得比以前更稳定，身体为绝经做好了准备。

在此期间，由于雌激素水平下降，不仅是生殖系统，身体的其他部位也会发生一些变化。由于雌激素会影响骨密度，所以此时女性需要格外关注骨骼健康。除此之外，女性的身体消耗能量的方式也会发生改变，对热量的需求也与以往不同。因此，女性需要更加谨慎地摄入热量，防止体重增加和脂肪储存过多。

生殖荷尔蒙在绝经期的作用

在经期停止 1 年后，女性就正式进入了绝经期，这是围绝经期各种变化的终点。在这个时期，卵巢完全停止分泌荷尔蒙，但肾上腺会继续分泌荷尔蒙以满足身体的需要。任何在围绝经期出现的症状通常都会在这个阶段减退并消失。女性在绝经后患心脏病、骨质疏松和骨量减少等慢性病的风险增大。

与甲状腺相关的荷尔蒙

甲状腺因独特的形状也被称为"蝴蝶腺"，它位于颈部的前面。甲状腺调控着百余种身体机能，特别是代谢和生长发育。维持甲状腺分泌荷尔蒙的功能依赖碘（一种人体不能自然产生的微量元素）和良好的饮食习惯。从食物中摄入的碘先转化为甲状腺球蛋白（一种蛋白质），再转化为四碘甲状腺原氨酸（Tetraiodothyronine，T_4）和其他激素。

- 促甲状腺激素（Thyroid-Stimulating Hormone，TSH）：TSH 由垂体分泌，用于刺激 T_4 和三碘甲状腺原氨酸（Triiodothyronine，T_3）的分泌。

- T_3：T_3 是 T_4 通过肝脏和其他组织转化而成的，是甲状腺素的活性形式。T_3 可以影响女性的代谢过程、体重、精力、记忆力、胆固醇水平、肌肉力量、心率、月经周期等。

- T_4：T_4 由甲状腺直接分泌到血液中，是一种非活性形式的甲状腺素，主要作为 T_3 的储存形式。T_4 的水平会触发或抑制 TSH 的分泌。

- 反式三碘甲状腺原氨酸（reverse T_3，rT_3）：这是一种非活性形式的 T_3，身体在将 T_4 转换为 T_3 的过程中需要节省能量时就会分泌 rT_3。rT_3 水平低会导致甲状腺功能减退，而过高会阻碍 T_3 的受体接收 T_3。

甲状腺荷尔蒙的作用

T_3 和 T_4 的水平最佳时，身体的基础代谢率[①] 会升高，让身体进入运动状态，体温升高、心率加快。此时，身体消耗能量的速度也更快。甲状腺利用肝脏和肌肉储存能量，以维持身体的生长发育等功能。

下丘脑通常被视为"恒温器系统"，它的功能是调节"恒温器"，即垂体。当体温（以及 T_3 和 T_4 的水平）降得太低时，下丘脑会分泌促甲状腺激素释放激素（TSH-Releasing Hormone，TRH），告诉垂体最好让身体升温。然后，垂体就会分泌 TSH，从而触发 T_4 的分泌并让体温升高。达到适宜的体温后，垂体会感知到这种变化并减少 TSH 的分泌量，从而维持系统的平衡。

与 HPA 轴相关的荷尔蒙

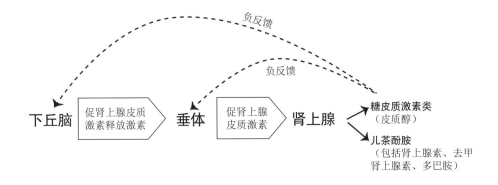

---

① 基础代谢率：身体在基础代谢状态下单位时间内的能量代谢率。哈里斯·本尼迪克特公式（Harris-Benedict formula）是一种较简单、常用的估算基础代谢率的公式：男性基础代谢率＝88.362+4.799× 身高 +13.397× 体重 −5.677× 年龄；女性基础代谢率＝447.593+3.098× 身高 +9.247× 体重 −4.33× 年龄。其中，基础代谢率的单位为千卡 / 日（kcal/d），身高的单位为厘米，体重的单位为千克。——译者注

下丘脑

下丘脑调节自主神经系统，将信息直接从大脑发送到身体的各个部位，如甲状腺、垂体、肾上腺，以及其他器官。它能维持睡眠周期和精力，调节体温，并影响食欲、体重、情绪、血压和性欲。

垂体

垂体位于大脑底部，与下丘脑连接。它被认为是身体的主要控制腺，能够分泌多种荷尔蒙，直接刺激甲状腺和肾上腺皮质，并影响生殖系统和肾脏的功能。

肾上腺

肾上腺以成对的形式位于肾脏的顶部，并在那里分泌荷尔蒙以调节血糖水平、储存能量、维护免疫系统功能和新陈代谢。肾上腺可以处理类固醇、调控压力、调节性行为，是体内天然的"自我防御机动部队"，保护着我们的身体安全，并为突发情况做好准备。

HPA 轴荷尔蒙的作用

我总是为人体系统的复杂性感到惊讶，而 HPA 轴着实让我体内的"钻研细胞"兴奋不已！身体中微小分子之间的相互联系和作用展现了分子蕴含的巨大能量。但是，它们微妙的平衡很容易被打破，从而完全失衡。

HPA 轴荷尔蒙的变化对体内的多种功能都有影响，直接影响消化系统和免疫系统的功能、能量的储存和消耗，以及整个人的状态和情绪。其中，肾上腺最为人熟知的功能是调控压力。

HPA 轴的主要功能是让身体保持平稳状态，因此，当你感受到潜在压力源时，HPA 轴就会被激活（一种短期压力反应）。这一系列反应是从下丘脑感知到压力源时开始的。下丘脑会分泌促肾上腺皮质激素释放激素来告诉垂体某些东西正在对身体构成潜在威胁。垂体通过分泌促肾上腺皮质激素做出反应，让肾上腺发挥作用。然后，肾上腺通过让身体分泌几种不同的荷尔蒙来调控压力，保护你的身体。

肾上腺素是一种儿茶酚胺，会提高心率和血压，让你准备好做出或战或逃反应[①]：你要么与压力搏斗，要么逃避。它还能扩张呼吸道，为身体提供更多的氧气，以备战斗。肾上腺还分泌含皮质醇的糖皮质激素，它可以提高血糖水平，为接下来的战斗提供"燃料"。肾上腺素会帮助肝脏将糖原（你可以把它看作储存在体内的能量）转化为葡萄糖（身体的"燃料"）。在危急情况下，肾上腺还会将身体的注意力从相对不必要的系统转移到对生存更重要的部位；此时，消化和繁殖功能处于次要地位，这更有利于维持生命。

当你感到压力源消失时，身体会触发从肾上腺到垂体和下丘脑的负反馈，从而减缓促肾上腺皮质激素和促肾上腺皮质激素释放激素的分泌。这能让身体的各个系统恢复正常，解除威胁生命的警报。

荷尔蒙失衡是如何发生的及其导致的症状

尽管身体不断受到来自外部的各种侵袭，然而，身体内部做出的反应往往最容易导致荷尔蒙失衡。在多年的实践中，我发现压力大是女性荷尔蒙失衡最主要的原因。由于体内所有系统都是相互关联的，所以帮助身体保持最佳状态的复杂机制很容易陷入失控、失衡的混乱状态，并引发多种症状。现在，请你问自己一个问题："我是怎么变成现在这样的？"

这正是 38 岁的单身母亲丽塔在走进我的办公室几分钟后问我的问题。她患有慢性疲劳，既紧张又疲惫，每天早上都挣扎着从床上爬起来。她几乎每天早上都没有足够的精力来为女儿准备需要带去学校的午饭，也无法

---

① 或战或逃反应：机体在应激状态下做出的一种反应。坎农（W. B. Cannon）提出，或战或逃反应可使身体做好防御、挣扎或逃跑的准备，应激反应的中心位于下丘脑下部。——译者注

准时到达对她要求很高的工作岗位，这份工作让她感到过度劳累和不被重视。她用在办公室度过漫长的夜晚和去咖啡厅代替自我护理和食用健康食物。弄清楚了核心问题后，我们需要做的就是共同努力让她的身体和精力回归正轨。

无论对 HPA 轴施加的是短期压力，还是长期的、持续的压力，身体都会呈现出与以往完全不同的状态：下丘脑没有通过负反馈回路来调控压力和减缓荷尔蒙反应，而是被感知到的压力淹没。在现代生活中，压力源可以是任何事情，从每天在拥堵的交通状况下驾驶车辆到超负荷工作，再到看见提醒你还没有制订退休计划的广告。一位同事对你说的一句话都可能使你陷入担忧或沮丧的旋涡。

慢性压力等同于给肾上腺不断施压

无处不在、无休无止的压力不断触发着 HPA 轴，直到它过度劳累和"睡眠"不足。身体被过量的皮质醇淹没，随时都保持着"我的身体处于战斗中"的状态，感觉每个角落都潜伏着危险。结果，因为一直处于自己认为的"危急关头"，所以身体"战时"相对不重要的系统被关闭的时间变得更久，从而导致了以下一系列症状。

- 代谢功能下降会触发饥饿模式，为即将到来的"战斗"节省能量。在这种情况下，可供身体消耗的热量变得更少，如果你此时继续食用和往常一样多甚至更多的食物，减重就会变得更困难。
- 体重增加使腹部出现"游泳圈"（脂肪堆积），也使重要器官和其他组织周围出现脂肪堆积，以储存能量。
- 身体会从肌肉中"夺取"葡萄糖作为能量，以对抗可能出现的威胁，导致肌肉质量下降。
- 暴饮暴食变得司空见惯，因为你在压力大的情况下或在出现情绪问题时难以满足身体的真正需求。你为了尽快执行下一项任务总是狼吞虎咽的饮食习惯，也会使进食成为一种生存机制。

- 身体误以为你在应对"饥荒"。这会导致你在午夜暴饮暴食和对容易吸收的食物产生极度的渴望。当你的生命受到威胁时，你真正需要的是碳水化合物和糖，它们可以作为让身体继续运作的"燃料"。

- 糖的摄入量增加会使身体超负荷运转，并引起不自然的快感和大脑一片空白，就像对糖成瘾了一样。

- 为了生存，生殖功能被搁置，因为身体不允许婴儿来到这个没有食物且危机四伏的世界。女性会出现不孕、月经不调、经前期综合征等病症。

- 慢性压力和睡眠不足导致的疲惫和精神涣散会成为新常态。

随着压力不断涌现，这些症状可能越来越明显。它们只是荷尔蒙失衡的初期症状，最终会导致更可怕的疾病，如 2 型糖尿病、自身免疫性疾病和心脏病。

现在，我将简要谈谈在第十五章"生活方式的五大基础支柱"中讨论的内容。

首先是营养不良。如果你没有适当地为身体补充营养，身体就不可能获得所需的能量来发挥正常功能。如果你缺乏运动，无法保持肌肉发达、心率正常，无法让身体处于最佳状态（尤其是为了对抗过大的压力），你就真的被麻烦缠上了。

其次，有一些你无法控制的因素也会影响你的身体，比如空气、水、食物、储存的罐头和厨具、个人护理产品、美容产品，以及药物，都可能潜伏着你看不见的毒素。

毫无疑问，以上因素会使你处于危险之中。但你不要失去希望！有一种方法可以帮助你避免身体受到伤害，重新平衡身体内的荷尔蒙，给生活"充电"，增加活力并重塑自我。

选择值得信赖的医生

你的医生要了解并正视你的荷尔蒙失衡，而非轻视或忽略它，这一点很重要。你有权要求医生对你进行适当的测试和评估。你如果没有从原先的医生那里获得所需的支持，就应该向亲人、朋友或同事寻求就医建议。请记住，你需要将自己的健康放在首位。对许多人来说，重视自己的病症可能令人退缩，因为人们不习惯主动挖掘自己可能存在的健康问题，但现在是时候开始了！

在改善荷尔蒙失衡时，虽然有一些医生能将传统医学疗法与整体疗法"无缝"结合，但是你可能仍然需要在膳食营养、补充剂、芳香疗法和自然疗法等方面寻求支持。积极地寻找一个让你感觉舒服的、能给予你帮助的医疗团队吧。这个团队如果能与你就解决方案和建议进行清晰的沟通，就可以非常高效地解决你的问题。大部分专科医生、自然疗法医生、脊柱按摩师和其他方面的医疗保健专家也能够提供适当的测试，科学地分析测试结果，并给出确切的建议。

我推荐所有可能面临荷尔蒙失衡的人去做以下检测。请深入研究并阅读每一份让你感觉对自己有益的文献。你只有主动参与到解决问题的计划中，才能踏上这趟迈向成功和找回荷尔蒙平衡的旅程。

你需要进行的检测

以下检测旨在测量荷尔蒙水平，其结果可能随着时间的推移而有所改善。专业医护人员可以向你提供以下检测项目。

- 完整的血液检测。
- 甲状腺检测：TSH、游离三碘甲状腺原氨酸（free T_3，fT_3）、游离四碘甲状腺原氨酸（free T_4，fT_4）、rT_3、甲状腺过氧化物酶抗体、抗甲状腺球蛋白抗体水平。

- 肾上腺检测：早上 9 点前测量血清皮质醇水平，4 次昼夜皮质醇水平（一天唾液测试 4 次），游离式睾酮、总睾酮、脱氢表雄酮水平。

- 月经周期第 21~23 天的黄体酮水平（如果你还没有停经）。

- 空腹胰岛素、葡萄糖、高密度脂蛋白和糖化血红蛋白（HbA1c）水平。

- 胰岛素样生长因子 1（Insulin-Like Growth Factor 1，IGF-1）水平；

- 25- 羟维生素 D、维生素 B_{12}、叶酸水平。

- 医生如果不要求你进行这些血液检测，就请你找一家可靠的检验机构进行检查。请根据"正常范围"的数值评估检测结果，并与你信任的医护人员探讨检测结果的意义。记住，对你来说，检测结果在"正常范围"内并不意味着是正常的。任何数值较高或较低的检测结果都值得深究。

精油能做什么？不能做什么？

作为一名医疗从业者，我研究、学习，向女患者推荐了各种治疗方案，没有一种方案像芳香疗法那样彻底改变了她们。精油所提供的直接帮助是无与伦比的，这就是为什么它被运用了数千年。我永远不会忘记我第一次闻到野橙精油（Wild Orange）的感受——我立即感受到了振奋。

在你深入了解精油可以做什么之前，让我解释一下它不能做什么。

尽管精油具有一定的功效并且由数百种有效成分组成，但它不是荷尔蒙！精油不能变成荷尔蒙。同时，它也不能分泌荷尔蒙。它不能替代荷尔蒙。自然的基本规律是不会改变的。

但是，这些来自大自然的神奇馈赠可以支持身体进行自我疗愈，并以奇迹般的方式影响身体。换句话说，你可以在不额外摄入荷尔蒙的情况下解决与荷尔蒙失衡有关的问题。精油是你坚实的后盾和可靠的护卫，你可以在它的陪伴下到达你渴望的终点：健康的荷尔蒙平衡将不再遥不可及。但是，好的生活方式是恢复健康的基础，如果你继续忽视健康或不做出正确的改变，那么单靠使用精油是无法帮助你达到目的的。

在不额外摄入荷尔蒙的情况下，如何使用精油调节荷尔蒙平衡？

精油对身体的惊人影响有助于荷尔蒙恢复平衡并保持长久的稳定。有多项科学研究取得了新的突破，发现精油的确拥有能够影响身体的功效，这些研究都为芳香疗法提供了科学依据。有时我甚至认为自己现在才使用精油有点儿晚，因为这些大自然的恩赐已经被使用了数千年，尤其是在东方医学中——但迟用总比不用好！

弥补不足——支撑生活的五大要素

即使在压力巨大的情况下，身体的各项功能和自愈能力总能让我感到惊讶。想想你最近一次为手指上的伤口能否愈合而担心是什么时候。你可能想过那个伤口永远都不会愈合，但是，细胞当即就能进行协作，治愈伤口，甚至不用你主动提出要求。

正如你所能想象到的，人体内各种元素的相互联系相当复杂。这些元素再加上盘根错节的荷尔蒙平衡，足以让身体成为一个真正的奇迹！

但是细胞仍旧需要你的帮助。良好和持续、稳定的生活习惯可以让你的感受产生很大的不同，尤其是你对身体机能的感受。它可以让你从一整天都感到焦虑和疲倦转变为在任何时候做任何事都精力无限。

正如你所知，我从惨痛的经历中认识到，不良生活习惯会在细胞层面引起严重的失衡。我想这就是你拿起这本书并阅读至此的原因!

下面列出了支撑生活的五大要素，第十五章对这些要素有更详细的说明。它们在困难时期支撑着你，让你保持心态稳定、身体强壮。但如果你随着时间的推移忽视了它们，它们就会被侵蚀、破坏，甚至对你产生不利影响，导致身体内部出现问题。这些问题最初通常不会打破"表面的平静"，而你发现问题并试图找到解决方案时往往为时已晚。你忽视体内的损伤和显现的症状时间越久，或天真地将它们当作你"正常生活"的一部分，你的"重启"和恢复就越困难。

当体内出现失衡和被关照不足的状况时，你会感觉身体像在抗拒你试图进行的改变。这就是你无法在一朝一夕就解决这个问题的原因。虽然你可以通过使用精油即时缓解症状，但一边放任问题加剧，一边仅仅使用精油是没有意义的。使用精油不会帮助你弥补亏空，只能简单地为你的"伤口"盖上一块轻薄的纱布，缓解当下的症状，就像许多非处方药只能减轻症状而不能真正消除病症一样。

使用精油和改变生活方式将让你的生活重回正轨，但前提是你愿意做出改变并给它们足够的时间发挥作用。"重启"的第一步是认同自己需要对以下五大要素的认知进行重塑。毕竟，你的身体只能用有限的资源做有限的事情。

第一大要素——营养均衡

困局

由于未能为身体提供适当的"燃料"，而使其陷入营养不良、营养不均衡的状态，你在不知不觉中造成了荷尔蒙失衡的恶性循环，而且这种循环难以被打破。

通过食用多种天然食物和服用补充剂来解决营养失衡和缺乏的问题能确保荷尔蒙恢复平衡。然而，除非你意识到吃什么和吃多少一样重要，否则什么都帮不了你。将食物想象成你向身体发出的指令——向你的细胞和器官传达正确的指令。

精油提供的解决方案

精油可以帮助你抵抗从前那种对不健康食物的渴望，从而支持身体减掉多余的体重，增强你的活力。我会在第八章讨论荷尔蒙失衡引起的体重增加，在第十三章讨论日常生活中可能困扰你的消化问题。第三部分"重建荷尔蒙平衡的'14天拯救计划'"则提供了最终的解决方案，它能让你重新调整对食物的选择，使食物发挥最大的功效，以身体能接受的方式满足你的需求。

第二大要素——运动

困局

运动不仅可能无法帮助你恢复荷尔蒙平衡，在某些情况下甚至还可能使你感觉更糟。

精油提供的解决方案

精油不仅可以帮助你缓解与荷尔蒙失衡相关的症状，还可以让你的身体随着时间的推移重新回到健康状态。此外，精油可以在运动前和运动后的日常活动中为你的身体提供极大的支持，并缩短你运动后所需的恢复时间。

第五章会介绍慢性压力导致的皮质醇水平变化对身体造成的持续伤害。第六章则会讨论精力不足和疲劳。第八章会深入探讨体重增加和导致体重增加的食欲。第九章会介绍女性荷尔蒙的功能。在第三部分的"重建荷尔蒙平衡的'14天拯救计划'"中，你会了解到如何用最适合的运动应对荷尔蒙失衡。

第三大要素——压力管理

困局

皮质醇和其他荷尔蒙水平持续缓慢升高会侵蚀体内的系统，导致它们一个个变弱，直到你出现重大健康问题。

精油提供的解决方案

有研究表明，在皮质醇水平较高时，使用精油可以让内心平静并放松身体。

在第五章中，你将了解到压力会造成的损害；第十一章则聚焦于女性情绪的波动，以及情绪如何导致女性陷入荷尔蒙失衡的恶性循环；第十二章会讨论认知问题，包括大脑反应迟钝和注意力不集中是如何影响生活的。

第四大要素——减少毒素

困局

许多人在得知自己体内的毒素是如何影响细胞功能时都十分震惊，尤其是当他们意识到数十年来毒素的积累对自己的身体造成了巨大的压力时。

强有力的科学证据表明，个人护理产品中的危险毒素和合成物在某种程度上与慢性疾病、生殖毒性、自身免疫力、过敏和癌症有关。

精油提供的解决方案

食物选择上的改变有助于身体避免摄入食物中的毒素。然而，尽可能多地去除环境中的其他毒素和体内的毒素，才是你的首要任务。学习自制不含有害毒素的产品，使用精油净化空气。让精油充分发挥功效对最大限度地逆转毒素带来的消极影响至关重要。第八章会解释你所吃的食物中的毒素如何影响体重；第十四章会讨论毒素的影响，并重点展示如何自制纯天然的个人护理产品和美容产品。

第五大要素——自我护理

困局

在女性总是被要求以牺牲自身健康为代价来包揽一切的世界里，女性会自然而然地立即把自己放在最后一位。如果你不在最佳状态，那么你可能下意识地忽略了你试图维持的一切平衡。

精油提供的解决方案

想象一下，如果你真的由内而外感觉良好，那么你可能对自己所有的欲望产生哪些反应。花时间照顾自己的感受可以让你更从容地对待生活中的每一个人、每一件事。而精油可以帮助你达到这种内在与外在的平衡。

在第七章中，你会学到如何改善睡眠。第十章将重点介绍性欲和如何在卧室中有效地恢复精力。第十一章会讨论情绪健康，以及让你随时充满活力并积极向上的方法，特别是在你被误诊患有心理疾病，但实际上是荷尔蒙失衡的时候。第十五章将为你提供有关自我护理的更多详细信息。

精油改变了我的生活

在本书中，我详细讲述了我曾经的生活：每天挣扎着与荷尔蒙失衡苦战，破碎的身体饱受煎熬。我想让你知道其实你并不孤单，你不是唯一默默承受痛苦的人。但是，你不能再掩饰日渐严重的症状，不能忽视新出现的症状。你需要的帮助就在这本书中。老实说，如果不是每天都使用精油，我就无法过上甚至想象我现在的生活。使用精油后，我很快就感受到了它的惊人功效和它对身体的直接影响。对你来说也会如此，精油会让你得到你长期以来一直渴望的解脱，同时会增强身体的自愈能力。

与药物不同，精油不仅会对身体产生整体性的影响，而且可以经常使用。精油甚至能在 30 分钟内对体内系统的循环产生效果。使用精油不仅不会"掩盖"症状，反而会由内而外地支持身体自我修复。然而，要让精油发挥作用，你就要进行一次重大的"重启"，找出那些最困扰你的问题和症状。你要把自己放在第一位，并将你的信念融入自我护理过程中。

唤醒女性对自己身体的爱和尊重已成为我的使命。在精油的惊人力量的支持下，我成功帮助了成千上万的女性实现了她们的愿望。无论你处于人生的哪一个阶段，你都需要呵护自己，需要花时间照顾自己。只有这样，你才能真正将自己的一切奉献给你爱的人和你喜欢做的事。让我们重建我们的根基，消除病症，弥补不足。当你找回平衡、振奋精神和焕发活力时，你会发现生活美妙无比！

第二章

精油使用指南

你刚开始接触精油时肯定无从下手。毫无疑问，你需要一段时间的学习，以便了解使用精油的细节，这会让你使用精油的过程更加轻松和惬意。

我第一次使用野橙精油时就非常喜欢它那种令人振奋和充满活力的香气。然而，我从未考虑过关于精油的光毒性①、稀释度、摄入量之类的问题。我只是一闻就爱上了它的气味。现在我懂得了，只有在使用精油之前做好功课，才能发挥它们的最大效用。

在开始使用精油之前，你必须接受专业的指导以了解正确使用方法和安全注意事项。现在，让我担任你的专属向导，带你逐步了解关于精油的基础知识吧。

如何选择精油？

精油种类数不胜数，有不同的品牌、不同的使用说明，而且每一瓶精油的标签都声称该精油是"无添加"产品。然而，事实并非如此。首先，美国没有严格的精油生产规范，这导致许多公司出售不纯净的精油。使用这些劣质精油不仅不会产生你想要的效果，还可能使身体因为其中的溶剂等化学物质而受到伤害。其次，不纯净的精油虽然可能价格更便宜，但是往

---

① 光毒性：皮肤或全身接触化学物后，经紫外线照射所引起的一种皮肤毒性反应。——译者注

往品质不佳。

请注意，我在本书介绍的配方、方案和建议中的优质精油仅指达到某些质量标准且品牌有声望、值得信赖的精油（使用劣质精油来实施我的方案是不会有效果的，因此我建议你不要在劣质精油上浪费金钱；当然，你完全可以自己了解更多的基础知识，然后找到你信赖的、安全的和质量达标的产品）。

为什么劣质精油的效果非常差？因为它们既不能用来治疗，也不符合严格的、科学的测试标准。精油分为不同的等级，目前，在美国，纯度为98%的精油属于食品级或香水级精油。除了掺有大量添加剂和溶剂的劣质精油，精油的主要用途是为特定的产品提供标准香气。因此，同一品牌的薰衣草香皂的气味总是一样的，而柠檬清洁剂的气味也总是相同的。消费者在购买最喜欢的产品时非常清楚它们闻起来是什么样的，这体现了香气的一致性。此外，虽然纯天然精油不是专利产品，但是大多数公司还是会在药物、香水、个人护理产品和食品中使用合成精油。

在美国，大多数以"无添加"名义出售的香水级精油，不是纯度为98%的香水级精油，就是被无色、无味的化学溶剂稀释的劣质精油，后者所用的化学溶剂不仅仅有酒精、水或其他精油稀释剂——这些化学溶剂同样会留在精油瓶中。你的身体可能会立即对这些掺假的精油做出反应，也可能随着时间的推移逐渐出现不适。如果你只用这些精油来增加衣服、空气清新剂或清洁剂的香气，那么它们可能不会引起问题。但我建议你少让这类的化学物质充斥在你周围的环境中，也最好别让这些精油接触皮肤。

你如何知道自己拥有的精油是达标的呢？你可以测试一下：将1滴精油滴在一张纸片上，静置纸片，让精油挥发；1小时后，纸片上如果有一个环形印记或残留物，则说明该精油不达标。该测试适用于大多数精油，如欧薄荷精油（Peppermint）、柠檬精油（Lemon）和薰衣草精油（Lavender）。请注意，此测试不适用于没药精油（Myrrh）、广藿香精油（Patchouli）、茉莉精油（Jasmine）、玫瑰精油（Rose）和香草精油（Vanilla）等稀有天然原精（Absolute），因为这些物质更不稳定，必须使用溶剂进行处理。

负责任的精油公司会密切关注芳香植物的生长地点、采摘时间和精油的蒸馏过程（包括蒸馏的温度和时间）。我对美国相关部门没有足够细致的规定来规范精油的生产过程而感到忧心忡忡，而这也是我谨慎挑选精油的原因——负责任的精油公司会制定更高的质量检测标准。为了选到最优质的精油，你可以向精油公司提出以下问题，这些问题的答案应该是肯定的。

- 贵公司是否阐明了精油的来源？
- 贵公司是否注意在最佳时间采摘芳香植物以确保获得最优质的精油？
- 贵公司是否有相关的检测方法来确保精油的药效和纯度？
- 贵公司是否与当地种植和采摘芳香植物的人建立了合作关系？
- 贵公司是否有长期而稳定的商业模式？公司的领导层是否值得信赖？
- 贵公司的精油是否通过了气相色谱法和质谱法检测（这两项检测是优质精油必须通过的检测，用于验证内容物是否是纯净的化合物，以确保最终产品不含杂质）？
- 贵公司的精油是否通过了微生物特性检测？

你可以采取其他的措施来确保你用的是优质精油，并评估你正在考虑购买的精油。

优质精油在十大方面的特征

- 名称。对单方精油来说，标签上应清楚标明芳香植物的通用名称和学名（拉丁名称）。对被稀释的精油来说，其标签应标明基底油。对复方精油来说，标签应列出其含有的每一种精油（包括基底油）的通用名称、学名。
- ATI 使用方法。每瓶精油都应标明其推荐使用方法——扩香（Aromatic，

Ａ）、局部涂抹（Topical，T）或直接口服（Internal，I）。使用方法有时会详细地写在标签中，但大多数情况下只是用这些字母标明。

- 治疗等级。治疗等级指每种精油的主要成分适合的存在形式及每种精油对身体的益处，该等级应在广告和／或标签中明确标明。生产优质精油的公司通常有自己的质量标准，以规范精油的生产过程，确保精油是纯净和有效的。

- 瓶装且有盖。应该用深色玻璃（琥珀色或钴蓝色）的瓶子盛装精油以防止光照。瓶盖应拧紧，瓶身应直立放置，并配有限流内塞（即塑料塞头，可封住精油瓶的顶部以防止精油因暴露在空气中而被氧化）。购买精油后，你也可自行添购滴管盖。

- 容量。优质精油的容量通常为5毫升、10毫升或15毫升，配有可产生液滴的限流内塞。一瓶15毫升的精油大约有250滴液滴。这听起来可能并不多，但因为精油每次通常只使用1~2滴，所以一瓶15毫升的精油可以使用很长时间——这使得精油可能比药物的性价比更高。当你以滴为单位计算成本时，精油就显得不那么昂贵了。

- 价格。当你看到每种精油的价格都相同时，你应该有所怀疑。因为每种芳香植物都需要独特的种植环境、采摘方式和处理方式，而不同的精油需要不同数量的芳香植物，所以精油的价格大多是不同的。例如，生产一瓶5毫升的玫瑰精油需要大约105磅（约47.6千克）的玫瑰花瓣，但玫瑰并不便宜！

- 保质期。大多数优质精油都有保质期，尽管大多数治疗级精油的标签上加盖了缩略词GRAS（Generally Recognized As Safe，意思是通常被认为是安全的）的标记，以表明这种精油的安全性。然而，这并不意味着它们可以作为补充剂用于内服或无限期使用。保质期至少可以告诉你这个瓶子里装的精油在货架上最长会放多久。

- 精油公司。你知道这家公司吗？你是否了解它，并对你知晓的信息感到满意？它是否通过了前文的问题测试？

- 感觉。用鼻子闻一闻精油是否有清新、干净、柔和的香气。用手指摸一摸精油，看看有没有残留物。将精油涂抹于你的皮肤，观察皮肤能否快速地吸收它，只剩下纯净的香气。你如果无法接受某种精油的气味或皮肤无法吸收它，就要小心了，它可能不是优质精油。

- 效力。这可以根据你需要使用多少精油才能达到想要的结果来判断。如果使用 2 滴以上才有效果，那么你就有理由怀疑你买到的是质量较差的精油。如果你使用了很多滴但完全没有效果或出现了不良反应，如皮肤过敏或其他症状，那么这种精油很可能质量不达标，请立刻停止使用。

如何使用精油？

如前所述，精油通常有 2 种不同的使用方法：香薰、局部涂抹。但以上 2 种使用方法并非都适合所有精油。因此，请务必阅读标签上的推荐用法或遵循我的指导以确保正确使用它们。本书所有配方中的精油都应以这 2 种方法中的 1 种使用。请记住，每个人都是不同的，你对精油的反应和别人的可能不同。你可能需要进行多次尝试来找出最适合你的单方或复方精油的使用方式。在这个过程中，你可能感到有点儿沮丧，但我希望你不要因此而放弃！

根据功效，精油分为 3 大类：镇静/舒缓、振奋/激励、安定/平衡。为了达到你期望的效果，你应当将这些分类视为选择特定精油的指导建议。我会使用这些术语来描述本书推荐的精油的功效。

你可以像往常一样，与值得信赖的医疗保健专家或精油专家讨论你在日常生活和工作中使用精油的情况，尤其是在你患有慢性疾病的情况下。也就是说，如果医生对你的阐述表现出不耐烦或不在意，请相信你的直觉，坚持自己的立场。如果现在的医生满足不了你的需求，你就可能需要另找一个知识面更综合、愿意为你提供整体健康保健计划的医生。记住，你才是自己的医疗保健计划的首席执行官！

使用复方精油

虽然单独使用一种精油就颇有益处，但是混合使用多种精油可以达到更好的效果。在花费数年时间研究了最有效的精油组合后，我创建并测试了对我的病人极为有效的芳香疗法方案，这些方案肯定也会对你有帮助。你将在本书中看到许多复方精油的配方，配方中建议使用的精油都有其特定的被选择的理由，包括考虑其成分和与其他精油混合后产生的特性。

无论你选择香薰、局部涂抹还是叠加使用精油，请记住，你要发自内心地充分体验它们的效果。如果在一次涂抹或试用后没有效果，不要马上放弃，因为你的身体在不同的时刻需要不同的东西，你也可能需要将精油涂抹于特定位置，你还可能需要按照特定的顺序叠加使用精油。你要耐心地与精油合作，并在你最需要支持的时候让它们帮助你。

香薰用法

香薰是精油最简单的使用方法。由于具有易挥发的特性，精油会迅速挥发并渗透到每一个角落，然后通过呼吸直接进入肺部和大脑的嗅觉系统，并在那里刺激嗅觉受体。然后，二尖瓣细胞将来自嗅球的输出信号传送到边缘系统，从而影响大脑的其他区域，以及情绪、记忆、睡眠质量和荷尔蒙平衡。

神奇的是，只需要轻轻一闻，这些精油就会被吸收到血液中，并传送至身体各处，抵达最需要它们的地方。精油直接扩散到空气中的时间越长，你能闻到的香气和体验到的效果就越强烈。最终，在对整个身体产生惊人的影响之后，它们会通过肾脏、肺部和毛孔排出体外。最重要的是，它们可以直接影响内分泌系统，主导荷尔蒙分泌和 HPA 轴功能，以帮助你找回并维持所需的平衡。

香薰的方法有以下几种：直接吸嗅、间接吸嗅、雾化扩香。然而，你也能通过局部涂抹体验到精油的好处。我建议你每种方法都尝试一下，看看自己更喜欢哪种方法。有的人可能喜欢使用一种复方精油进行扩香，而有的人则可能喜欢直接对着打开的瓶口深吸一口气。这都取决于你觉得哪种方法对你更有用。

直接吸嗅

打开瓶子，像正常呼吸一样轻轻吸气，将这些神奇的香气吸入身体，以改善情绪和其他系统。但是，请注意不要将瓶子太靠近鼻子或眼睛，因为精油的挥发性很强，可能刺激感官。一种普遍的做法是将瓶子放在离鼻子一臂远的地方，然后慢慢地拉近距离，深呼吸，然后停下来评估效果。在你清楚地了解一种精油会对你产生什么影响之前，请注意不要过快地给感官造成太大负担。直接吸嗅是初次使用一种新的精油的首选方法。

你如果初次直接吸嗅一种精油的感觉很好，那么就可以继续对这种精油进行斑贴试验（Patch-testing）。你如果没有不良反应，那么就可以用手掌吸嗅法直接吸嗅：在掌心滴一两滴精油，双掌轻轻揉搓后呈杯子状，盖住口鼻，深呼吸。

间接吸嗅

这种方法指在某一物体上滴一两滴精油，然后让精油缓慢、持续地释放香气。将一个棉球或一张纸巾放在特定的位置上就能达到这样的效果。例如，将棉球或木衣夹固定在风扇 / 通风口上，直接滴几滴精油在空调的过滤器上或将沾有少量精油的毛毡块放在汽车、抽屉、健身包、钱包中。我最常用的方法之一就是在围巾上滴一两滴精油，以让精油持续散发香气。我遇见的每个人都称赞我散发着宜人的芬芳。这不仅让我，也让我周围的人从芳香疗法中获益。

你也可以使用扩香首饰，从熔岩珠到扩香吊坠，从皮革手镯到黏土吊饰。为什么不用比香水更有效和有益的精油作为"配饰"呢？它们也是很棒的礼物，尤其对那些可能需要精油帮助的人们来说。

雾化扩香

雾化扩香通常指利用扩香器将精油转化为颗粒细小的雾状气体，以扩散至更大的区域。虽然很多人喜欢一直开着扩香器，但我建议每次只使用扩香器 1 小时，然后休息一下，让身体各系统适应一会儿。你如果之前患有呼吸系统疾病，请务必小心，并与你信任的医疗保健专家讨论你能否使用和如何使用扩香器。虽然许多有呼吸障碍的人在使用扩香器后，症状得到了很大的改善，但是你仍应谨慎行事，尤其是在你需要使用其他药物来控制病情时。

我喜欢用超声波冷空气扩香器，它通过超声波振动将水蒸气和复方精油变成细小的雾状气体。精油分子可以在空气中悬浮几小时，以供我持续地吸入并获益。使用时，我只需要加入 1 杯水和 4~6 滴优质精油，然后按下按钮即可。

请务必遵循扩香器制造商建议的使用方法和保养指南。本书的扩香配方都是针对超声波冷空气扩香器设计的。

有的扩香器是通过浸油垫吹出空气，工作原理与超声波冷空气扩香器不同。你应避免使用加热精油的扩香器，因为加热会分解精油的化学成分，从而降低其有效性。此外，你还应避免将精油滴入加湿器或美容蒸汽机中，因为这些设备的组件不是为将精油与水一起使用而设计的，精油可能分解设备的塑料部件，并释放有毒物质，最终损害机器和身体健康。

在家里用蒸汽美容

如果使用得当，蒸汽可以成为精油的天然扩香途径。在一大杯热气腾腾的水中加入几滴精油，然后深深地吸气，能在没有香薰机时给你带来暂时的治疗效果。你也可以尝试蒸汽浴，用一小瓶喷雾扩大呼吸道，唤醒感官，让身心保持稳定：你只需要在一个 2 盎司（约 59.1 毫升）的喷雾瓶中加入水和精油，然后把它放在淋浴间里。相关配方请参阅第六章。

局部涂抹

将精油涂抹于局部皮肤，可让其化学成分与皮肤的天然皮脂结合，从而被人体吸收。精油会从淋巴系统和软组织渗透到身体各处。精油在进入血液之后，排出体外之前会渗入器官，肌肉、周围组织和区域都会受益。此外，将精油涂抹于皮肤也可以让你通过吸入它们的气味取得芳香疗法的效果。

纯精油和稀释精油

请记住，优质治疗级精油通常只需滴 1 滴（或更少）即可发挥最大作用。因此，我在提及局部涂抹时通常会使用两个术语：纯精油和稀释精油。

纯精油

纯精油是直接从瓶子里取出的未经稀释的精油。虽然有几种纯精油我用起来很舒服，如薰衣草精油和乳香精油，但我仍然建议你在弄清自己的身体会对纯精油做出怎样的反应之前都使用稀释精油。如果不小心使用了纯精油，你可以马上对它进行稀释，或选择一种后文提到的优质基底油叠加使用以取得舒缓效果。

稀释精油

稀释精油是经优质基底油稀释过的精油。稀释精油既可以防止精油蒸发过快，又可以使更少的精油覆盖更大面积的皮肤。使用基底油还有助于预防皮肤可能出现的不良反应。虽然油排斥水，但是油具有亲脂性，可以与其他天然精油和脂肪物质很好地结合，在混合后用于局部涂抹。

我喜欢的基底油有未经加工的有机冷榨未精炼椰子油（固体形式）、分馏椰子油（液体形式）、荷荷巴油（Jojoba）、葡萄籽油（Grapeseed）或甜杏仁油（Sweet Almond）。荷荷巴油最适合用在脸上，因为它的结构最接近天然皮脂。我使用椰子油和甜杏仁油的次数更多，因为它们气味清淡，且对身体颇有益处。有关基底油的更多信息请参见本章"芳香疗法基本用品"一节。

适合局部涂抹精油的身体部位

本书的配方指出了使用部位和使用建议。虽然其中的身体部位是我建议你初次尝试时涂抹的部位，但是你也应该相信自己的直觉，并尝试找到最适合你的使用部位。了解自己的身体是让精油对你产生效果的关键。通常来说，我会告诉病人可以涂抹以下几种部位。

有需要的部位

使用精油的一般规则是直接涂抹于有需要的部位。例如，如果你的背部长时间处于紧绷状态，那么你就可以将稀释的欧薄荷精油直接涂抹于背部并按摩。但是，你如果想缓解眼后区域的紧张性疼痛，就绝不能直接在眼部涂油。取而代之的是，你应该将精油涂在尽量靠近眼部的位置，例如前额或太阳穴，因为一旦被吸收，精油会自发地流向需要它们的地方。

脉搏点

耳后、脖子、太阳穴、手腕、脚踝和心脏处都属于脉搏点，是你能明显感觉到心跳的位置，也是施行芳香疗法的最佳位置。在脉搏点涂抹精油能让精油迅速被身体吸收。你不需要同时给所有的脉搏点都涂上精油，尽管一些女性发现这对她们来说是最有效的。你可以对单独使用和叠加使用精油进行试验，看看哪种效果最好。对我来说，耳后是一个神奇的位置——在该处涂抹精油能让我一整天都沐浴在精油的芬芳中，同时身体也能从中受益。而我的朋友有的对在脚踝处涂抹精油（尤其是用于促进睡眠的精油）情有独钟。请务必持续关注自己的使用体验，以便找到能满足你自身需求的最佳解决方案。

某些特殊部位

一些特殊部位（脚、耳朵和手腕）的皮肤有着很大的毛孔，可以快速吸收表面的精油。几个世纪以来，足底一直被用于进行反射疗法，直接影响身体的特定部位。反射图会显示足底各处与身体相应区域的对应关系，你可以在特定的位置用精油轻轻按摩，以发挥精油的最大效果。

应用技巧

叠加

以特定顺序将一种油直接涂抹于另一种油上被称为"叠加"。先涂一种精油，揉搓，等待几秒，然后再涂另一种。重复此过程，直到涂抹完你需要用的所有精油。

我通常不推荐在没有任何专业人士指导的情况下尝试此方法。但针对同一问题，叠加使用多种精油通常非常有效。叠加技巧之一就是最后使用所谓的"驱动"精油，如欧薄荷精油，因为这类精油能够帮助身体吸收前面涂抹的其他精油。

按摩

每个人都可以通过按摩来缓解压力或释放紧张情绪，尤其是工作了一天的女性。这也是一个增强性欲的好方法，因为触觉会释放让人感觉良好的催产素。对治疗性按摩，我建议使用 25% 的稀释精油或用 1 滴纯精油搭配 3 滴基底油，抑或 1 茶匙（约 4.93 毫升）纯精油搭配 25 滴基底油。除非你是经过认证的按摩治疗师，否则我建议你在使用精油时从缓慢、轻柔地抚摸和轻微地按压开始逐渐增大按摩的力度。

湿敷

湿敷可以让油和水的相互排斥作用以对身体有益的方式进行。在涂抹精油的局部皮肤上覆盖一块温热的湿毛巾，让水将精油"推入"体内更深的地方。这将增强芳香疗法的治疗效果。使用湿毛巾冷敷则可以缓解潮热，以及肌肉疼痛、肿胀、扭伤、瘀伤等引起的不适。

"T恤帐篷"法

我推荐使用"T恤帐篷"法，以在芳香疗法的基础上额外加入深呼吸。将精油滴在 T 恤的领口，将鼻子放在 T 恤下面，均匀地深呼吸。我建议你在"帐篷"里深呼吸几次，然后在"帐篷"外深呼吸几次，重复这个过程直到你感到放松为止。精油既可以通过被皮肤直接吸收来影响身体，也可以通过吸嗅使身体从中获益。

洗澡

使用晚间自我护理精油配方搭配舒缓的浴盐浴。首先将 ¼ 杯浴盐加入温水中溶解，再加入 3~6 滴精油。如果没有盐分，精油只会漂浮在泡澡水的表面（浴盐是由镁盐制成的，而镁离子可以帮助你入睡，使用浴盐并没有什么坏处）。不要在浴缸里浸泡超过 20 分钟。在沐浴前后，尤其是在沐浴后，一定要及时补充水分。

芳香疗法基本用品

　　如果你是初次接触精油，某些术语可能会令你感到十分困惑。在开始这趟精油之旅前，你可能还需要做一些准备。对你日常使用（尤其是依照本书的配方使用）精油来说，一些用品必不可少，以下是我的必备用品清单。

基底油

　　基底油是芳香疗法基本用品中最不可或缺的一部分，可以很好地稀释和混合精油。它可以是任何一种中性植物油、坚果油或种子油。尽量选择冷榨或压榨油，而非由溶剂萃取的产品，这样你就可以避免买到在精炼过程中添加化学物质的精油。以下都是我喜欢的基底油。

- 有机冷榨未精炼椰子油：在室温下，椰子油呈不透明的白色和半固体状（像植物起酥油那样），但稍微加热后会变成清澈的液体。未精炼椰子油保留了许多人喜欢的可以让人联想到海边沙滩的气味，但请记住，这种气味会与其他精油的气味混合。

- 有机冷榨精炼椰子油：这是上一种椰子油的无味版本。与这种椰子油混合后，其他精油的香气不会受到影响。

- 分馏椰子油（Fractionated Coconut Oil，FCO）：FCO 在室温下始终为液体，是我用于基础稀释和制作滚珠瓶装精油时的首选基底油。我通常购买以泵瓶装出售的 FCO，以便直接将其添加到其他分装瓶中。

- 荷荷巴油：它的结构最接近天然皮脂，所以当我制作涂抹于面部的产品时，我更喜欢将荷荷巴油作为基底油。荷荷巴油无油脂、易于吸收、保质期长，且很适合搭配各种护肤产品使用。

- 甜杏仁油：这是另一种我喜爱的滚珠瓶装精油基底油。甜杏仁油富含维生素 B 和维生素 E，但保质期相较于其他基底油更短。你如果对坚果过敏，则应避免使用这种基底油。

- 葡萄籽油：颜色偏绿、有非常清淡的坚果香气的特性使它非常适合与其他精油混合作为按摩油使用。

储存容器

通常情况下，精油应该装在一个密闭的深色玻璃瓶中，并配有一个限流内塞来控制流量，使其只能以液滴的形式流出。然而，你可能需要一个尺寸与原装瓶不同的容器来存放复方精油。这个容器也应该是由深色玻璃制成的，并带有限流内塞或滴管盖，以便于使用。

分装瓶

精油分装瓶是用于分装样品或少量精油的小瓶子，容量通常是1~2毫升。移液管可以将精油从限流内塞注入分装瓶中，以便重新装填。大多数分装瓶都带有自己的限流内塞，可用于滴出极少量的液滴。限流内塞很容易插入，但很难移除，所以大多数人会放弃重复使用一个精油分装瓶，而选择每次使用一个新的分装瓶。在我随身携带的精油包中就有各种尺寸的分装瓶，以满足我在外出，尤其是在旅行时的需求。

滴管盖

滴管盖可以直接替代精油瓶的限流内塞和瓶盖，让你在制作复方精油时可以直接测量并取用适量的精油。请确保你购买的滴管盖带有玻璃管，且其大小适合瓶子的尺寸。每个瓶子只能使用一个滴管盖，不要将滴管盖从一个瓶子换到另一个瓶子继续使用。我喜欢用滴管盖，因为我非常肯定滴管盖在制作滚珠瓶装精油或装填分装瓶时会派上用场。

鼻吸棒

这种小装置是一种小型雷管形塑料容器，用于扩散精油，让精油通过呼吸直接吸入鼻腔。使用时，你只需要打开盖子，将鼻吸棒的尖端举到鼻孔处，堵住一个鼻孔，然后吸气。鼻吸棒可以让你在不引人注意的情况下吸嗅精油。

制作自己的精油鼻吸棒

所需材料：

- 鼻吸棒
- 棉芯
- 玻璃盘或玻璃碗
- 镊子
- 你选择的精油

从鼻吸棒的塞子上取下棉芯，将其放在玻璃盘或玻璃碗中。选择一种单方精油或复方精油，将精油直接滴到棉芯上即可，总共滴 15 滴左右。镊子可用于挤压棉芯，以便更好地吸收所有精油。使用镊子夹起棉芯并将其放回塞子中，然后拧紧鼻吸棒的盖子，你的精油鼻吸棒就制作完成了。

移液管

用于将精油快速分装到其他容器中的一次性塑料滴管被称为移液管。如果你不想购买相对来说更昂贵的滴管盖，移液管就是不错的替代品，因为它很便宜。但请确保一个移液管只用于吸取一种精油，而非吸取多种精油。

滚珠瓶

滚珠瓶是一种圆柱形玻璃瓶，配有一个小塑料内塞，内塞里装有一个滚珠，容量通常为 5 毫升、10 毫升。这是我最喜欢的精油的存放形式，因为它让我可以随身携带复方精油以便使用。

使用滚珠瓶精油时，你需要轻触瓶子顶端的滚珠，使其被精油包裹，然后直接在皮肤上滚动涂抹。大多数滚珠瓶是由透明玻璃制成的，因为它们不会用于长时间存放液体，当然，滚珠瓶也有深色玻璃的。请你时刻关注瓶中的精油状态。如果由于使用频繁使得死皮细胞滚到瓶中，导致瓶中精油变得浑浊，那么你就应该更换新的精油了。

制作自己的滚珠瓶精油

所需材料：

- 滚珠瓶
- 你选择的精油
- 你选择的基底油

拧开盖子，用拇指和食指将滚珠取下。将滚珠瓶放在水平面上，小心地将精油滴入瓶里，然后用基底油填满滚珠瓶剩余的空间。完成后，将滚珠轻轻卡回塑料内塞中并拧紧瓶盖。摇动瓶子以混合均匀，你的滚珠瓶装精油就制作好了。

安全使用精油小贴士

坦诚地与医生或医疗保健专家沟通

在面对值得你信赖的医疗保健专家时，你最好保持坦诚的态度。医生会记录你的病史，可能就使用精油向你提供适当的建议，尤其是在你患有某些疾病或已经在服用处方药时。许多医疗保健专家并不了解精油，甚至可能劝你不要使用。持有专业执照的自然疗法师、针灸师、草药师或芳香疗法师能够为你提供芳香疗法领域的专业建议。

稀释使用

用基底油稀释精油不仅可以增加直接涂抹的面积，还有助于保护你的皮肤免受因对精油敏感而可能出现的不良反应。对成年人来说，优质精油的稀释浓度应在 25% 及以下，或在 1 茶匙基底油中滴入 25 滴精油。一些容易使皮肤变得更敏感的精油或具有光毒性的精油则应该进一步稀释。

注意油与水的相斥性

油和水不相溶是我们在小学就学过的知识。水和油天生相互排斥，在你试图用水洗掉精油时，这就会成为一个问题，用水洗精油只会使精油更多、更深地渗入皮肤，从而加剧你遇到的问题。与之相反，你应该用基底油稀释皮肤上的精油，以防止皮肤因为敏感而受到刺激或交叉污染。你应该每 15 分钟用基底油稀释一次，直到刺激感消退。

当然，如果你想要让精油渗透进更深的皮肤，这种特性就会派上用场。你可以选择湿敷。

进行斑贴试验

对你从未尝试过的任何种类的精油，在按照配方使用之前，你最好先测试一下其可能存在的刺激性。在 1 茶匙基底油中加入 1 滴该精油，然后涂抹于足底。等待 24 小时，观察自己是否有异常反应，如果没有，则转移到另一个区域并再次测试。请记住，如果有任何不良反应，请先用基底油稀释用于测试的精油，而非用水将其洗掉。

注意光毒性 / 光敏性

精油的光毒性指精油的主要成分会与阳光发生反应，从而导致色素沉淀、产生水泡或皮肤被晒伤，甚至在你的身体上留下瘢痕。光毒性的一个例子是在夏季使用柠檬汁护理头发虽然可以使头发变亮，但是可能对接触到柠檬汁的皮肤造成伤害——即使柠檬汁可以作为昂贵和有毒化学物质的纯天然替代品。我建议不要在裸露的皮肤上或在阳光或紫外线灯下使用柠檬精油等特殊的精油，尤其是在天气炎热时。众所周知，柑橘类精油具有光毒性，因此，皮肤上涂抹过这类精油后，要过12~72小时才可以晒太阳。使用光毒性特别强的精油，如佛手柑精油（光毒性最强）、柠檬精油、青柠精油、葡萄柚精油、野橙精油等冷榨柑橘类精油时要格外小心。单独使用这些精油或将这些精油混合使用时，请遵循本书的指南。在局部涂抹这些精油时，请保持至少1∶4的稀释比或将其浓度稀释到25%。

具有光毒性的精油

- 欧白芷精油（Angelica）
- 八角茴香精油（Anise）
- 佛手柑精油（Bergamot）
- 苦橙精油（Bitter Orange）
- 香芹/香芹叶/香芹籽精油（Celery/Celery Leaf/Celery Seed）
- 胡荽叶精油（Coriander）
- 小茴香精油（Cumin）
- 莳萝精油（Dill）
- 无花果叶原精（Fig Leaf Absolute）
- 柠檬精油（Lemon）
- 柠檬马鞭草精油（Lemon Verbena）
- 青柠精油（Lime）
- 柑橘精油（Mandarin Orange）
- 甜橙精油（Orange）
- 万寿菊精油（Tagetes）
- 蜜柑精油（Tangerine）
- 野橙精油（Wild Orange）
- 柚子精油（Yuzu）
- 生姜精油（Ginger）
- 葡萄柚精油（Grapefruit）

不良反应

你对某种精油产生不良反应或敏感，大概率是因为该精油没有被充分稀释。有时你可能因为精油浓度太高而出现轻微的不良反应，因此，降低浓度或许可以让你继续使用它。精油中的植物蛋白也可能使你出现不良反应，尽管大多数植物蛋白都会在蒸馏过程中被去除。

你如果知道自己对某种花卉或香料过敏，那么在使用用其制成的精油时就要格外小心，因为你即使不直接接触精油，其气味也很可能让你产生不良反应。

如果出现不良反应，切记不要用水冲洗涂抹精油的区域。在接下来的几小时内，你可以用更多的基底油稀释该区域的精油，直到刺激感完全消失。你如果有任何疑问，请务必联系医生寻求帮助。

让皮肤过敏的精油

某些精油对任何人都会造成皮肤过敏，即使是对那些没有过敏症的人来说，这些精油也需要被稀释才能使用。它们分为两类：温热型精油和清凉型精油。温热型精油会让人产生温暖的感觉，如果没有得到适当的稀释，温暖的感觉很容易变成灼烧感。清凉型精油会让人产生冰凉刺痛的感觉，可能非常舒缓，但也可能使皮肤非常不舒服。

切勿将温热型精油和清凉型精油在未经稀释的情况下直接涂抹于皮肤。请始终遵循每种精油的稀释指南，并注意避免不同身体部位交叉污染。例如，涂抹精油后的双手不要触摸任何含黏膜的部位，尤其是眼睛、口腔和鼻腔。

在通常情况下，我建议将以下每种精油的浓度稀释至10%或更低，这意味着1滴精油至少要搭配1茶匙基底油。

<u>温热型精油</u>

- 桂皮精油（Cassia）
- 肉桂皮精油（Cinnamon Bark）
- 肉桂精油（Cinnamon）
- 丁香精油（Clove）

- 牛膝草精油（Hyssop）
- 牛至精油（Oregano）

清凉型精油

- 樟树精油（Camphor）
- 欧薄荷精油（Peppermint）
- 尤加利精油（Eucalyptus）
- 绿薄荷精油（Spearmint）
- 柠檬草精油(Lemongrass)
- 百里香精油（Thyme）
- 奥寇梯木精油（Ocotea）
- 冬青精油（Wintergreen）

第三章

15 种改善荷尔蒙失衡的精油及其日常使用

　　一旦你开始尝试使用精油，它们很快就能融入你的生活。日常生活中坚持使用精油是恢复荷尔蒙平衡和提高生活质量的关键。

　　要知道，精油对每个人的效果都不尽相同。尝试不同的涂抹方法、身体部位、使用时间和不同的精油组合，有助于你找到自身偏好。

　　精油是大自然对女性的馈赠，可以让女性获得滋养。善用以下 15 种精油可以让你在精油探索之旅中满载而归。

15 种改善荷尔蒙失衡的精油

　　想了解对特定荷尔蒙起效和有其他用途的精油的功效，请参阅第二部分各章，以及在相应章节列出的安全使用注意事项。

罗勒精油（Basil）

对应芳香植物拉丁学名：*Ocimum basilicum*

主要化学成分：芳樟醇

功效：镇静 / 舒缓

注意事项

- 你如果患有癫痫，正处于妊娠期或哺乳期，请避免使用它。
- 使用它可能延长血液凝固时间。你如果患有相关疾病，请避免使用它。

佛手柑精油（Bergamot）

对应芳香植物拉丁学名：*Citrus bergamia*

主要化学成分：柠檬烯、乙酸芳樟酯

功效：振奋／激励

注意事项

- 它具有极强的光毒性——局部涂抹后，相应的区域需要避免暴露在阳光或紫外线灯下至少 72 小时。
- 你如果正在服用会提升身体光敏性的药物，请避免使用它。
- 使用它可能降低血糖水平。你如果患有糖尿病，请谨慎使用它。

雪松精油（Cedarwood）

对应芳香植物拉丁学名：*Juniperus virginiana*

主要化学成分：α- 雪松烯、雪松醇、罗汉柏烯

功效：安定／平衡

注意事项

- 避免在妊娠期使用它。

快乐鼠尾草精油（Clary Sage）

对应芳香植物拉丁学名：*Salvia sclarea*

主要化学成分：乙酸芳樟酯、芳樟醇

功效：镇静／舒缓

注意事项

- 使用它会引起子宫收缩，因此，请避免在怀孕期间使用。但在分娩时使用是安全的。

天竺葵精油（Geranium）

对应芳香植物拉丁学名：*Pelargonium graveolens*

主要化学成分：香茅醇、甲酸香茅酯、香叶醇（即牻牛儿醇）

功效：镇静 / 舒缓

茉莉原精（Jasmine Absolute）

对应芳香植物拉丁学名：*Jasminum grandiflorum*

主要化学成分：乙酸苄酯、苯甲酸苄酯

功效：镇静 / 舒缓

注意事项

• 它含有乙酸苄酯、苯甲酸苄酯，使用后可能引起轻微的过敏反应。

薰衣草精油（Lavender）

对应芳香植物拉丁学名：*Lavandula angustifolia*

主要化学成分：芳樟醇、乙酸芳樟酯

功效：镇静 / 舒缓

柠檬精油（Lemon）

对应芳香植物拉丁学名：*Citrus limon*

主要化学成分：柠檬烯、β- 蒎烯、γ- 萜品烯

功效：振奋 / 激励

注意事项

• 它具有光毒性——局部涂抹前需要稀释。使用后，至少 12 小时内都
  应避免直接暴露在阳光或紫外线灯下。

橙花精油（Neroli）

对应芳香植物拉丁学名：*Citrus aurantium*

主要化学成分：芳樟醇、乙酸芳樟酯、橙花叔醇

功效：镇静 / 舒缓

注意事项

- 你如果正在服用单氨氧化酶抑制剂（Monoamine Oxidase Inhibitor, MAOI）治疗抑郁症或其他问题，那么请避免使用它。

欧薄荷精油（Peppermint）

对应芳香植物拉丁学名：*Mentha piperita*

主要化学成分：薄荷脑、薄荷酮、1，8- 桉树脑

功效：振奋 / 激励

注意事项

- 你如果正在治疗高血压，请务必谨慎使用它。
- 你如果正在服用治疗消化系统疾病的药物，请务必谨慎使用它。
- 请勿在服用铁补充剂后 3 小时内使用它。
- 处于妊娠或哺乳期的女性要谨慎使用它，因为它可能减少乳汁的分泌量。
- 使用它时请避开 6 岁以下儿童，因为高浓度的薄荷脑会降低呼吸频率，对儿童的影响较大。

罗马洋甘菊精油（Roman Chamomile）

对应芳香植物拉丁学名：*Anthemis nobilis*

主要化学成分：4- 甲基戊酸甲酯、当归酸异丁酯、巴豆酸异戊酯

功效：镇静 / 舒缓

注意事项

- 你如果正处于妊娠期或哺乳期，请避免使用它。

迷迭香精油（Rosemary）

对应芳香植物拉丁学名：*Rosmarinus officinalis*

主要化学成分：1，8- 桉树脑、α- 蒎烯、樟脑

功效：提神、安定 / 平衡

注意事项

- 你如果正处于妊娠期或哺乳期，请避免使用它。
- 你如果正在治疗癫痫、高血压或出血性疾病，请务必谨慎使用它。

檀香精油 [Sandalwood (Hawaiian)]

对应芳香植物拉丁学名：*Santalum paniculatum*

主要化学成分：α- 檀香醇、β- 檀香醇、白檀醇

功效：安定 / 平衡

百里香精油（Thyme）

对应芳香植物拉丁学名：*Thymus vulgaris*

主要化学成分：百里酚、异丙基甲苯、γ- 松油烯

功效：安定 / 平衡

注意事项

- 由于百里酚的含量高，所以在局部涂抹前请用基底油对它进行稀释。
- 你如果患有凝血功能障碍或正在治疗相关的疾病，请避免使用它，因为使用它可能增加出血风险。

依兰依兰精油（Ylang Ylang）

对应芳香植物拉丁学名：*Cananga odorata*

主要化学成分：大根香叶烯、石竹烯

功效：镇静 / 舒缓

育龄女性必备的 5 种荷尔蒙调理精油

- 甜茴香精油（Fennel）
- 快乐鼠尾草精油

- 薰衣草精油
- 百里香精油
- 依兰依兰精油

围绝经期 / 绝经期女性必备的 5 种荷尔蒙调理精油

- 快乐鼠尾草精油
- 天竺葵精油
- 薰衣草精油
- 欧薄荷精油
- 迷迭香精油

我的精油包里有什么？

　　每次外出时，我都不会忘记带上精油包——你们可以从它看出我是怎样的一个人！精油包外表可爱而且非常实用；它通常是带有弹性扣带的化妆包，扣带可以将精油瓶固定在适当的位置。

　　我整天都会用到这些精油。它们的气味闻起来棒极了，不仅可以提神，令人心情愉悦，而且可以满足我所有的需求。我总是会用不同的复方精油缓解紧张情绪、改善精力、调节食欲和放松酸痛的肌肉。我最常用的 5 款单方精油分别是野橙精油、欧薄荷精油、薰衣草精油、鼠尾草精油和橙花精油。

　　我最喜欢的复方精油之一是名为"你可以做到"的复方精油（配方见第六章）。它是由欧薄荷精油、迷迭香精油、野橙精油、乳香精油组合在一起得到的奇妙混合物。尤其是乳香精油，它可能是目前最强效的精油之一。欧薄荷精油不仅可以让我畅快呼吸，还可以改善精力并让我集中注意力。这瓶复方精油好似有满满的能量，让我任何时刻都充满动力。在那些难熬的日子里，即使像我这样积极向上的人也可能变得懒懒散散，这瓶复方精油就是我恢复活力的秘密武器之一。只要闻一下，我就能马上恢复应有的状态。

第四章

创建专属于你的精油仪式的重要性

在当今的社会中，作为女性，我们时常被迫背上各种重担，并努力实现他人对我们抱有的期待。我们被要求时刻充满爱心，具有同情心，并且善解人意。我们竭尽全力关心和帮助家人、朋友、同事，甚至萍水相逢的人。然而，在这些人中唯独少了一个人，就是我们自己。

我们究竟要等到获得谁的允许，才愿意好好关爱自己？是时候改变以往的信念了。我们在照顾他人的同时，也应该照顾好自己。

每天抽出时间关注自己在大多数人看来似乎是一种自私的做法，但我可以向你保证，事实恰恰相反。如果你自己状态不佳，你就无法为他人提供帮助。当你把满足他人的需求放在满足你自己的需求之前时，当你发现自己无法拒绝别人时，当你告诉自己压力可以成为动力时，你正在忽视自己的需求。

然而，忽视自身需求的后果，都会由你自己来承担：荷尔蒙失衡、情绪波动大、出现睡眠问题、体重增加，以及其他的症状一一出现。然而你更倾向于忽视这些症状，盲目地勇往直前，维持岁月静好的表象，假装一切都在掌控之中。

你不需要强迫自己做到这种地步。不要让你的健康土崩瓦解，令自己支离破碎到连自己都认不出来。

你很重要。你的个人生活很重要。你的情绪健康很重要。你的荷尔蒙平衡很重要。你的一切都很重要。

你应该像对待他人一样，用同等的爱和宽容对待自己。使用精油进行自我护理，用它们在混乱的日常生活中找到自己，呵护自己。每天重置身体的内在平衡、时刻关注自己的状态和自省将帮助你的身心得到全方位疗愈。

什么是自我护理仪式？

在生活的方方面面，你都可以拥有专属于你自己的仪式，从起床的节奏到洗碗的手法，从季节性活动到年度传统节庆活动，从吃东西的方式到开车去杂货店的路线。不管你是否意识到，你的日常生活中充满了你独有的仪式化行为。

本书介绍的自我护理仪式旨在通过培养良好的习惯来改善和稳定身心状态，用这些习惯为你的生活带来安定感和幸福感。每个人都要找到最适合自己的自我护理仪式。虽然每个人的自我护理仪式不尽相同，但持续使用精油能为每个人提供帮助。第二部分包含自我护理仪式的介绍，你可以立刻实践以振作精神，让生活变得更美好。

你值得拥有它们！

为什么要有这些仪式？理由很简单：你值得拥有它们。

当今女性最大的问题之一是觉得自己不值得被爱，不值得享受生活中最美好的事物。我对此深有体会，因为在我的成长过程中，我也没有对自己的价值给予充分的肯定。为了适应内心空虚、需求得不到满足的情况，我全身心地投入琐碎的工作和生活，并且认为如果不让自己忙碌起来——事实上，我做的比任何人要求我做的更多——那么我就是一个失败者。

精油真正改变了我的世界。我不是某天醒来突然发现自己无法从枕头上抬起头的——我是在很多年后才变成这样的，与之伴随的还有很多我一直忽视的迹象和症状。当我发现了精油的功效后，我就意识到自己不必等到有需要的时候才使用它们。10多年来，我创建了几个自我护理仪式，每天都可以很轻松地进行，一直到现在，它们都是我生活中不可或缺的一部分。我希望你能仔细研读这些仪式的步骤，并努力将这些仪式融入自己的生活。这些仪式让我能自发地、主动地远离那些曾经将我置于危险边缘的不良习惯。虽然刚开始时我必须刻意将它们融入日常生活，但现在，我已经习惯成自然了。

"让我感到愉悦与被爱的事物"清单

我总是要求向我寻求帮助的女性做一件事，那就是在一张纸上写下"让我感到愉悦与被爱的事物"清单。列出20件能让你感到愉悦与被爱的事物。清单可分为左右两部分：在左边写下10件需要花钱的事物，在右边写下10件免费的事物。例如，我的清单左边有"鲜花""精油"和"按摩"，右边则有"与丈夫共度美好时光""阅读一本精彩的小说""在海滩上散步"和"徒步旅行"。

一开始，有些女性可能感到无所适从，因为从来没人问过她们喜欢什么或什么能给她们带来快乐。但当她们写完清单后，她们的脸上洋溢着笑容；她们开始意识到自己可以在当下的生活中感到愉悦与被爱。这是对自我护理仪式和自我价值的双重认可。

找到让你感到愉悦与被爱的20件事物并将它们写下来，然后认真仔细地看一看清单，并根据你的需求和愿望创建你独特的自我护理仪式，以确保你每天的生活充满爱与愉悦。我强烈推荐你列出自己的清单，并使用它来调整本书提供的所有仪式，使它们更加适合你！

在开始建立你的仪式之前

慢慢开始。强迫自己立即尝试所有你喜欢的仪式，只会给你带来更大的压力，反而不利于追求平静和自我关爱。循序渐进可以让你毫无负担地享受仪式的整个过程。

选择一种仪式。从最吸引你的仪式开始。许多女性都很喜欢晚间仪式，因为这类仪式能让她们在一天中最后的时光里放松身心，让自己从混乱的生活节奏中得到解脱。将一种仪式逐渐融入你的生活，在这种仪式成为你每天必不可少的习惯后，你就可以选择并开始尝试下一种了。

提前准备。确保你的精油、配方和使用说明随时都在手边，这样你就不会被新的仪式弄得不知所措。准备好你所需要的一切，然后让自己沉浸在仪式中。最终，这些都会逐渐成为专属于你的习惯。在那之前，你可以通过做好准备来避免在仪式进行到一半时突然发现手边没有材料这种突发情况。

精油包。始终随身携带精油。我在工作的时候，我的"精油小宝库"就在办公桌附近，总是触手可及。就像我在前文提到的，我随身携带一个精油包，包里一直有一个精油钥匙扣和滚珠瓶，以方便我在旅游或出差时使用。找到一种随身携带精油的方法，以便你在最需要使用它们进行仪式时它们唾手可得。

愉悦。无论你建立的是怎样的护理仪式，它们都应该让你感到愉悦。仪式对你来说不应该是一种负担或不自在的体验。你如果没有在仪式中感到快乐，那就不要做。

看一看我的世界——我的自我护理仪式

因为我希望可以支持你，让你感到自己并非孤军奋战，所以我想与你分享我认为最有效的仪式。请记住，我对自我护理仪式的建议是——主动并积极地将自己融入其中，将它们转化为专属于你的仪式。创建属于你自己的自我护理仪式会给你带来快乐、爱和安宁！正如我的仪式带给我的那样！

晨间仪式：用正确的方式开始新的一天并做好健康规划

我很喜欢路易丝·海（Louise Hay）的一句名言："你怎样过早晨，就怎样过一天。你怎样过一天，就怎样过人生。"

在早晨进行自我护理仪式，会对接下来的一整天产生极大的积极影响。你将建立和明确自己的目标，并设定意向和标准，以助你实现目标。你可以选择任意一种晨间仪式——只要确保留出一段专属于自己的时间，不要让仪式被其他任务（比如忙着送孩子上学）打断。留给自己充足的时间让自己集中注意力并专注于自身——从中获益的将不止你一人，也包括你的家人和朋友。

常有一些拒绝遵从自己真正意愿的女性告诉我，她们不能这样做或那样做。但这些想法通常都是危险信号，表明她们正在逃避某些事物或心存恐惧。自我护理仪式可以帮助你发现内心的执念，并且学会爱自己，接受真实的自己。晨间仪式可以帮助你将自己的意愿放在首位，你可以用精油支持这些信念，以帮助你完成接下来的任务。

以下是我每天早晨用来开启新的一天的自我护理仪式。它们只需要花20~30分钟就能完成，并绝对值得。

沐浴仪式：我使用自制的"活力和愉悦"沐浴喷雾（配方见第六章），让自己为接下来忙碌的一天做好准备。

精油仪式：在早晨，准备健康果蔬奶昔时闻到欧薄荷精油和野橙精油的香气可以瞬间让我神清气爽。根据心情，我可能拿出"女超人"滚珠瓶复方精油（配方见第十五章）并将其涂抹于手腕和其他脉搏点，以激发我的女性气质并为即将进行的任务做好准备。

音乐仪式：音乐是我日常生活中很重要的一部分，我总会在早上淋浴完，开始梳妆打扮为出门做准备时播放我的某一个歌单。我喜欢灵魂音乐，尤其是史蒂夫·旺德（Stevie Wonder）、艾瑞莎·富兰克林（Aretha Franklin）和地、风与火乐队（Earth，wind & fire）的歌曲，它们能让我以饱满的精神状态迎接新的一天。

日记仪式：把每件事都记录下来可以帮助我设定一天的目标，这可能是我为自己做的最具突破性的事情之一。我写下的文字会激励我行动，这些做记录的时刻可以帮助我在困境中保持头脑清醒，有时甚至可以让我立刻完成目标。它为我提供了一个追根溯源的方向，让我可以随时翻到日记中的任何一天，回顾那时的自己在哪里，在想什么。写日记可以让我专注于当下正在做的事情。不管你信不信，10年以来我一直坚持写日记，这对我来说就像吃饭和睡觉一样。

待办事项清单仪式：我喜欢列待办事项清单！它能够帮助我将一天的任务进行分类并做好安排，一旦我完成了清单上的某一项任务并将它从清单中划去，我就会感到非常满足。当我发现有很多事情等着我去做时，我就会在早晨将重大待办事项写在日记中。一旦我把这些事情写下来，它们就会印在我的脑海中，成为当天必须完成的事情。为了强化记忆，我会使用"你可以做到"滚珠瓶复方精油（配方见第六章）——这种精油会使我精神振奋。

日程安排仪式：为了给自己留出时间，我为自己的一天制订了目标明确的计划。它涵盖我对仪式、饮食等活动的安排。这使得我可以安排好一切！我认识很多像我这样的女性，她们承认，有的事情如果不放在日程表上就可能完成不了或直接被抛诸脑后。

灵感仪式：我最喜欢的仪式之一是吸嗅乳香精油以激发灵感、集中注意力，然后花几分钟写感恩日记。

日间仪式：保持活力

尽管日间仪式可能随着日程安排而改变，但有些仪式并不会受到时间和地点的限制。

每小时吸嗅精油仪式：这一仪式虽然简单，但是非常有效，尤其是在保持皮质醇水平稳定和减轻生活压力方面。将手机闹钟设置为每小时响一次。当闹钟铃声响起时，我会花一两分钟嗅一下我需要的精油，深呼吸，并利用那一小段时间从琐碎的生活中抽身出来，做短暂的休整。

大自然的滋养仪式：置身于大自然能给我带来真正的快乐，我无法想象完全不散步或不进行徒步远足的生活。散步是让身体运动起来的理想方式，呼吸新鲜空气和进行户外活动能让我精神焕发、心情愉悦。

晚间仪式：完美地结束一天

晚间仪式和晨间仪式一样重要。我希望你也这么认为，因为晚间仪式是可以融入生活的、增强自信心的仪式之一。

镜子仪式：照照镜子，说出一些积极的、肯定自己的话。你深知自己是一个坚强、有能力、性感的女人——反复强调这一点，直到你发自内心地肯定自己为止。通过肯定自己或任何你觉得有意义的事情来捍卫你的成就感。你可以说出自己的长处。我经常对自己说"我是一个非常好的治疗师。我以优雅和充满活力的姿态服务了成千上万的人。我接纳自己的不足。我是一个了不起的妻子。"（这话我说了很多次！）之类的话来向自己表达关爱。以"我爱你"来结束镜子仪式——我经常忘记这一步，因为我对自己太苛刻了（我相信你明白那种感觉！）。一开始你可能觉得很傻，但用"我爱你"

来表达对自己的支持确实可以提升自我价值感。相信我，说出这句话会让你感觉很棒！这是一种可以完美地结束一天的仪式。

　　在精油的帮助下，我的日常生活发生了翻天覆地的改变。这种改变的效果立竿见影，帮助我解决了长久以来面临的许多问题：从早上让我瞬间清醒这样简单的事情，到解决荷尔蒙失衡这种更复杂、更微妙的问题，精油架起了一座坚实的桥梁，防止我掉进自我和现实生活之间的沟壑。在以上这些仪式中使用精油可以改变你的生活，不仅能增强你的自信心，还能给你带来平衡和抚慰——它们会以一种全新的方式改善你的生活，让你一整天都充满活力。

第二部分

针对荷尔蒙失衡相关症状使用精油

第五章

压力问题

作为一个坚强、有抱负、勤奋上进的女性，我知道满足所有人的全部要求意味着什么。过去，我一直对周围的每个人有求必应，并以此来衡量自我价值，直到我把自己逼得筋疲力尽。多年来，我一直沉浸在一个谎言里。这个谎言就是我常说的："压力是我的动力。"

我对那些评价我"非常努力"的人都说过这句话。我对那些认为我承担了太多研究任务的教授们也说过。我也对我的老板们说过这句话，因为他们可能（也可能并没有）在以男性为主导的社会里因为我是女性而给予我区别对待。每当我注意到自己的身体出现了从未出现过的症状时，我也会对自己说这句话，然后把怀疑和不安的情绪强压至内心最深处，强迫自己继续追求我所认定的成功。

终于，在我 25 岁左右的时候，生理和心理上的症状逐渐变得不容忽视和无法控制，我开始感到自己处于崩溃边缘。那时的我真的是一团糟！但你猜我做了什么？我更加努力地鞭策自己并继续喊着"压力是我的动力"的口号，好像这是一件值得炫耀的事情。

快 30 岁时，我表面看上去是个成功、充满活力的女人，但我的身体实际上如老妇人一般。我越来越难掩饰那些分分秒秒都困扰着我的症状。由于长期遭受疲劳和偏头痛的折磨，我无法再像以前一样摆出轻松的样子并继续工作下去了，我慢慢意识到我对自己造成了多大的伤害——但我已不是原来的自己。我需要将自己从被压力支配的生活中拯救出来；我值得被好好照顾，我应该对自己付出更多。我明明很会照顾病人，但不知道为什么，我就是无法好好照顾自己。我终于认清了这个长久以来一直在摧残我的巨大谎言。

猜猜接下来发生了什么？我开始好好照顾自己。我发现把自己照顾得越好，就越能扮演好治疗师、医生、妻子这些角色。

我是如何摆脱压力，重新掌控生活的？这在一开始并不容易。现在回想起来，我才意识到认清谎言的那个瞬间是我顿悟的时刻：通过承认自己受到了压力的消极影响，承认自己在压力慢慢摧毁身体时保持了沉默，我才惊觉原来问题出在我对待压力的方式而非我自己。我向专业人士寻求帮助，从根本上改变生活方式，开始使用精油，并在这个过程中找到了原来的自己——这是一个缓慢的过程，我要对自己负起责任，注意哪些时刻压力特别大，并善用精油来恢复健康和活力。

正是因为我清楚地认识到了被压力支配是什么感觉，所以我开始询问病人的压力情况。女性病人们每个人都承认自己的压力很大。她们曾拒绝承认自己承受了巨大的压力，说自己可以克服它、管理它，就算无法消灭它也会和它共存。"压力？"她们笑着说，"是的，我有压力，但谁没有压力呢？我真的有太多事情要做了。我的家人在我心中排第一位，我只是在做我一直以来都在做的事情！的确，我一直都很累，但如果我不做，谁来做呢？"

然后我不得不如实地告诉她们，10年后她们将无法继续照顾家人，因为她们现在出现的症状只是冰山一角。压力会侵蚀她们的根基，直到她们连自己都无暇顾及，更不用说照顾家人了。

听了我的话，泪水充盈着她们的双眼。她们很难过，很痛苦。她们在挣扎。她们没有从伴侣、家人或老板那里得到她们应得的赏识。她们认为生活应该在履行义务中度过，而这让她们疲惫不堪。她们感到心碎，就像以前的我一样。

更糟糕的是，许多女性，尤其是 50 岁左右的女性，已经举白旗，放弃改善自己的身体状态了。她们以为自己的状态是正常的，因为她们常被告知：在这个年纪出现荷尔蒙失衡很正常；她们必须为接下来发生的一系列"正常变化"（体重增加、性欲减弱、潮热、注意力难以集中、容易疲劳）做好准备；反正她们已处于人生的下半场，需要为生命的结束做好准备。这真令人心碎！她们把那些错误的信条当作真理，但生活其实不一定要这么过。

出现压力问题的原因

要了解压力大会造成什么影响，就要知道压力是如何作用于身体各个系统的。在史前时代，人类祖先为了保护自己并生存下来，会以某种特定的方式对短期压力或急性压力做出反应——体内荷尔蒙的水平快速升高，停用体内不必要的系统，身体做出或战或逃反应，以躲避危险和保证自身的存活。压力反应被正确激发时，肾上腺素会激增，从而促使它们采取行动，保证身体安全（许多人都喜欢这种轻度的肾上腺素激增的感觉！）。一旦压力得到控制，体内的系统就会恢复正常与平衡。

然而，问题在于，现代社会并不像史前时代那样运转。为了应对剑齿虎的威胁和猎取食物而产生的短期压力，现在很容易被一些简单的事情激发出来；小事也会使人感到压力倍增，比如电视广告提醒你还没有为退休做好规划。你的个性也会在一定程度上影响身体对压力做出的反应。内向的人可能容易感到焦虑和忧愁，而外向的人可能因独处时间过长而感到被孤立。现代社会中这些常见的压力源会导致身体做出间歇性急性应激反应[①]，使你时刻保持警惕。

---

① 急性应激反应：异乎寻常的躯体或心理应激引起的一过性障碍。当事人没有其他明显的精神疾病，该反应通常几小时或几天就可平息。急性应激反应的发生和严重程度与当事人的易感性和应对能力有关。——译者注

无论压力源或触发因素是什么，急性压力都会使身体将血液从消化系统和生殖系统转移到四肢，为可能发生的"全面战斗"做好准备：血压和心率上升，呼吸加速，身体已做好战斗准备！但是，这场战斗注定要被终止，因为只有这样身体才能冷静下来，体内才能重新恢复平衡。否则，急性压力就会发展成为长期的、灾难性的慢性压力。

忽视压力是荷尔蒙失衡的最大诱因，因为压力会影响许多身体机能，甚至细胞功能。细胞中的线粒体作为身体的"能量库"，是让身体各个系统正常发挥功能的动力源。它们的变化会影响从细胞代谢到荷尔蒙分泌、从免疫反应到情绪反应等所有生化反应。线粒体的主要任务是将你吃的食物转化为储存能量的物质——腺苷三磷酸。在这个过程中，身体会进行正常的氧化应激[①]。身体如果未产生足够的腺苷三磷酸，就很容易受到攻击，例如染上疾病和遭受创伤。然而，这些都不是最糟的。慢性压力使身体不断出现氧化应激会引起更大的问题：细胞死亡，身体因此而开始衰老。

身体正在以前所未有的方式被复杂化，这会引发一场真正的危机。接下来，我们来看看什么是身体压力、情绪压力。

身体压力

基本定义：影响身体的任何形式的压力。在用太多的期望和太多的事情使身体超负荷运转、破坏昼夜节律使身体无法通过睡眠恢复精力、营养不良使身体无法得到所需的"燃料"时，你就在承受身体压力。身体压力也可能是疾病，尤其是慢性疾病导致的。疾病会削弱你完成任务所需要的能力。

症状：性欲减弱、疼痛（胸痛、头痛／偏头痛）、痤疮、焦虑、食欲改变、精力不足、头晕、口干、疲劳、经常生病（感冒、唇疱疹、感染）、胃

[①] 氧化应激：体内生成的活性氧和清除的活性氧失衡，过量的活性氧引起细胞和组织产生氧化性损伤的现象。与心脑血管疾病、糖尿病、炎症的发病机制等密切相关。——译者注

肠道不适、脱发、心悸、注意力难以集中、心率加快、失眠、肌肉紧张、肌肉痉挛、惊恐发作、皮疹、出虚汗、磨牙／牙关紧咬、抽搐、神经紧张、耳鸣、手抖、体重增加／减少等。

情绪压力

基本定义：影响情绪或精神状态的任何形式的压力，也称精神压力。长期感到忧虑和不堪重负以至于无法放松会产生情绪压力。背负情绪负担或遭遇破坏性事件，如失业、破产、意外事故、受伤或失去所爱之人，也会产生情绪压力。

症状：做出反社会行为、急躁、情绪爆发、容易激动、健忘、容易产生敌意、失眠、易怒、感到被孤立、杂念过多、对某些情况做出不必要的过度的反应、做出偏执或强迫性行为、感觉被压垮、有自杀念头、产生无价值感，以及感到焦虑、不知所措、抑郁、内疚、沮丧、孤独、自卑、紧张、烦躁不安，等等。

在最近的美国国民压力报告中，美国心理学会表示，80% 的美国人说自己在一个月内至少会出现一种与压力相关的症状，最常见的是头痛、不知所措，以及感到紧张、焦虑甚至抑郁。他们承认身体压力和情绪压力会对自己的健康产生消极影响。哪个群体的压力最大呢？报告称是女性。

女性可以拯救自己！你可以做出有益于自己的选择来减轻压力，并使用精油营造轻松、优雅的生活氛围。

与压力问题相关的荷尔蒙

肾上腺素和皮质醇

理论上，体内的皮质醇水平在一天当中是波动的。正常情况下，它会在夜间上升，在清晨达到顶峰，然后持续下降直到夜晚来临。这就是所谓的昼夜节律，它能帮助体内的系统保持平衡。皮质醇对维持认知功能、代谢平衡，以及其他身体机能起到了至关重要的作用。

身体感受到压力时会立刻做出反应。肾上腺作为调节压力的主要功臣，在感知到压力源时会立刻分泌肾上腺素，激活身体做出或战或逃反应。而心率和血压的上升则有助于你取得这场与压力的战役的胜利。接下来，肾上腺会分泌皮质醇，提高血液中的葡萄糖浓度，为你提供能量。由于无法分辨压力源，肾上腺总会分泌皮质醇，无论你是否需要。如果长期承受慢性压力，肾上腺就会持续不断地释放压力荷尔蒙。肾上腺的这种过度活跃会引起 HPA 轴（又称"应激轴"）功能障碍。

一些常见的由皮质醇水平高导致的 HPA 轴异常症状有感到压力大得超出自我调控范围、精疲力竭、皮肤出现问题、失眠、出现莫名其妙的情绪变化、体重增加、免疫力降低、月经周期不规律甚至完全停止、性欲减弱等。HPA 轴功能障碍最终还可能导致严重的疾病，例如库欣综合征（血管中的皮质醇水平长期过高）。

T_3 和 T_4

当身体感受到压力时，甲状腺功能就会减弱，从而为之后的战斗储备能量——在身体能正常应对急性压力时，这是很好的，能让身体准备好接下来是"战斗"还是"逃跑"。但如果身体长期遭受慢性压力的攻击，导致甲状腺功能持续受到压制，从而影响到 HPA 轴的正常运作，问题就会出现。

请记住，正常情况下，T_4 可以转化为 T_3 和少量 rT_3 来维持体内系统的平衡。压力增大会导致 TSH 分泌量增多，fT_3 的分泌量减少，rT_3 的分泌量增多，从而致使代谢速度减缓以让身体存储更多能量。但过多 rT_3 也会阻碍身体处理甲状腺荷尔蒙。另一个间接影响甲状腺的效应源于肾上腺对血糖水平的影响。皮质醇水平过高或过低会导致低血糖或高血糖，两者甚至会同时出现。若发现不及时，血糖水平异常甚至会导致甲状腺功能减退。

HPA 轴的平衡由褪黑素调控甲状腺水平而得以维持，皮质醇水平过高或过低会使 HPA 轴失衡。不幸的是，很多医生在诊疗时都不会对 rT_3 水平进行检测，导致很多病人在面对一系列病症时对病因毫无头绪。

胰岛素

做出或战或逃反应时，肝脏会释放更多的葡萄糖来为身体提供所需能量。没有被消耗的葡萄糖会被身体吸收，这也会提高人患糖尿病和应激性高血糖的概率，甚至会使人产生胰岛素抵抗。美国国立卫生研究院的报告表明，常见于胰岛素抵抗病人体内的反复出现的胰岛素水平偏高，会进一步损害病人的甲状腺。

雌激素和黄体酮

慢性压力会导致女性不排卵、月经周期不规律甚至闭经，以及其他月经问题。临近绝经期时，雌激素和黄体酮的水平会开始波动然后下降。更糟的是，此时体内其他一直被忽视的系统也会出现一些症状，对身体造成更大的消极影响。衰老也极可能引起情绪压力。

压力问题的触发因素

管理压力最好的方法就是找到引起情绪波动的压力源，然后学着主动采取措施应对它。我也有很大的情绪压力，在应对它时，我会仰赖自己的感受、直觉和理智——内心的声音会指引我，直觉会拉住我，思绪会警告我。学着留意情绪压力的信号，而非忽视它们，是你开始掌控压力，而非让压力掌控你的关键。

当我开始为一些琐事烦心或一直受微乎其微的小事困扰的时候，我就知道情绪压力开始支配我了。也许我所烦心的事跟我实际面对的问题毫无关系，但它会成为压死骆驼的最后一根稻草。比如有一次，我丈夫买了一种新的杏仁奶——我们一直都热衷于尝试新的食物，这些新的食物往往能激发我的好奇心。但在那一天，我感到压力很大，很焦虑。我非但没有感谢他主动买了杏仁奶，还向他发火。幸运的是，他知道我压力很大。他从精油柜中找出"消除紧张"滚珠瓶复方精油（配方见第五章）递给我，然后慢慢地往后退了退，从而成功让我冷静了下来。看到他的反应，我意识到自己反应过度了。我坐下来，好好反思了一下为什么自己对一瓶杏仁奶的反应会如此激烈！

花些时间来自我反省，问自己以下这些问题。

- 是什么使我感到压力大或使我情绪爆发？
- 我能够掌控怎样的压力？
- 是哪种压力困扰着我，我摆脱不了？
- 我能在生活中做些什么改变，从而让自己更好地管理压力？
- 什么是我没办法改变的？我能怎么应对它？

让自己变得主动而非被动。创建一些照顾自己的仪式，使用一些精油来帮助自己缓解压力。按照第一章讨论的那样改变生活习惯，重塑生活方式。最后，给自己一些时间好好爱自己。

如何用精油缓解压力？

你可以一次使用 1 滴以下推荐的精油，帮助自己在繁杂的生活和永无止境的压力中找到内心的平静。

严选单方精油

佛手柑精油

功效

- 缓解焦虑的同时提振情绪。

- 净化身心。

- 减轻压力。

香薰用法

- 在压力很大的时候，凑近精油瓶瓶口吸嗅，能让人平静下来。

- 滴入扩香器进行扩香。这能增强自信心，同时还能让人内心平静、祥和。

局部涂抹用法

- 用你最喜欢的基底油稀释后作为按摩油。

- 和希腊酸奶、有机蜂蜜一起做成面膜。

- 在洗澡的时候涂抹于皮肤并按摩。

- 睡前涂抹于足底，有助于进入深度睡眠。

警告：佛手柑精油具有光毒性，使用后 72 小时内请避免直接暴露在阳光或紫外线中。

雪松精油

功效

- 舒缓和稳固身心以放松和提升活力。

- 改善情绪和增进整体的健康。

- 让身体找到平静和自信心。

香薰用法

- 取 2~4 滴，滴入各式扩香器。

- 取雪松精油、薰衣草精油各 2 滴，滴入各式扩香器。

局部涂抹用法

- 取 1~3 滴，用 1 茶匙基底油稀释，在做完运动或冥想后，涂抹于胸口并按摩。

- 在感受到压力大或情绪紧张时，涂抹于脉搏点并按摩。

快乐鼠尾草精油

功效

- 放松身心。

- 缓解肌肉紧张及痉挛。

- 通过改善情绪来帮你进入深度睡眠，以达到身心的平静。

香薰用法

- 取 3~4 滴，滴入各式扩香器。

- 取 1~2 滴，滴在床上用品上。

局部涂抹用法

- 取 1~3 滴，用 1 茶匙基底油稀释，涂抹于腹部并按摩。

- 取 1~2 滴，用你最喜爱的基底油稀释，涂抹于足底或其他脉搏点。

- 取 2~3 滴，泡澡时滴入浴盐或你最喜爱的天然沐浴油中。

乳香精油

功效

- 促进放松和平静。

香薰用法

- 取 3~4 滴，滴入各式扩香器。

- 取 1 滴，滴在掌心，双掌揉搓后呈杯状盖住口鼻，然后深吸一口气。

- 取乳香精油、佛手柑精油和薰衣草精油各 20 滴，滴入容量为 2 美制液体盎司（约 59.1 毫升）的玻璃喷雾瓶，并加满蒸馏水或金缕梅萃取液，摇匀。将这种自制的空气清新剂喷洒于房间中，让房间的氛围焕然一新。

局部涂抹用法

- 取 1~2 滴，用你喜欢的基底油稀释，涂抹于足底。
- 滴入你喜欢的保湿霜中。

薰衣草精油

功效

- 舒缓身心，恢复平静。
- 帮助身体在安稳的睡眠中得到修复。
- 消除紧张和焦虑。

香薰用法

- 取 1~2 滴，滴在床上用品上。
- 取 3~4 滴，睡前滴入各式扩香器。

局部涂抹用法

- 轻轻拍在脉搏点上。
- 取 1~2 滴，用你喜欢的基底油稀释，睡前涂抹于足底。
- 取 2~3 滴，泡澡时滴入浴盐或你最喜爱的天然沐浴油中。

野橙精油

功效

- 提升身体的活力。
- 缓解消化不良。
- 净化身体系统，尤其是免疫系统。

香薰用法

- 取 1~2 滴，滴入各式扩香器。
- 取野橙精油、欧薄荷精油、乳香精油各 1 滴，用你喜欢的基底油稀释后滴在掌心，双掌揉搓后呈杯状盖住口鼻，然后深吸一口气。

局部涂抹用法

• 将野橙－欧薄荷－乳香混合精油从脖颈的前方一直涂抹到后方。

• 滴入沐浴油中。

• 与欧薄荷精油混合，用基底油稀释后，涂抹于腹部。

警告：野橙精油具有光毒性，使用后请避免直接暴露在阳光或紫外线中。

黛博拉的故事

黛博拉来找我的时候已经39岁了，她对一些似乎是突然出现的症状感到忧心忡忡。尽管她每周跑步4~5次，每次跑3英里（约4.8千米），但是在3个月的时间里，她体重增加了近11磅（约5.0千克）。她还发现焦虑使她在晚上很难入睡。而且，由于公司裁员，她在分析师的岗位上承受着更大的压力。她在下午会喝比早上更多的冰咖啡，试图缓解睡眠不足导致的疲倦。她发现自己经常忘记一些小事，比如一不小心就忘了钥匙在哪儿。

荷尔蒙测试结果显示黛博拉有慢性压力，皮质醇和雌激素的水平都高于正常水平。对此，我的建议如下。

• 对于下午的精神不振，欧薄荷－野橙混合精油可以帮助她集中注意力。

• 在晚餐后使用"抑制食欲"滚珠瓶复方精油（配方见第八章），以避免在深夜突然想吃消夜。

• 对于睡眠质量不佳，可以睡前2小时在扩香器中使用"深度放松"扩香式复方精油（配方见第七章），或者睡前在脖子和足底涂抹薰衣草－香根草（Vetiver）混合精油。

• 每天早上在写感恩日记时，使用野橙精油。

• 每周进行3次短时间间歇性训练，以促进新陈代谢并燃烧更多

　　热量。

- 每周练 2 次瑜伽以减轻压力。
- 用绿茶代替咖啡。绿茶中的茶氨酸可以减轻压力，而不会使人过度镇静。
- 每餐多吃绿叶蔬菜，以维持健康的雌激素代谢。
- 推荐每日补充多种维生素、300 毫克甘氨酸镁、500 毫克印度人参（Ashwagandha，即南非醉茄）提取物和 2 000 毫克 ω-3 脂肪酸，早上喝圣罗勒茶，以减轻压力，增加瘦体重[①]。

　　在 3 周内，黛博拉逐渐感到精力充沛，尤其是在中午。她每晚可以睡 7 小时或更长的时间。她的体重减掉了 6 磅（约 2.7 千克），她感觉工作上的压力也减轻了，尤其是在使用"压力释放"滚珠瓶复方精油（配方见本章"严选复方精油配方"一节）并休息 5 分钟之后。她在深夜时不再想吃东西了，记忆力增强了。当我问她的精力如何时，她回答说："我无法想象没有这些美妙的精油我的生活会变成什么样！我喜欢将它们融入我的生活，尤其是在工作的时候。因为有了这些能维持身体稳定的措施和策略，我对每一天都充满了信心。"

严选复方精油配方

扩香式复方精油配方

"重置和恢复"扩香式复方精油
　　○ 2 滴雪松精油

---

①　瘦体重：人体除脂肪组织以外的骨骼、肌肉、内脏器官、神经、血管等成分的重量。——译者注

　　○ 2 滴野橙精油

　　○ 1 滴依兰依兰精油

"舒缓"扩香式复方精油

　　○ 3 滴薰衣草精油

　　○ 2 滴快乐鼠尾草精油

　　○ 2 滴雪松精油

"稳定和平静"扩香式复方精油

　　○ 2 滴佛手柑精油

　　○ 2 滴乳香精油

　　○ 2 滴薰衣草精油

吸嗅式复方精油配方

"激发斗志"吸嗅式复方精油

　　○ 4 滴佛手柑精油

　　○ 4 滴依兰依兰精油

　　○ 4 滴薰衣草精油

　　○ 3 滴野橙精油

"禅定"吸嗅式复方精油

　　○ 4 滴快乐鼠尾草精油

　　○ 4 滴野橙精油

　　○ 4 滴乳香精油

　　○ 3 滴雪松精油

"专注和振奋"吸嗅式复方精油

- ○ 4 滴迷迭香精油
- ○ 3 滴佛手柑精油
- ○ 3 滴野橙精油
- ○ 2 滴欧薄荷精油
- ○ 1 滴乳香精油

室内香氛喷雾和身体香氛喷雾配方

"舒压"复方精油喷雾

- ○ 10 滴野橙精油
- ○ 8 滴薰衣草精油
- ○ 5 滴快乐鼠尾草精油
- ○ 1.5 盎司（约 44.4 毫升）蒸馏水

将以上精油滴入容量为 2 盎司（约 59.1 毫升）的玻璃喷雾瓶，并加满蒸馏水。盖上瓶子并摇匀。使用时，喷在空气中或身体上。

局部涂抹式滚珠瓶复方精油配方

"压力释放"滚珠瓶复方精油

- ○ 12 滴薰衣草精油
- ○ 9 滴乳香精油
- ○ 9 滴蜜柑精油
- ○ 你选择的基底油

将以上精油滴入容量为 10 毫升的玻璃滚珠瓶，并加满你选择的基底油。把滚珠卡回去，轻轻摇晃使精油混合。使用时，涂抹于足底、颈后或掌心。

"消除紧张"滚珠瓶复方精油

○ 10 滴薰衣草精油

○ 10 滴快乐鼠尾草精油

○ 10 滴欧薄荷精油

○ 你选择的基底油

将以上精油滴入容量为 10 毫升的玻璃滚珠瓶，并加满你选择的基底油。把滚珠卡回去，轻轻摇晃使精油混合。使用时，在手腕、脚踝、颈后等感觉紧绷的部位滚动并按摩。每当你感到紧张时，你都可以深深地吸入手腕上的香气。

"振奋 / 激励"滚珠瓶复方精油

○ 10 滴野橙精油

○ 10 滴欧薄荷精油

○ 7 滴依兰依兰精油

○ 3 滴罗勒精油

○ 你选择的基底油

将以上精油滴入容量为 10 毫升的玻璃滚珠瓶，并加满你选择的基底油。把滚珠卡回去，轻轻摇晃使精油混合。使用时，在手腕、耳后和颈后滚动。每当你需要快速振奋起来时，你都可以深深地吸入手腕上的香气。

纾解压力的自我护理仪式

每日的减压仪式会训练你全身心地专注于自己，在暴风骤雨中找到平静，在可能出现的混乱中重新集中注意力和恢复精力。给自己充足的时间去熟悉自己最喜欢的仪式，并逐渐将它们纳入日常减压方案当中吧。但是，你必须先清楚地意识到自己才是最重要的：你正在安排一场与自己持续一生的约会。

你不能在自我护理的时间上做出让步。即使一开始每天只花几分钟，你也能够在这段时间内重新集中注意力和恢复活力。这是你按下暂停键，并从压力中逃脱出来的时间。你可以读一本书，可以看着猫咪的视频开怀大笑，可以通过散步或远足沉浸在大自然的怀抱中，可以在浴缸里放松身心，也可以尝试做一道从未做过的菜——你可以做任何能够让自己笑起来的事情。但是你要确保只做自己喜欢的事情，不要被其他任何事情打扰。

"屏息"仪式

你可以将屏息仪式融入日常的深呼吸练习，并同时使用各类扩香式复方精油或吸嗅式复方精油，以获得良好的效果：简单地通过扩张横膈进行深呼吸，将腹部向外推出，然后在吸气结束后屏息 5 秒；然后慢慢呼气，把肚脐拉向脊柱，直到最深处，再次屏息，单纯地感受那个时刻。你可以在任何需要的时候重复以上动作 5~10 次，以达到降低皮质醇水平的目的。随着你做得越来越好，你可以训练自己屏息更长时间。利用屏息仪式进行冥想，你会从中获益。

"大笑"仪式

很多人说大笑是最好的药方，妙佑医疗国际（Mayo Clinic）的研究证实了这一说法。笑会抑制压力反应，降低皮质醇水平，让更多的氧气进入身体以促进放松。找到一些让你开怀大笑的事物，让自己放松一下。

"运动"仪式

正如你将在第六章中看到的，运动可以增进心脏健康，增强大脑功能，并有助于缓解紧张和降低皮质醇水平——关键在于让运动成为一种压力的缓解剂，而非压力的诱导剂。运动应该是一种把你从所有重担下拯救出来的方式，你应该找到自己真正喜欢的运动项目。你可以参加舞蹈课或在家里举办舞会，也可以尝试练热瑜伽，还可以爬山、戴上拳击手套把压抑感和紧张感击倒，抑或单纯地散散步。

"冥想和呼吸"仪式

进行身心运动，例如练瑜伽或打太极拳，可以让身体轻柔地活动起来，同时让心灵平静下来。我喜欢使用手机软件进行引导式冥想，其中的声音会温和地引导我进行冥想或深呼吸。你可以在扩香器中添加具有镇静功效的复方精油（如"禅定"吸嗅式复方精油）。给忙碌的生活按下暂停键，花些时间照顾自己，自我反思。

"按摩"仪式

治疗性按摩可降低皮质醇水平，促进深度放松，释放大脑中的多巴胺和血清素——这也是你在按摩后感觉很好的原因之一。搭配精油的治疗性按摩效果更佳。

"听减压音乐"仪式

音乐就像笑声一样，压力水平会根据你听的音乐而产生变化。大声和嘈杂的音乐会让你紧张不已，舒缓、有节奏的音乐（例如古典音乐、新世纪音乐，或者大自然的声音）则可以让大脑摆脱压力，同时缓解焦虑。聪明的医生会在进入医疗程序之前为病人提供耳机和可供选择的音乐，来缓解其紧张感。

你可以通过为日常生活创建一个减压歌单来最大限度地减轻压力。很快，你的身体就会因为听到了舒缓的曲调，立即放松下来。许多母亲已经知道这个秘密了，因为她们会用摇篮曲安抚宝宝。许多宝宝还在子宫内时就已经听到并理解了旋律。

"享受自然" 仪式

我为自己选择的最好的减压仪式之一就是徒步旅行——真的！到户外呼吸新鲜空气，可以让我恢复精力，焕发活力。这让我有机会减轻压力，即使只徒步 20 分钟。无论我这一天过得有多艰难，还是回家后有什么任务等着我，只要我在室外待上一小会儿，大自然就总能减轻我的压力，给我一个清理头脑的机会。留一些时间亲近大自然，用阳光补充维生素 D，并享受你所生活的这个奇妙的世界吧。

第六章

疲劳问题

高中时，我是那种课业成绩全保持在"A"水平的同时，还会自愿报名参加各项课外活动的女孩。那时我的目标是以优秀毕业生代表的身份在毕业典礼上致辞，并且也一直为这个目标而努力。我决心要达到每一个人，包括我自己，对我抱有的所有期望。在我 17 岁时，我甚至想营造出一个不知疲倦的女超人的形象，而且要让大家信以为真。

10 年后，每个遇见我的人都说我有着令人感到不可思议的活力。他们相信我营造的假象。就连我自己也相信了。直到我因为长期承受慢性疲劳而崩溃。

大约就是在这个时候，我第一次接触了野橙精油。从那以后，我可以用一瓶柑橘类精油来代替日常摄入的糖和咖啡因，精油成了我的新"能量炸弹"。我很快意识到，精油虽然可以填补我在健康上的亏空，但是我仍然需要对生活方式进行一次彻底的改变来找回我的活力。

缺乏活力的原因，以及疲劳带来的煎熬

"我只是需要更多的能量！"几乎所有病人都会对我说这句话。当今女性面临的最大问题之一是试图为生活中的每个人承担起一切。不幸的是，这个问题没有简单的解决办法，因为当你感到过度疲劳和精力不济时，就说明你的潜在问题已不能再拖了。但是不要担心，这一切都还有希望，有

解决方案！

你的长期目标是在一段时间内保持活力，从而更加从容地直面生活中的任何挑战。本书的任何配方都无法直接解决你的所有问题——你必须主动地在自己身上投入精力和时间来恢复活力。第三部分的"14 天拯救计划"中有一整套完善的综合计划，涵盖了精油的日常使用建议、选择优质的营养来源、服用营养补充剂、践行运动计划和进行自我护理，这套计划将开启你找回健康的旅程。

与疲劳问题相关的荷尔蒙

荷尔蒙在身体里相互协作，当它们的协作出现问题而表现出荷尔蒙失衡时，你的活力就会受到影响。最好的解决办法就是在问题出现前做好预防工作。滋养身体、远离压力会让你的身体状态保持稳定，从而让身体为你提供能量。

皮质醇和肾上腺素

在感受到潜在的压力时，肾上腺素在短时间内会促使身体采取积极行动，调节或战或逃反应并释放能量，以应对可能存在的威胁。身体还会因自动触发肾上腺而分泌去甲肾上腺素，瞬间变得更加强壮、警觉，并且充满活力。

正如第五章所讨论的，慢性压力和过量的皮质醇会如同多米诺骨牌一样触发一系列的连锁效应，在对 HPA 轴造成严重破坏的同时，导致肾上腺疲劳和其他并发症。除了我在第五章给出的建议，一些运动项目也已被证明可以在运动量适当的前提下达到降低皮质醇水平的目的，你会在第十五章中看到详细的说明。需要注意的是，运动过度会导致皮质醇水平升高（更多信息请参阅本章"保持活力和减轻疲劳的自我护理仪式"一节）。

褪黑素

褪黑素水平升高是由黑暗触发的。身体通常会在傍晚时分开始分泌褪黑素，褪黑素水平会在凌晨时分达到峰值，这样你就可以安享一夜好眠。我会在第七章介绍你可以采取哪些简单的步骤来改善睡眠质量。毫无疑问，如果深度睡眠时间不够长，你的活力就无法恢复到最佳状态。

T_4、T_3 和 TSH

这些甲状腺激素掌管着身体的新陈代谢，将葡萄糖和脂肪转化为身体可用的能量。每个细胞的正常工作都依赖于这种平衡且稳定的转化流程。因此，对甲状腺施加的任何压力都会导致人感到疲劳和缺乏活力。身体如果无法分泌足够多的甲状腺激素，就会出现甲状腺功能减退，导致你活力下降，你会明显地感受到疲劳。感到抑郁、情绪波动大、睡眠问题和疲劳问题都是甲状腺功能减退和围绝经期综合征的症状。很多女性会将它们单纯当成围绝经期综合征的症状，并进行不恰当的治疗——如此一来，问题变得更加复杂了。

善待身体将对甲状腺，乃至整个 HPA 轴产生积极影响。此外，适当食用富含硒和碘的食物，以及含 ω-3 脂肪酸的有益脂肪，也会为甲状腺提供养分。调节血糖水平有助于抑制胰岛素抵抗；任何程度的血糖水平异常都会削弱甲状腺的功能。

雌激素和黄体酮

雌激素和黄体酮平衡可以让女性的生殖系统保持正常运转。雌二醇水平的变化会极大地影响女性的活力和其他基本身体机能，例如睡眠、性欲和生长发育。它还会影响血清素的分泌。

正如你将在本书第九章和第十四章中看到的，各种内分泌干扰物（特别是毒素和外源性雌激素）都会通过影响雌激素和黄体酮的分泌，进而影响其他荷尔蒙的分泌。慢性压力也会在此过程中降低雌二醇水平。雌二醇水平低的症状包括疲劳、头痛、失眠、焦虑、性欲减弱和潮热。

睾酮

睾酮有助于保持身体状态稳定，同时维持正常的性欲、肌肉力量、骨骼健康和高效的新陈代谢。睾酮水平低会导致性欲减弱和精力衰竭。感到抑郁也是睾酮水平低的常见症状。睾酮水平过高则会导致痤疮、面部毛发过多，以及更严重的疾病，如多囊卵巢综合征。

瘦素和食欲刺激素

瘦素和食欲刺激素是两种调节饱腹感的重要荷尔蒙，其中食欲刺激素告诉你吃多少，而瘦素则告诉你什么时候停止进食。瘦素还可以与瘦素受体结合，激活多种信号转导通路，调节食欲并控制体内的能量水平。食欲刺激素还可以调节长期的能量代谢。

当你摄入了过多的糖，瘦素的分泌就会停止，食欲刺激素的分泌量就会增加，使身体认为你一直处于饥饿状态。由于瘦素水平低，身体进入了饥饿状态，所以你会认为只要有食物就必须吃掉，从而导致暴饮暴食。随着压力的增大，暴饮暴食和糖的摄入量飙升形成了一种恶性循环，使你的身体深陷其中，不断挣扎。减少糖的摄入量，保证在日常饮食中尽量多地食用富含营养的食物，有助于你调节荷尔蒙平衡，以及维持活力。

当疲劳变成慢性疲劳时

慢性疲劳综合征[①] 困扰着许多人，但他们看起来似乎并不存在什么健康问题，或没有专业的解释告诉他们为什么会这样。慢性疲劳综合征会因体力或脑力的过度消耗而恶化，日常的休息对此的缓解效果不明显。目前没有指标可以用来诊断人们是否患有慢性疲劳综合征，医生通常是在排除了一系列其他问题后才能够对其进行诊断。由于病因不明，医生能做的最有效的事情就是根据症状进行治疗。

与值得信赖的医生或医疗保健专家讨论你的情况有助于你制订一套切实有效的计划，以降低患危及生命的疾病、出现其他身体机能紊乱、受到感染、免疫系统敏感、出现荷尔蒙失衡或心理问题等的概率。你要为自己的身体发声，确保不漏掉你顾虑的任何问题，直到你对医生提出的建议或方案感到满意。

根据我的临床经验，在保持良好的饮食习惯、规律运动和保证充足睡眠的前提下，减轻压力并使用精油辅助滋养身体，可以有效缓解慢性疲劳综合征。只要医生觉得你可以尝试，你就可以使用本书中的"14天拯救计划"重新调节身体，帮助自己回到正轨。

疲劳问题的触发因素

我承认，很多次我都发现自己在感受到压力的情况下很容易情绪爆发。在荷尔蒙失衡的高峰期，我对极其微小的事情都会反应过度。然而，正是

---

① 慢性疲劳综合征：一种与长期过度劳累（包括脑力/体力疲劳、生活不规律、心理压力过大等精神因素引起的疲劳）和应激等造成的神经、内分泌、免疫、消化、循环、运动等系统功能紊乱密切相关的综合征，多发于20~50岁。表现为持续6个月以上的严重的虚弱疲劳症状，常伴随肌肉疼痛、头痛、咽部炎症、低热、胃肠症状和淋巴结触痛。多数受检者起病于类流感之后。——译者注

这些时刻对我的情绪和活力产生了最为深刻的影响。

随着时间的推移，我学会了识别某些导致我情绪爆发的因素，并在正确对待它们方面取得了进展。当我感到不知所措和精疲力竭时，我就知道是时候让自己从这种情绪的困境中抽身出来了，之后我会拿起精油（如快乐鼠尾草精油），闻一闻，深呼吸几次。

随着你的身体适应长期高水平的皮质醇及其引起的所有症状，压力和疲劳很容易长期伴随你左右。你忽视身体对你发出的求救信号越久，你就越会感到自己的情绪容易爆发。

然而在那些时刻，你仍旧可以过得很优雅。你是自己健康的首席执行官，你可以用出色的、有效的工具来辅助你。现在，是时候行动起来，重新审视那些之前你认为普普通通的事物，从而获取帮助来保持身心快乐了！

如何用精油维持活力和对抗疲劳？

含有酮（如柠檬烯）和单萜（如 β- 蒎烯）的精油对改善情绪可以起到令人难以置信的作用，让你一整天都保持好心情并且精力充沛。在我随身携带的精油包里，一直都有至少一种提升活力的复方精油。

严选单方精油

请注意，柑橘类精油（如以下的佛手柑精神、柠檬精油、青柠精油、野橙精油）具有光毒性。因此，使用绝大多数柑橘类精油后 12 小时内都应避免直接暴露在阳光或紫外线中。对佛手柑精油来说，这个时间则长达 72 小时。

佛手柑精油

功效

- 镇静和振奋身心，同时缓解疲劳、紧张感和焦虑感。
- 非常适合搭配其他精油用于按摩和扩香，能起到镇静的效果。

柠檬精油

功效

- 促进积极情绪的产生，同时振奋精神。

青柠精油

功效

- 刺激大脑和身体，同时改善情绪、提神醒脑。
- 增进情绪的健康和提升幸福感。

野橙精油

功效

- 提神醒脑，同时净化空气。

香薰用法

- 取 2 滴，与欧薄荷精油、乳香精油或其他精油混合，滴入扩香器。本书的各种配方都可作为参考。
- 直接对着精油瓶瓶口深呼吸。

局部涂抹用法

- 滴入复方按摩精油或滚珠瓶精油中，可与其他精油共同发挥作用，改善情绪。

欧薄荷精油

功效

- 通过激活感官来增强精力充沛的感觉。

- 改善呼吸系统功能，加强日常运动的效果。

- 让你感到凉爽和充满活力，有助于提高专注力和警觉性。

香薰用法

- 取 3~4 滴，滴入扩香器。

- 与野橙精油混合，滴入扩香器，这会为你带来惊人的活力。

局部涂抹用法

- 取欧薄荷精油、野橙精油和乳香精油各 1 滴，滴在掌心，双掌揉搓后呈杯状盖住口鼻，然后深吸一口气。

- 将欧薄荷精油和你选择的基底油以 1∶3 的比例混合，涂抹于颈部和肩部并按摩。

- 将欧薄荷精油和你选择的基底油以 1∶3 的比例混合，涂抹于感觉疲劳和紧张的身体部位并按摩。

迷迭香精油

功效

- 在提高专注力和记忆力的同时唤醒身心。

- 减轻紧张感并有助于减轻因疲劳而产生的症状。

香薰用法

- 取 3~4 滴，滴入扩香器，营造轻松的氛围。

- 取 1 滴，滴在掌心，双掌揉搓后呈杯状盖住口鼻，然后深吸一口气。

局部涂抹用法

- 将迷迭香精油和你选择的基底油以 1∶3 的比例混合，涂抹于感觉疲劳或紧绷的肌肉并按摩。

尤加利精油

功效

- 在改善呼吸系统功能的同时让头脑更清醒，注意力更集中。

- 缓解紧张感和焦虑感。

- 净化皮肤的同时振奋身心，增强活力。

香薰用法

- 取 3~4 滴，滴入扩香器，以促进呼吸顺畅。在练瑜伽、做其他增肌 / 无氧运动时或在做有氧运动之前使用格外有效。

- 取 2 滴，淋浴时，滴在扩香棉球或地板上。

- 直接对着精油瓶瓶口深呼吸。

- 取 1 滴，滴在掌心，双掌揉搓后呈杯状盖住口鼻，然后深吸一口气。将剩余的精油涂抹于颈部和肩部，继续享受精油带给你的愉悦。

局部涂抹用法

- 将尤加利精油和你最喜欢的按摩油 / 保湿霜以 1∶3 的比例混合，涂抹于感觉紧绷的身体部位。

- 取 1 滴，滴入你最喜欢的沐浴油中。

乳香精油

功效

- 在放松身心的同时增强平和和充满活力的感觉。

- 增进免疫系统的健康和细胞功能。

香薰用法

- 取 3~4 滴，滴入扩香器。在练瑜伽、做其他增肌 / 无氧运动时使用特别有效。

- 取乳香精油、野橙精油各 1 滴，滴在掌心，双掌揉搓后呈杯状盖住口鼻，然后深吸一口气。加入欧薄荷精油可以进一步提升活力。

局部涂抹用法

- 取 1~2 滴，用你喜欢的基底油稀释，涂抹于手和其他身体部位并按摩。

- 取 1~2 滴，用你喜欢的基底油稀释，晚上涂抹于足底并按摩。

罗勒精油

功效

- 提高专注力和警觉性，同时让身心恢复活力。
- 缓解紧张感和焦虑感。

香薰用法

- 取 3~4 滴，滴入扩香器。
- 直接对着精油瓶瓶口深呼吸。

局部涂抹用法

- 取 1 滴，滴在指尖，然后按摩太阳穴。
- 取 1~2 滴，与你喜欢的基底油混合，涂抹于感觉紧绷的肌肉并按摩。可滴入 1 滴冬青精油，以获得更加凉爽和舒缓的感觉。

安吉拉的故事

安吉拉是一名 49 岁的大学行政人员，作为一位单身母亲，她抚养着三个在上高中的孩子。所有的孩子都要参加高中课外活动，在周末，孩子们的活动更多。每晚她都感到筋疲力尽。当安吉拉来找我时，她迫切地需要恢复已经消耗殆尽的精力；她不知所措，觉得自己不认识镜子里的那个女人了。她的饮食习惯也受到了影响——才到中午时分，她就已经没有力气了，只能靠食用巧克力等甜食来熬过一天中剩下的时间。

刚开始，安吉拉早上的皮质醇水平过低、晚上的皮质醇水平过高，她压力大、食欲不佳并且整个人疲惫不堪。对此，我的建议如下。

- 在下午萎靡不振时，进行一次"即刻提升活力"仪式（步骤见本章"保持活力和减轻疲劳的自我护理仪式"一节）或将能够提升活力的复方精油，例如"提升活力"扩香式复方精油或"抗击疲劳"扩香式复方精油（配方见本章"严选复方精油配方"一节）滴入扩香器。

- 下午使用"抑制食欲"滚珠瓶复方精油（配方见第八章）以减少对巧克力的渴望并提升活力。
- 早晨进行30分钟的自我护理仪式，包括吸入"晨间激励"吸嗅式复方精油（配方见本章"严选复方精油配方"一节）、写日记、5分钟冥想、制作健康果蔬奶昔、做伸展运动或练瑜伽。
- 每周进行3次30分钟的短时爆发性训练，以促进新陈代谢，加速热量的燃烧。
- 不再把巧克力等甜食当作可以随意食用的零食，并且将健康果蔬奶昔和绿茶作为早餐和午餐。
- 进行"14天拯救计划"以重置饮食习惯并帮助荷尔蒙恢复平衡。
- 推荐每日补充多种维生素、300毫克甘氨酸镁、500毫克印度人参提取物和2 000毫克ω–3脂肪酸，以减轻压力，增加瘦体重。

不到一个月，安吉拉就找回她的活力了，在中午和周末，她的感觉尤为明显。她非常享受属于她的早晨30分钟的私人时间。"14天拯救计划"让她的体重减轻了8磅（约3.6千克）。在此之后，她也继续按照该计划中的食谱烹饪菜肴；她的孩子们也爱吃这些菜肴，对此她感到非常开心。她对巧克力的渴望显著降低，也不再依赖甜食来度过一整天。"晨间仪式改变了我的一切——我很高兴能有时间全神贯注地关注自己的健康。"她告诉我，"精油改变了我对事物的欲望和我的活力。我有信心继续坚持这些日常仪式，并期待看到自己的健康状况持续改善。"

严选复方精油配方

扩香式复方精油配方

"提升活力"扩香式复方精油

○ 2 滴野橙精油

○ 2 滴道格拉斯冷杉精油（Douglas Fir）

○ 2 滴欧薄荷精油

"抗击疲劳"扩香式复方精油

○ 3 滴尤加利精油

○ 2 滴迷迭香精油

○ 2 滴柠檬草精油

"消除疲劳，保持专注"扩香式复方精油

○ 1 滴迷迭香精油

○ 3 滴欧薄荷精油

○ 3 滴蜜柑精油

"激励和提升活力"扩香式复方精油

○ 2 滴葡萄柚精油（或任何柑橘类精油）

○ 2 滴乳香精油

○ 1 滴檀香精油

"激励和鼓舞"扩香式复方精油

○ 3 滴蜜柑精油

- ○ 1 滴罗勒精油
- ○ 2 滴绿薄荷精油

吸嗅式复方精油配方

"激发运动能量" 吸嗅式复方精油

- ○ 4 滴欧薄荷精油
- ○ 4 滴尤加利精油
- ○ 2 滴迷迭香精油
- ○ 2 滴柠檬精油

"晨间激励" 吸嗅式复方精油

- ○ 5 滴欧薄荷精油
- ○ 3 滴迷迭香精油
- ○ 5 滴葡萄柚精油

"鼓舞和提升行动力" 吸嗅式复方精油

- ○ 4 滴野橙精油
- ○ 4 滴乳香精油
- ○ 4 滴柠檬精油
- ○ 3 滴绿薄荷精油

室内香氛喷雾配方

"提神" 复方精油喷雾

- ○ 15 滴乳香精油
- ○ 15 滴葡萄柚精油、柠檬精油或野橙精油（或各 5 滴）
- ○ 30 滴道格拉斯冷杉精油

○ 蒸馏水

将以上精油滴入容量为 2 盎司（约 59.1 毫升）的玻璃喷雾瓶，并加满蒸馏水。盖上瓶子摇匀。使用时，在室内喷洒。

局部涂抹式滚珠瓶复方精油配方

"激发活力" 滚珠瓶复方精油

○ 10 滴欧薄荷精油

○ 15 滴野橙精油

○ 你选择的基底油

将以上精油滴入容量为 10 毫升的玻璃滚珠瓶，并加满你选择的基底油。把滚珠卡回去，轻轻摇晃使精油混合。使用时，将其涂抹于脉搏点，包括耳后。

"你可以做到" 滚珠瓶复方精油

○ 5 滴迷迭香精油

○ 8 滴欧薄荷精油

○ 8 滴野橙精油

○ 6 滴乳香精油

○ 你选择的基底油

将以上精油滴入容量为 10 毫升的玻璃滚珠瓶，并加满你选择的基底油。把滚珠卡回去，轻轻摇晃使精油混合。使用时，将其涂抹于脉搏点，尤其是耳后和手腕。必要时，可将手腕贴近鼻子并深吸气，以集中注意力。

"做好运动的准备" 滚珠瓶复方精油

○ 8 滴欧薄荷精油

○ 8 滴尤加利精油

○ 4 滴迷迭香精油

○ 4 滴薰衣草精油

○ 2 滴野橙精油

○ 你选择的基底油

将以上精油滴入容量为 10 毫升的玻璃滚珠瓶，并加满你选择的基底油。把滚珠卡回去，轻轻摇晃使精油混合。使用时，可在耳后和脉搏点上滚动。

"聚焦和提升活力" 滚珠瓶复方精油

○ 5 滴罗勒精油

○ 10 滴丝柏精油（Cypress）

○ 5 滴葡萄柚精油

○ 5 滴欧薄荷精油

○ 你选择的基底油

将以上精油滴入容量为 10 毫升的玻璃滚珠瓶，并加满你选择的基底油。把滚珠卡回去，轻轻摇晃使精油混合。使用时，在颈部和肩部滚动并平稳地轻按这些部位。

淋浴 / 浸浴用品配方

"活力和愉悦" 沐浴喷雾

○ 10 滴欧薄荷精油

○ 5 滴雪松精油

○ 5 滴野橙精油

○ 3 汤匙蒸馏水

将以上精油滴入容量为 2 盎司（约 59.1 毫升）的玻璃喷雾瓶，并加满蒸馏水。盖上盖子摇匀。淋浴时喷 5~7 次，然后深呼吸。

"放松和恢复活力"浴盐

○ 3 滴迷迭香精油

○ 3 滴乳香精油

○ 3 滴薰衣草精油

○ ¼ 杯浴盐

将以上精油滴入浴盐中，然后搅拌并倒入温水中使其溶解，享受温水浴。

泡澡球的基本做法

所需材料：

- 1 杯无水柠檬酸
- 1 杯小苏打
- ½ 杯玉米淀粉或葛根粉
- 12~15 滴你最喜欢的单方精油

或某种复方精油，之后用 ¼~⅓ 杯水稀释

- 硅胶模具或纸杯蛋糕模具

在玻璃碗中，将柠檬酸、小苏打、玉米淀粉或葛根粉混合，然后加入你最喜欢的单方精油或以下复方精油。接下来慢慢地加水、搅拌，直至刚好足够做出一个柔软的面团。如果面团太湿，你可以尝试添加更多小苏打和玉米淀粉，直到湿度刚好。轻轻地将面团压入模具中，静置至少 24 小时。你可以先观察模具中的泡澡球是否足够干燥。待泡澡球完全干燥后，从模具中取出并存放在密封容器中。使用时，可将泡澡球放入浴缸或淋浴间，让其溶解。

"轻松呼吸"泡澡球复方精油

○ 7 滴尤加利精油

○ 5 滴薰衣草精油

○ 3 滴欧薄荷精油

"阳光柑橘"泡澡球复方精油
- ○ 7滴佛手柑精油
- ○ 5滴野橙精油
- ○ 3滴葡萄柚精油

补充营养，减轻疲劳

适当补充营养可以保持活力。有的人要么健康的食物吃得太少，要么不营养的食物吃得太多，因此服用营养补充剂对这些人格外重要。请务必咨询你信任的医生或专业医护人员有哪些适合你服用的营养补充剂，以确保你做出正确的选择。

我建议你准备一个"每日营养补充包"，其中包括用于滋养心脏、大脑，以及有助于增进线粒体功能健康的补充剂。我喜欢选择天然未经加工的维生素/矿物质补充剂、ω-3脂肪酸补充剂，以及多酚[①]抗氧化补充剂。这"三重奏"还可以帮助你维持消化系统和免疫系统的健康，并且提升活力。此外，你可能还需要补充以下营养素或草药。

镁元素。镁是人体必需的元素之一，但大多数人体内都缺乏这种重要的矿物质。除了在细胞层面改善能量水平，它还能通过调节皮质醇水平保护身体免受毒素和自由基的侵害，从而维护HPA轴的平衡。这有助于增强性欲并维护生殖系统的健康不被慢性压力影响。镁元素的推荐膳食供给量（Recommended Dietary Allowance，RDA）为每天约320毫克。

铁。铁是身体利用氧气的关键元素，它可以帮助人体保持活力。铁缺乏症作为一种常见的病症，会使人感到疲劳、虚弱、易怒、注意力不集中，这通常被称为"血液疲劳"。铁元素的天然食物来源包括草饲动物的肉类

---

① 多酚：分子结构中有若干个酚羟基的植物成分的总称，包括黄酮类、单宁类、酚酸类及花色苷类等，多具有潜在促进健康的作用。——译者注

和肝脏、扁豆、鹰嘴豆、菠菜和坚果。因为摄入过多的铁元素会导致其他问题，所以请不要随意进行自我诊断，在补充铁元素之前，请先进行血液检测。

维生素 B_{12}。这种对自然恢复活力至关重要的维生素还有助于提升免疫系统和消化系统功能，促进血液形成、DNA 合成。缺乏维生素 B_{12} 会让你时常感到筋疲力尽，容易疲劳，还会导致肌肉乏力、注意力不集中、出现情绪问题、缺乏动力等症状。由于这些症状可能需要数年时间才显现，因此从现在开始补充维生素 B_{12} 是一个好主意。

维生素 D。与铁一样，很多人都缺乏维生素 D，而人们可以通过每天接受至少 15 分钟的阳光直射来获得维生素 D。你还可以在饮食中加入鱼类（如鲑鱼、鲭鱼）、鳕鱼肝油、蛋黄和牛肝来补充维生素 D。如果你不太喜欢或难以接受我列举的这些食物，也可以考虑通过补充维生素 D_3 来补充维生素 D。维生素 D 可提升多巴胺和血清素的水平，这对保持情绪稳定和状态良好至关重要，还有助于维持其他许多功能。因此，请确保摄入足量的维生素 D（你每天至少需要摄入 400~800 国际单位的维生素 D，来保证维生素 D 水平正常）。

印度人参和红景天。这两种草药的组合已被证明能够有效提升活力，同时还能强效滋养肾上腺。作为适应性强的草本植物，它们可以帮助你对抗压力。它们还有恢复活力的功效，可以帮助你振奋身心，恢复活力并消除疲劳。此外，它们还能提升身体的免疫力和燃烧热量的能力，维持荷尔蒙平衡和体内的整体平衡。

保持活力和减轻疲劳的自我护理仪式

"即刻提升活力"仪式

我亲眼看到了"提升活力"扩香式复方精油（配方见本章"严选复方精油配方"一节）的功效。使用这种复方精油后，只用一次深呼吸的时间即可改善情绪，集中注意力，并提升活力。该复方精油涂在耳后可立即被吸收，进而帮助你维持一整天的活力。持续使用该复方精油可训练身体将气味与活力瞬间迸发联系起来，这样你就拥有了一份有效的提升活力方案。欧薄荷精油和野橙精油一直都是我用于提升活力的首选精油，但我建议你也尝试一下本章推荐的其他精油配方，说不定你能用它们调配出你最喜欢的复方精油。

"均衡运动"仪式

有氧训练和力量训练是所有健身计划的核心，但随着年龄的增长和荷尔蒙平衡的变化，你的身体对运动的反应也有所改变。与时间更长、更频繁的低强度运动相比，每周进行两次时间更短的中等强度有氧训练或力量训练会让运动后持续燃烧热量的效果更明显。虽然所有形式的运动都有助于减轻压力，但适量的有氧训练和力量训练可以更高效地降低胆固醇水平，更好地控制血糖水平，更高效地减少体脂，且有利于心血管健康。

"晨间健康饮品"仪式

你已经知道我有多喜欢饮用健康果蔬奶昔（相关内容见第十五章）了！

"回家"仪式

下班后，你的身体需要一些时间来调节和放松。我建议你换上舒适的衣服或拖鞋，在烹饪、阅读或泡澡前打开"欢迎回家"歌单或做一些你喜欢的事情。这些能帮助你从工作状态过渡到自我护理状态。

"为身体提供燃料"仪式

为身体提供能量的正确的方式是食用健康的食物——植物性的天然未经加工的健康食物，搭配草饲动物肉、蛋白质。这些食物可以帮助你维持活力。你需要将保持健康的饮食习惯视为呵护自己的主要方式。每 4~6 小时进食一次有助于维护正常的新陈代谢并保持肌肉质量，但你只能在感到饥饿时进食。戒掉咖啡、能量饮料、甜食，这些"伪能量食品"会对你的活力产生巨大的消极影响。写饮食日志可以帮助你记录自己的饮食模式，追踪是不是某种食物引发了某些症状或导致情绪波动大。现在就开始记录吧！

第七章

睡眠问题

你上一次拥有至少 7 小时安稳、不间断的优质睡眠已经过去多久了？我承认，我对自己的身体在睡眠时间严重不足的情况下运转感到内疚。在繁忙的日程安排、频繁的跨时区旅行和混乱的日常生活之间，当荷尔蒙因慢性压力和缺乏休息而失衡时，我很容易过度疲劳。

我知道，你虽然能拥有 8 小时"你认为的"优质睡眠，但是在醒来时仍然感到筋疲力尽。因为你的荷尔蒙已经极度失衡，以至于身体无法从夜晚的睡眠中恢复活力。我的病人经常陷入和我一样的困境——陷入困境的程度取决于他们处于哪种人生阶段和他们在一天中承受的压力大小。他们很多人最后都承认："我一直都觉得很累，但为什么我难以入睡？"

对此，你通常选择的解决方案是什么？你可能选择摄入咖啡因、碳水化合物，服用助眠剂，饮用葡萄酒，做其他实际上根本无法帮助你拥有优质睡眠的事情。

充足的睡眠对身体健康至关重要，睡眠不足可能危及生命——不仅仅局限于在开车时差点儿睡着。你还可能变得反应迟钝、注意力不集中、判断力下降、脾气暴躁、情绪低落、精力不足。随着时间的推移，身体压力会让你完全陷入困境。昼夜节律无法对抗月经周期中荷尔蒙平衡波动、围绝经期／绝经期荷尔蒙水平降低相关的变化，再加上忙碌的日程安排、在晚上看电脑屏幕到很晚、时差甚至夏令时等外部影响，睡眠不足会频频出现。

出现睡眠问题的原因

睡眠健康通常并非人们最关心的健康问题。而具有自愈能力、恢复能力、调节荷尔蒙平衡等能力的身体，则把睡眠健康视作头等大事。事实上，许多人都不知道睡个真正的好觉是什么感觉，因为他们已经忽视自己的睡眠健康太久了。

每个人需要的睡眠时间都一样长吗？不，但是每个人都需要一定量的、不间断的，并伴有快速眼动（Rapid Eye Movement, REM）期[①]的优质睡眠。根据美国国家睡眠基金会的数据，成年人平均需要 7~9 小时的睡眠时间。很多因素都会对你实际需要多长的睡眠时间产生影响，例如你醒来时的感觉、你需要多长时间才能入睡、压力、咖啡因摄入量等每天影响身体的因素、所有影响健康的慢性疾病。

你可以通过以下方式检查自己的睡眠质量：进行一种晚间仪式，如不使用电子设备、降低卧室温度、熄灭所有不必要的光源、减少睡前的进食量和咖啡因的摄入量来放松身体；然后关闭闹钟；记录你在床上躺下的时刻，利用深呼吸让自己平静下来、入眠；醒来后看看自己睡了多长时间。如果你有睡眠问题，那么这种检查方式对你来说也许像一项不可能完成的任务。但是你如果顺利完成了，你将感受到自己在这个过程中的状态变化。

最重要的是，你的睡眠时间如果不在这个正常范围内，就说明你忽视了一些已经存在的问题，或没有让身体得到充足的睡眠。睡眠会协助荷尔蒙调节其他身体功能，如调节情绪／状态、保持活力、影响食欲／燃烧热量的大小、控制血糖水平。如果没有充足的睡眠，身体就没有充足的时间恢复到最佳状态。

---

① 快速眼动期：人的睡眠过程之一。人在此睡眠状态下伴有眼球快速跳动现象，呼吸和心跳变得不规则，全身肌肉放松，维持姿态的肌群张力减退，脑电图呈现去同步化的快波。——译者注

与睡眠问题相关的荷尔蒙

褪黑素

褪黑素被称为"睡眠荷尔蒙"，由大脑中的松果体分泌，其功能是调节人从入睡到醒来的周期。身体分泌褪黑素的多少取决于白天暴露在阳光下的时间有多长。正常情况下，褪黑素水平会在就寝前 2 小时左右开始上升。令人惊讶的是，根据美国马里兰大学医学中心的一项研究，褪黑素能通过调节生殖荷尔蒙分泌和释放的时间来影响女性的月经周期（如月经的规律性、月经的开始时间）和围绝经期什么时候开始。

保持规律的就寝时间有助于让褪黑素水平的变化稳定、可预测，但这种变化常受到电子设备发出的蓝光的干扰——蓝光会诱使大脑认为现在不是晚上，褪黑素水平会因此上升缓慢。睡前 1 小时关闭电子设备对入睡极为有利。

有些人还服用褪黑素补充剂进行自我治疗。这些人服用后的反馈要么是"效果很好"，要么是"完全不起作用"。还有一些人产生了副作用，例如做过于生动和令人不安的梦。如果你出现了类似的情况，请立刻停止服用它们。与服用其他补充剂一样，你在服用任何非处方荷尔蒙（尤其是褪黑素）补充剂之前应先咨询医生，因为它们与某些药物（如避孕药）可能不能同时服用。

雌激素

雌激素水平在月经周期中会自然波动，这就是为什么许多女性在月经来的前一天会出现睡眠问题，因为那时的雌激素水平最低。雌激素水平在围绝经期期间下降可能加剧睡眠问题。造成这种情况的原因之一是雌激素影响着身体组织和骨骼吸收镁元素的能力，而镁元素是调节睡眠的重要矿物质，有助于身体对褪黑素进行处理。雌激素水平较低意味着镁元素代谢效率较低。

皮质醇

通常情况下，皮质醇水平应该在晚上随着褪黑素水平的上升而下降，然后在整个晚上保持在低水平。皮质醇水平在凌晨逐渐上升，让你在早上能自然而然地醒来。毫无疑问，皮质醇会影响你进入安稳而持续的睡眠的能力。毕竟，如果危险随时都可能袭来，身体怎么能放松到足以进入深度睡眠呢？慢性压力会威胁 HPA 轴，影响入睡的能力，以及身体进入恢复活力所需的快速眼动睡眠期的能力。

有趣的是，有研究显示失眠症病人血液中促肾上腺皮质激素水平偏高，这表明慢性压力直接导致他们既无法入睡，也无法在晚上保持安稳的睡眠模式。

生长激素

由垂体分泌的生长激素会在睡眠期间释放，让身体继续生长发育，并修复受损组织。虽然生长激素在童年和青春期更重要，但如果你成年后睡眠紊乱，那么生长激素就可能是一个扰乱因素。长期睡眠不足可能对青少年的生长发育造成消极影响。施加在 HPA 轴上的压力也可能威胁到生长激素的正常释放。

食欲刺激素、瘦素和胰岛素

睡眠可以平衡“饥饿荷尔蒙”引起的食欲。食欲刺激素水平高会让人进入饥饿模式，而睡眠会调节这种荷尔蒙的水平。因此，睡眠不足实际上会让你感到更饥饿。同样，瘦素可以抑制饥饿感以调节体重；当它的水平在夜间睡眠时间得到调节时，你白天休息时就不会常常感到饥饿。你如果没有足够长的优质睡眠时间，体重就更容易增加，因为你的饥饿感没有在睡眠时间得到适当的调节。

此外，就寝和起床应该遵循皮质醇水平和胰岛素水平上升和下降的自然规律，以便你在醒来时感到饥饿，并适当地为身体补充能量。胰岛素可以控制血糖水平，调节碳水化合物和脂肪的代谢。让这些荷尔蒙在睡眠期间发挥作用有助于它们在白天正常工作。

催乳素

催乳素由垂体分泌，是一种能够影响300多种身体功能的荷尔蒙，对免疫系统功能的影响最显著。睡眠期间的催乳素水平更高。因此，睡眠不足可能意味着免疫系统功能的减弱。

睡眠的重要性再怎么强调都不为过。探索你自己的夜间作息规律，进行睡眠仪式时使用精油，可以帮助你深入了解可能困扰着你的昼夜节律紊乱的荷尔蒙失衡。使用精油是经过多方验证的、我喜欢并从未让我失望过的有效提升睡眠质量的措施。请记住，实践是找出最适合你的最佳精油组合和精油应用方式的唯一途径。使用你最喜欢的单方精油和复方精油可以帮助你培养和保持稳定的睡眠习惯，就算半夜突然醒来，你也能随时拿到精油。

有时你可能忍不住在半夜做这件事

正如你将在第九章中看到的，围绝经期综合征的常见症状之一是膀胱过度活动症（Over-Active Bladder，OAB）。随着年龄的增长，你可能发现自己经常从沉睡中醒来并想要去洗手间。许多女性默默承受着这种痛苦，因为她们感到很难为情，不敢向医生或医护人员提出这个问题。

半夜尿频是醛固酮水平低导致的。醛固酮由肾上腺皮质分泌，在睡眠期间应该保持水平高的状态，以防止半夜尿频，但黄体酮水平下降会导致醛固酮水平下降，使身体保持水分的能力下降。

一旦荷尔蒙平衡得到了调节，半夜尿频的情况就会有所改善。你无须减少水分的摄入量，因为补水有助于保持生理平衡。以下这种复方精油配方旨在保养泌尿系统，应该可以减轻你承担的夜间尿频的压力。

"增强膀胱功能"滚珠瓶复方精油

○ 15 滴丝柏精油

○ 15 滴杜松浆果精油（Juniper Berry）

○ 你选择的基底油

将精油滴入容量为 10 毫升的玻璃滚珠瓶中，然后用你选择的基底油填充其余部分。把滚珠卡回去并轻轻摇晃以混合。睡前可将该复方精油在腹部滚动，以缓解膀胱的压力。

睡眠问题的触发因素

情绪会影响睡眠习惯，情绪压力大更会使人辗转难眠。对我来说，压力大和永无止境的待办事项经常使我感到不安。到了第二天，睡眠不足会给我的身体带来沉重的负担。

好消息是，精油把我从情绪压力中解放了出来，帮助我培养出了健康的睡眠习惯，进而让我变得更健康了。仅仅吸嗅一种精油就可以立即改善我的情绪，让我的身心安定下来，并帮助我遵循睡眠规律，训练身体放松下来，为深度、安稳的睡眠做好准备。

如何用精油提升睡眠质量？

以下列出的每一种精油都具备放松身体和提升睡眠质量的功效。这些精油的主要成分或多或少都具有舒缓或镇静的作用。

严选单方精油

佛手柑精油

功效

- 镇静和舒缓身心，用于按摩可产生尤为明显的效果。
- 减轻压力和焦虑感。
- 被誉为能让人"自信"和"自爱"的精油。

香薰用法

- 滴入扩香器，在晚上使用。
- 睡前喷洒在床上用品上。

局部涂抹用法

- 取 1~2 滴，用你喜欢的基底油稀释，睡前涂抹于足底、腿部、背部和任何因紧张而绷紧的部位并按摩。也可以尝试做晚间足膜（配方见本章"严选复方精油配方"一节）！
- 滴入纯天然成分的沐浴油中，在进行温水浴时涂抹于皮肤并按摩。

雪松精油

功效

- 天然镇静剂，主要成分为柏木脑。

- 可通过自然地放松自主神经系统 [1] 以达到放松身心的目的。
- 保持身心稳定和平静。

香薰用法

- 取 3~4 滴，在傍晚时加入扩香器。
- 直接对着精油瓶瓶口深呼吸。

局部涂抹用法

- 取 1 滴，滴入天然面部保湿晚霜。
- 取 1~2 滴，用你喜欢的基底油稀释，睡前涂抹于足底。

快乐鼠尾草精油

功效

- 促进身体放松，提升睡眠品质。
- 镇静和舒缓身心。
- 缓解经期不适。

香薰用法

- 取 1~2 滴，直接滴在床上用品上。
- 取 3~4 滴，睡前滴入扩香器。

局部涂抹用法

- 取 1~2 滴，用你喜欢的基底油稀释，涂抹于腹部并按摩。
- 取 2~3 滴，与 ¼ 杯浴盐混合并溶解在水中，享受温水浴。
- 取 1~2 滴，用你喜欢的基底油稀释，涂抹于足底并按摩。

薰衣草精油

功效

- 可用作镇静剂，减轻压力和焦虑感。

---

[1] 自主神经系统：周围神经系统的一部分，是保持体内稳态平衡的调控系统，可调节无意识的控制活动。——译者注

- 可能减慢中枢神经系统的运转速度并协助身体分泌血清素，从而让身心平静，有助于入睡。
- 降低血压，帮助你在夜间拥有安稳的睡眠。

香薰用法

- 取 2~3 滴，睡前滴入扩香器，可补充添加本节列出的任意一种精油，以增强镇静效果。
- 取 1~2 滴，睡前滴在床上用品上。

局部涂抹用法

- 取 2~3 滴，与 ½ 杯浴盐混合并溶解于水中，享受温水浴。
- 取 1~2 滴，用你喜欢的基底油稀释，涂抹于足底和胸部并按摩。

罗马洋甘菊精油

功效

- 压力大时，降低促肾上腺皮质激素水平，以帮助身体放松。
- 镇静身心和皮肤，同时减缓身体各项系统的运转速度。
- 维持免疫系统的健康。

香薰用法

- 取 2~3 滴，睡前滴入扩香器。可再滴入 2 滴雪松精油，创造更加平静的氛围。
- 直接对着精油瓶瓶口深呼吸。
- 取 1 滴，与你喜欢的基底油混合，在极度紧张或情绪激动时滴在掌心，双掌揉搓后呈杯状盖住口鼻，深吸一口气。

局部涂抹用法

- 取 1~2 滴，用你喜欢的基底油稀释，涂抹于任何疼痛、发炎的部位并按摩。
- 取 1~2 滴，用你喜欢的基底油稀释，并涂抹于足底。

- 取 1~2 滴，用你喜欢的基底油稀释，涂抹于脉搏点。

夏威夷檀香精油

功效

- 调节和平复情绪和身心。
- 缓解紧张感和压抑感。
- 促进身心放松，提升睡眠质量。

香薰用法

- 取 3~4 滴，在进行晚间冥想前滴入扩香器。
- 取 3~4 滴，睡前滴入扩香器。
- 取 1 滴，与你喜欢的基底油混合，睡前滴在掌心，双掌揉搓后呈杯状盖住口鼻，深吸一口气。

局部涂抹用法

- 取 2~3 滴，与 ½ 杯浴盐混合并溶解于水中，享受温水浴。
- 取 1~2 滴，用你喜欢的基底油稀释，涂抹于颈部和背部并按摩。

香根草精油

功效

- 平复情绪，尤其是用于按摩时。
- 帮助你拥有深度、安稳的睡眠。

香薰用法

- 取 3~4 滴，睡前滴入扩香器。可额外滴入 1~2 滴薰衣草精油以促进睡眠。
- 直接对着精油瓶瓶口深呼吸。

局部涂抹用法

- 睡前取 1~2 滴，用你喜欢的基底油稀释，涂抹于颈部、肩部和足底并按摩。

- 取 2~3 滴，与 ½ 杯浴盐混合并溶解在水中，享受温水浴。

依兰依兰精油

功效

- 对身心有镇静作用，同时促进积极情绪的产生。
- 减轻压力。
- 其抗氧化特性能增进免疫系统的健康。

香薰用法

- 取依兰依兰精油、香根草精油、雪松精油或薰衣草精油各 1~2 滴，睡前滴入扩香器。

局部涂抹用法

- 取 2~3 滴，与 ½ 杯浴盐混合并溶解在水中，享受温水浴。

帕梅拉的故事

帕梅拉来找我时已经 47 岁了，她对自己的慢性疲劳感到忧心忡忡——她已经与之进行了长达 5 年多的苦战。在尝试了服用补充剂和安眠药之后，晚上无法入睡仍是最困扰她的问题。作为一名律师，她经常需要工作到深夜，她所处理的案件给她带来了巨大的压力，让她的大脑一直高速运转，导致她无法入睡。

帕梅拉有慢性压力、皮质醇水平高、精疲力竭和大脑功能退化的症状。我对她提出了以下建议。

- 对于下午的情绪低落，可以使用欧薄荷－野橙混合精油帮助她集中注意力。
- 对于记忆力衰退和注意力不集中，她可以通过局部涂抹或扩香使用"激发动力"滚珠瓶复方精油（配方见第十二章）和迷迭香精油。

- 对于睡眠问题，她可以在睡前 2 小时使用"平息风暴"吸嗅式复方精油（配方见本章"严选复方精油配方"一节）。睡觉前，她除了使用"静谧睡眠"复方精油喷雾（配方见本章"严选复方精油配方"一节），还可以在颈部和足部涂抹经过稀释的薰衣草精油和快乐鼠尾草精油。

- 睡前进行 30 分钟有助于轻松入睡的仪式（具体仪式见本章"入睡前的自我护理仪式"一节）可在睡前减轻压力，放松身体。

- 每周练 3~4 次瑜伽和普拉提以减轻压力。

- 在下午和晚上，用绿茶代替咖啡。

- 推荐每日补充多种维生素、320 毫克甘氨酸镁、500 毫克印度人参提取物和 2 000 毫克 ω-3 脂肪酸，以减轻压力并维持大脑正常运转。针对睡眠问题，她可以补充 180~250 毫克缬草（Valerian）提取物和 42~60 毫克啤酒花（Hops）提取物。

帕梅拉不到 1 个月就恢复了精力，最重要的是，她每晚至少能睡 7 小时。睡眠习惯等日常生活习惯的改变不仅帮助她恢复了精力，还修复了她与丈夫的关系。她开始更加关注自己的健康，她感受到了自己对生活与往日不同的热情。"我很感激每天都能进行这些简单的仪式。"她告诉我，"我从未意识到使用精油和改变生活方式会对我的生活产生如此大的影响！"

严选复方精油配方

扩香式复方精油配方

下班回家后马上启动扩香器，在日落时分开始进行放松仪式吧。在睡前

2~3 小时开始使用扩香器有助于头脑平静，给身体发送信号：是时候放松下来了。

"稳定"扩香式复方精油
- ○ 3 滴罗马洋甘菊精油
- ○ 2 滴雪松精油
- ○ 1 滴薰衣草精油

"宁静放松"扩香式复方精油
- ○ 2 滴依兰依兰精油
- ○ 2 滴佛手柑精油
- ○ 1 滴罗马洋甘菊精油

"晚安"扩香式复方精油
- ○ 2 滴快乐鼠尾草精油
- ○ 2 滴雪松精油
- ○ 2 滴西洋蓍精油（Yarrow）

"深度放松"扩香式复方精油
- ○ 3 滴薰衣草精油
- ○ 1 滴香根草精油
- ○ 1 滴罗马洋甘菊精油

吸嗅式复方精油配方

"平息风暴"吸嗅式复方精油
- ○ 4 滴野橙精油
- ○ 4 滴雪松精油

○ 4 滴薰衣草精油

○ 3 滴快乐鼠尾草精油

"安然入睡"吸嗅式复方精油

○ 4 滴薰衣草精油

○ 4 滴香根草精油

○ 3 滴佛手柑精油

○ 3 滴甘牛至精油（Marjoram）

"脑内消音"吸嗅式复方精油

○ 5 滴薰衣草精油

○ 5 滴香根草精油

○ 5 滴快乐鼠尾草精油

"安稳睡眠"吸嗅式复方精油

○ 8 滴薰衣草精油

○ 4 滴夏威夷檀香精油

○ 4 滴佛手柑精油

○ 2 滴依兰依兰精油

室内香氛喷雾配方

"静谧睡眠"复方精油喷雾

○ 10 滴薰衣草精油

○ 10 滴雪松精油

○ 5 滴香根草精油

○ ¼ 杯蒸馏水或金缕梅纯露

将以上精油滴入容量为 2 盎司（约 59.1 毫升）的玻璃喷雾瓶，并加满水或金缕梅纯露。盖上瓶子并摇匀。睡前喷洒在枕头、被子上和空气中。

局部涂抹式滚珠瓶复方精油

"助你好梦"滚珠瓶复方精油

○ 10 滴薰衣草精油

○ 6 滴香根草精油

○ 4 滴西洋蓍精油

○ 4 滴依兰依兰精油

○ 你选择的基底油

将以上精油滴入容量为 10 毫升的玻璃滚珠瓶，并加满你选择的基底油。把滚珠卡回去，轻轻摇晃使精油混合。使用时，涂抹于足底和脉搏点。

"安抚大脑，进入睡眠"滚珠瓶复方精油

○ 10 滴薰衣草精油

○ 5 滴香根草精油

○ 5 滴乳香精油

○ 4 滴依兰依兰精油

○ 你选择的基底油

将以上精油滴入容量为 10 毫升的玻璃滚珠瓶，并加满你选择的基底油。把滚珠卡回去，轻轻摇晃使精油混合。睡前涂抹于颈后和足底。

"舒缓紧张"滚珠瓶复方精油

○ 8 滴薰衣草精油

○ 6 滴雪松精油

○ 6 滴罗马洋甘菊精油

○ 4 滴快乐鼠尾草精油

○ 3 滴冬青精油

○ 你选择的基底油

将以上精油滴入容量为 10 毫升的玻璃滚珠瓶，并加满你选择的基底油。把滚珠卡回去，轻轻摇晃使精油混合。睡前涂抹于颈后、胸部下方和任何你感觉紧绷的身体部位。

个人护理用品配方

晚间足膜

虽然给足部做"面膜"听起来很奇怪，但这个配方中的成分会为你做好睡觉的准备并减轻足部的酸痛感！希腊酸奶含有益生菌，可以在去除死皮的同时为皮肤补充蛋白质和乳酸茵。芹菜中的维生素和矿物质既可以滋养皲裂的皮肤，又可以为身体排毒。未经加工的有机蜂蜜不仅富含抗氧化剂和酶，其抗炎的特性还会对身体产生积极影响。配方中的 3 种精油将帮助身体在睡前自然地平静和舒缓下来。

○ 1 根有机芹菜茎

○ ½ 杯原味希腊酸奶

○ 2 汤匙未经加工的有机蜂蜜

○ 2 茶匙有机冷榨椰子油

○ 4 滴佛手柑精油

○ 2 滴薰衣草精油

○ 2 滴罗马洋甘菊精油

将芹菜茎切碎并用厨房纸巾吸干水分。将芹菜茎、希腊酸奶、蜂蜜和椰子油倒入搅拌机或食品加工机，搅打至顺滑。滴入配方中的精油，然后轻轻搅拌。使用时，直接用手指或软毛刷将足膜敷在整个足部区域并按摩。可配合冥想放松 15~20 分钟，然后将足膜冲洗干净。

入睡前的自我护理仪式

有助于轻松入睡的仪式

你的睡眠质量取决于你小时候的睡眠模式和仪式，以及长大后的习惯。为准备入睡和维持睡眠所做的事情被称为"睡眠准备"，是你进行自我护理和保持身体处于最佳状态的一部分。充分的睡眠准备可以让你的身心放松下来并为睡眠做好准备，而非像大多数人那样醒着的时候忙个不停，夜晚倒头就睡。

将自己视为一个刚来到这个世界的婴儿，为自己创造晚间仪式来帮助自己入睡吧。令人身心舒缓的沐浴，用阅读、冥想来让内心平静下来，喝一杯牛奶，享受精油给你带来的愉悦，都可以成为你平静生活的一部分。关键在于每晚在同一时间进行这些仪式，让你的身体习惯它们。以下是一些可以为你做好睡眠准备的建议。

保持黑暗。请不要开夜灯，拉上窗帘，确保光线不会从窗外透进来，关掉电视屏幕等电子设备。请让房间尽可能保持黑暗，这样大脑就可以分泌褪黑素来帮助你快速入睡。如果你实在不能接受完全的黑暗，请尝试使用暖光灯，这种颜色的光线可以让你的大脑在睡前平静下来。在你醒来时也使用暖光灯。

收起电子设备。电子设备发出的蓝光是睡眠的"天敌"。手机、平板电脑、电视、电脑显示器等带有明亮屏幕的物品都可以唤醒大脑。不要把在床上浏览社交媒体变成你一天中的最后一件事！

降低温度。晚上降低房间温度有助于减慢心率并放松身体，为睡眠做好准备。在68~70华氏度（20~21.1摄氏度）之间找到一个让你感到最舒服的温度，你也可以调整空调设置，令它在你正常就寝时调节温度，这样它就可以根据室内环境变化自行调控。

避免摄入刺激性物质。戒掉巧克力、咖啡、香烟等任何可能影响你放松身体的东西。一些看似无害的东西，如纯天然的薄荷牙膏或睡前漱口水，有时也会让你的头脑瞬间清醒！

避免摄入酒精。晚上喝酒似乎是使感官变得迟钝，并使你昏昏欲睡的最佳方案，但从长远来看，它可能引起另一个问题，尤其是在你的身体开始依赖它时。饮酒量大和饮酒频率高对正常睡眠来说可能是危险的信号，因为肝脏需要代谢酒精，饮酒很可能扰乱快速眼动期，导致你在夜间醒来或整夜辗转反侧。

避免在深夜吃零食。睡前几小时食用含有色氨酸（一种支持 5- 羟色胺和褪黑素生成的氨基酸）的高蛋白食物可能有助于维持整夜的睡眠。在深夜或午夜吃零食却可能使你在消化它们时无法入睡。此外，许多人发现，他们如果在睡前吃饭就会发胖，因为他们往往吃得过饱。如果你想维持血清素和褪黑素的水平，请在晚餐时食用一些富含色氨酸的食物，如火鸡、杏仁、核桃、葵花子、鹰嘴豆泥或南瓜子。食用这些蛋白质含量高、糖含量低的食物，可以帮助你控制夜间的食欲。

晚间自我护理仪式

你可以用以下方法创建新的、更健康的晚间自我护理仪式。

花草茶时间。为自己泡上一杯热气腾腾的花草茶，例如罗马洋甘菊茶（不要加任何糖！）。

健康零食。你如果在晚上总是想吃甜食，就试着用更健康的食物代替它吧。将苹果切成薄片，然后放在你最喜欢的盘子上摆成扇形——这一过程让这个仪式成了一个特殊的存在——在一天即将结束时，你应该得到一些特别的对待，比如先喂饱你的眼睛。接下来，在苹果片上撒上肉桂或你最喜欢的香料（西贡肉桂非常甜，与苹果的味道非常搭）。你也可以将苹果片放在碗中，加入水和几片肉桂皮，以获得一份多汁、辛辣的健康零食。慢慢地、专心地吃东西。有时，我会往其中添加一小把杏仁以避免胰岛素水平在睡前飙升。

排毒温水浴。有意地让自己在含优质精油的温水浴中放松。在冥想中回顾你的一天，让水慢慢吸收你的压力，在你放松下来后让烦恼像水一样从下水道里冲走。之后一定要喝一杯水来补充水分。你可以使用"放松和恢复活力"浴盐（配方见第六章）来增强这种仪式的效果。

深呼吸。深呼吸可以给大脑传递"一切正常"的信号，因为它可以让你自然放松。不要忘记停下来，让自己感受平静。在这个仪式中使用精油会极大增强它的效果。

晚间 HUG。在你进入卧室之前，或当你躺下开始放松时，你可能发现进行冥想对营造平静的氛围非常有帮助。我推荐进行以下这套有起伏的引导式冥想，可帮助你释放白天出现的任何被压抑的情绪。在进行冥想时局部涂抹以下精油或使用扩香器会让效果更好。你需要闭上眼睛，集中注意力，开始进行以下步骤。

- H——治愈（Heal）。专注于你在生活中需要被疗愈的领域，并积极反思自己从这场苦战中学到的经验。

- U——放松（Unwind）。按照时间顺序，一个接一个地释放你感受到的不同压力。在结束的时候，你就可以把烦恼留在今天，然后振奋精神迎接新的一天了。

- G——感恩（Gratitude）。对生活中的事情，无论多么渺小，无论多么微不足道，都请赞美和感谢它们，之后结束你的冥想。

- 使用下文的配方制作"宁静的晚间冥想"滚珠瓶复方精油。几个世纪以来，精油一直被用来进行健康的冥想。这种特殊的混合物旨在为身心提供平静与安宁，并有利于夜间的安稳睡眠。

    ○ 6 滴乳香精油

- 　○ 4 滴快乐鼠尾草精油
- 　○ 4 滴檀香精油
- 　○ 4 滴薰衣草精油
- 　○ 2 滴野橙精油
- 　○ 你选择的基底油

将精油加入容量为 10 毫升的玻璃滚珠瓶中，并加满你选择的基底油。把滚珠卡回去，轻轻摇晃使精油混合。睡前在脉搏点上滚动（也可以将配方中精油的量减少到每种 1 滴，然后滴入扩香器中使用）。

第八章
体重问题

你虽然可能认为体重问题是因年龄增长引起的荷尔蒙变化造成的，是不可避免的，但是可能没有意识到有一个更深层次的、经常被忽视的问题在影响体重——增重可能与荷尔蒙失衡有关。

当荷尔蒙波动使体重偏离了正常范围时，体内就会发生多米诺骨牌效应：虽然在一段时间内，你的体内可能只有一个系统出现了症状，但是你很快就会感到局面开始失控了，因为一个又一个的系统受到了荷尔蒙失衡的消极影响。然而，大多数医生只治疗表面问题，不花时间深入探查引起问题的根本原因。每个女性都有独特的经历、感情状况，以及荷尔蒙化学反应，其健康问题的根本原因也不一样，这就是为什么将每个女性都视为一个独特的个体至关重要。

出现体重问题和难以抑制食欲的原因

在荷尔蒙水平自然下降之前，女性就已习惯了在感到压力大、焦虑或处于月经周期特定阶段时食欲增强。在这些你感到紧张的时期，你会渴望通过吃含糖和碳水化合物的食物来帮助自己减轻压力。研究证明，在压力大的情况下摄入糖会减弱大脑和身体正常进行的生理反应——对通过吃东西来安抚自己的人来说，这不是什么好消息！正如我在第五章所写的那样，当你长期压力大，让身体和心灵遭受压力的折磨时，问题就会出现。

你还需要认识到，你想吃什么食物并不重要，重要的是你为什么会产生食欲。随着荷尔蒙平衡的变化，你会基于不同的原因进食，而挖掘进食的原因会引导你找到"重置身体"的方案。各种不同的荷尔蒙参与体重波动的过程，每种荷尔蒙都在保持身体健康和体内平衡方面发挥着重要作用。

引起体重问题和增强食欲的荷尔蒙

雌激素和孕激素

许多人将这两种激素都称为雌激素。雌激素并非仅存在于生殖系统。实际上，你的全身都有雌激素受体。撇开生殖系统不谈，雌激素在保护心血管、肌肉骨骼、免疫系统和中枢神经系统方面也起着重要作用。特别是位于下丘脑的雌激素受体作为"主开关"，控制着 3 个重要领域：食物摄入、热量消耗和体脂分布。当女性接近绝经期，雌激素的水平开始下降时，它们就不能像以前那样控制这 3 个领域了。

如果你身体的中段开始发胖了，你就能深刻体会到自己在这 3 个领域的变化。而且你不是一个人！大多数女性在人生的某些阶段的确会腹部发胖，因为雌激素水平较低会触发身体将脂肪从臀部和大腿转移到腹部。根据妙佑医疗国际 2013 年的一项研究报告，这种转变还会加速脂肪细胞的生成，在你不需要的时候储存更多脂肪。

雌激素，尤其是雌二醇，可以减弱你的食欲，让你在就餐时更容易感到满足。当雌激素水平开始自然下降但是你仍然吃得像过去一样多时，问题就出现了。大脑可能发出信号，告诉你吃得不够饱，你不再像过去那样在餐后感到心满意足。

食欲刺激素是另一种影响饮食习惯的荷尔蒙，它告诉你你需要进食。当你喂饱你的身体时，食欲刺激素的分泌量会减少，雌二醇会向大脑发送

"我不再饥饿"的信号。然而，由于雌激素的分泌量较少，这种通信的速度无法像以前那样快。

黄体酮水平也会随着年龄的增长而降低，导致你的身体更容易出现水肿和腹胀。腹胀虽然看起来像变胖了，但它其实是一个由荷尔蒙失衡引起的另一个烦人的问题。黄体酮对大脑也有镇静作用，可以帮助你入睡。因此，黄体酮水平降低会导致烦躁和睡眠不足是有道理的。当你无法入睡并感到很无聊时，你会做什么？吃巧克力就会成为你的目标。

胰岛素

当你看到胰岛素是影响体重和食欲的一个主要因素时，你可能感到震惊；你如果没有糖尿病，就可能更不了解这个名词。胰岛素是机体调节血糖吸收、促进代谢的关键荷尔蒙，还可以促进糖原、脂肪、蛋白质的合成。

摄入过多的碳水化合物会导致血液中的葡萄糖过多，而身体会将多余的葡萄糖转化为糖原，然后将糖原储存在肝脏中，葡萄糖如果严重过量，就会被储存为脂肪。在现代社会，人们有着不良的饮食结构，并且缺乏运动，胰岛素抵抗成了普遍存在的现象，引发了一系列问题。

胰岛素就像一把钥匙，需要插入"细胞锁"中才能打开细胞"通道"让作为燃料的葡萄糖进入细胞。当受体无法识别胰岛素时，细胞就会抵抗胰岛素，拒绝接受能够让它们正常工作的燃料。身体会减缓新陈代谢，消耗储存的能量，从而达到保护自己的目的。

这种转变会造成身体进入饥饿模式。当细胞无法获得所需的燃料时，它们会转而消耗储存的脂肪。因此，身体为了能生存下去，是无论如何都不可能让你在此时减重的。在受体再次识别出胰岛素之前，减少摄入的热量或采取任何严格的饮食减重法都无法帮助你减重。

胰岛素抵抗确实会导致你对含糖和碳水化合物的食物的渴望增加，这很难控制。因为身体知道自己需要葡萄糖才能生存，但胰岛素抵抗又使它无法接受自身释放的葡萄糖。因此，你就陷入了"饥饿－储存脂肪－饥饿"的死循环。

雌激素与胰岛素的联系

当雌激素水平因年龄而自然下降时，大多数人会因为仍保持和过去一样的饮食习惯而增重。有些人没有察觉胰岛素抵抗的出现，是因为她们还没有出现令人警觉的主要症状。如果这个问题持续存在，身体就无法通过释放血液中的葡萄糖获得能量，转而仰赖脂肪细胞储存的糖原供能，以为储存脂肪就能生存下来！

你如果在雌激素水平开始下降时不减少摄入的热量，体重就会增加。问题在于脂肪会储存在腹部，同时也储存在器官周围。它会分泌一种叫作"脂肪因子"的荷尔蒙，加剧胰岛素抵抗，增加炎症风险。脂肪因子在全身循环，会与器官进行信息传递。瘦素就是脂肪因子之一，它本该向大脑发出"饱腹"的信号，但由于储存的脂肪过多，阻碍了瘦素通过血脑屏障，使大脑迟迟接收不到瘦素的信号，所以身体对瘦素的反应变得迟钝，以至于你感觉怎么也吃不饱。

此外，出现胰岛素抵抗时，胰腺无法管控过量的糖，这会引起一个可怕的问题：胰岛素长期分泌过多会直接导致心脏病。

肾上腺素和皮质醇的水平异常——压力显现

压力过大与增重直接相关，这并不是什么新鲜事，但很多人可能不清楚两者的具体关联和承受慢性压力对减重产生的不利影响。这一切都要从肾上腺，这个与卵巢一起负责分泌雌激素和黄体酮的腺体开始说起。如你所知，肾上腺在调节压力的过程中发挥着巨大作用，肾上腺素让身体做出或战或逃反应，然后皮质醇会抑制体内一些系统（如消化系统、免疫系统）的功能以进行自我保护。

承受慢性压力可能已成为你的常态，你似乎无法摆脱它。"忙碌女性综合征"和外界的威胁加剧了这种身体对慢性压力做出的反应。身体已经为应对荷尔蒙失衡而疲惫不堪，再加上体内新陈代谢又受到了古怪的化学反应的影响，围绝经期综合征就开始了。

身体长年由于压力大而处于类似陷入饥荒的状态，可能已经习惯了风卷残云般的进食模式。如果身体一直认为自己处于饥荒，那么食物一旦出现就会引发身体做出"吃光光"的反应，以免再也没有吃东西的机会，所以你可能越发馋嘴、容易暴食，导致体重暴增。

身体如果靠分解肌肉来获取能量，肌肉质量就会不佳，肌肉就无法承接多余的葡萄糖。葡萄糖从而会以脂肪的形式累积在身体中段以保护重要器官。节食只会向身体发出更强烈的信号，表明食物比你想象得还要稀缺。

体重问题的触发因素

持续摧残身体的与压力问题相关的荷尔蒙会导致慢性疲劳，削弱免疫系统功能，减缓新陈代谢，并导致更危险的疾病，如 2 型糖尿病和心脏病。慢性疲劳使身体感到筋疲力尽和僵硬，影响你的精神状态和情绪，使你感到抑郁和焦虑。

食欲是身体在感到被疏忽或荷尔蒙失衡时释放的一种有意思的信号，你应训练自己将它视为一种应对机制。你忽视的任何自身需求都可能变成填补空虚的食欲——我将满足这种食欲称为"满足未被满足的需求"。这种需求可能是情感层面的、身体层面的，甚至是化学层面的。食用眼前的食物可能对当下的身心有所帮助，但食欲只是表象——这只是身体表现出的一种反应。在你弄清楚并解决食欲真正的诱因和根本问题之前，这种欲望不会消失。

社会鼓励人们将食用不健康的食物作为奖励自己的安慰机制。当人们庆祝时，当人们实现目标时，当人们实现自身的成就时，当悲伤笼罩人们时，当悲剧发生时，当压力吞噬人们时，人们会通过吃东西来应对。

为了抑制食欲，你需要识别出情绪性饥饿和真正的生理性饥饿，并找出导致未被满足的需求出现的原因。是你上一顿没吃饭吗？是因为精力不足吗？是因为压力大吗？一起大快朵颐是你与朋友或亲人共同创造的仪式，还是因为你感到无聊、受挫、拖延或悲伤？深入了解你食用的食物将帮助你发现那些导致自己暴饮暴食的情绪因素。

如何用精油帮助自己减重和抑制食欲？

艾伦·赫希（Alan Hirsch）博士在《神经病学和骨科医学与外科杂志》（*The Journal of Neurological and Orthopaedic Medicine and Surgery*）上发表的一项著名研究强调了欧薄荷精油的惊人功效。赫希博士发现，使用欧薄荷精油能够抑制食欲，同时还能唤醒感官并让大脑集中注意力。这使得使用欧薄荷精油既是抑制食欲的完美选择，又能将你对甜食的注意力转移到手头的任务上。然而，欧薄荷精油并非唯一一种可以通过重整荷尔蒙平衡来帮助你抑制食欲的精油。

随着更多精油被深入研究，研究人员发现很多精油都能有效地帮助人维持健康的体重。使用它们是维护正常的新陈代谢、调节已被摧残多年的荷尔蒙平衡，并抑制情绪性饥饿最简单的方法之一。使用以下列举的每种精油都有助于你减重和抑制食欲。

严选单方精油

桂皮精油

功效

- 有助于血糖水平保持稳定。

- 增强饱腹感。

- 有利于保持消化系统和免疫系统的健康。

香薰用法

- 取 1~2 滴，与柑橘类精油或生姜精油混合，滴入扩香器。

警告：直接吸嗅时要小心，因为它的气味可能非常强烈。

局部涂抹用法

- 将稀释后的桂皮精油直接涂抹于感觉紧绷的身体部位并按摩。

警告：请确保用 1 茶匙基底油稀释 1~2 滴桂皮精油，因为桂皮精油是一种温热型精油，使用高浓度的桂皮精油会引起皮肤刺痛。

肉桂精油

功效

- 有助于维护心脏健康。

- 抑制食欲。

- 通过调节血糖水平来降低对糖的渴望。

- 维护新陈代谢和免疫系统的健康。

香薰用法

- 取 1~2 滴，滴入扩香器使用。

警告：直接吸嗅时要小心，因为它的气味可能非常强烈。

局部涂抹用法

- 将稀释后的肉桂精油直接涂抹于感觉紧绷的身体部位并按摩。

警告：请确保用 1 茶匙基底油稀释 1~2 滴肉桂精油，因为肉桂精油是一种温热型精油，使用高浓度的肉桂精油会引起皮肤刺痛。

佛手柑精油

功效

- 减轻压力和焦虑感，以消除情绪性饥饿。

- 可能降低皮质醇水平。

- 含有大量多酚，可帮助身体处理脂肪和多余的糖。

香薰用法

- 取 3~4 滴，滴入扩香器。

- 在浴室的地面上滴一滴。

局部涂抹用法

- 晚上在足底涂抹稀释后的佛手柑精油。

警告：佛手柑精油具有极强的光毒性，使用后 72 小时内请避免直接暴露在阳光下。

莳萝精油

功效

- 消除对糖的渴望。

- 保持消化系统的健康。

香薰用法

- 取 3 滴，与 2 滴佛手柑精油、2 滴柠檬精油混合，滴入扩香器。

局部涂抹用法

- 稀释后直接涂抹于足底并按摩。

- 用基底油稀释后装入滚珠瓶，涂抹于手腕，可以消除对糖的渴望。

茴香精油

功效

- 稳定血糖水平。

- 消除对糖的渴望。

- 整体改善消化系统功能和呼吸系统功能。

香薰用法

- 取 3~4 滴，滴入扩香器。它还可以与肉桂皮精油、青柠精油等柑橘类精油的辛辣气味完美融合。

局部涂抹用法

- 取 1~2 滴，与 1 茶匙分馏椰子油混合，涂抹于腹部并按摩。
- 涂抹于感觉紧绷的身体部位并按摩。

生姜精油

功效

- 保持皮质醇水平正常，以减弱食欲，避免暴饮暴食。
- 减少炎症的发生，帮助身体更好地吸收营养。
- 保持消化系统功能的健康，同时减轻腹胀和胀气。

香薰用法

- 取 3 滴，滴入扩香器。你也可以尝试继续滴入 3 滴野橙精油和 2 滴依兰依兰精油来提升活力，并将注意力从贪食上转移。
- 取 1 滴，滴在掌心，双掌揉搓后呈杯状盖住口鼻，然后深吸一口气。

局部涂抹用法

- 取 1~2 滴，用基底油稀释后，涂抹于小腹并按摩。
- 取 1~2 滴，用基底油稀释后，在需要时使用精油按摩。

葡萄柚精油

功效

- 帮助身体排毒和净化身心。
- 减轻水肿。
- 抑制食欲并帮助身体降低对糖的渴望。
- 维护正常的新陈代谢。

香薰用法

- 取 3~4 滴，滴入扩香器。

局部涂抹用法

- 取 1~2 滴，用基底油稀释后，涂抹于脂肪堆积过多的区域或用来制作舒缓磨砂膏 / 沐浴油。

- 用基底油稀释，涂抹于所需部位并按摩，同时深呼吸。

警告：柑橘类精油具有光毒性。使用后 12 小时内请避免直接暴露在阳光或紫外线中。

薰衣草精油

功效

- 减轻压力、焦虑感和抑郁感，从而减轻情绪性饥饿。

- 有助于降低皮质醇水平。

- 让身心平静，有利于你享受宁静的睡眠。

香薰用法

- 睡前在床上用品上滴几滴。

- 取 15 滴，用 ¼ 杯水稀释，装在容量为 3 盎司（约 88.7 毫升）的玻璃喷雾瓶中。使用时，摇晃混合后喷洒。

- 在任何你需要平静的时刻，尤其是睡前，取 3~4 滴，滴入扩香器。

局部涂抹用法

- 取 1~2 滴，用基底油稀释，睡前涂抹于足底和（或）脉搏点。

- 取 4 滴，与 ½ 杯浴盐混合并溶解在水中，享受温水浴。

- 取 10~15 滴，滴入你的天然沐浴油中。

柠檬精油

功效

- 排毒和清洁身体。

- 抑制食欲，防止暴饮暴食。

- 增进消化系统功能的健康。

香薰用法

- 取 3~4 滴，滴入扩香器，创造清新的环境并抑制食欲。可与青柠精油、薰衣草精油或迷迭香精油混合使用。

局部涂抹用法

- 取 4~5 滴，滴入一把糖或燕麦片中，用于制作去角质磨砂膏。

警告：柑橘类精油具有光毒性。使用后 12 小时内请避免直接暴露在阳光或紫外线中。

欧薄荷精油

功效

- 减轻胀气和腹胀。
- 通过改变嗅觉来减弱食欲。
- 减小胃口和减弱食欲。
- 改善情绪并自然唤醒感官。

香薰用法

- 取 1 滴，稀释后滴在掌心，双掌揉搓后呈杯状盖住口鼻，然后深吸一口气。
- 取欧薄荷精油、野橙精油和乳香精油各 2 滴，混合后滴入扩香器。
- 将 2 滴欧薄荷精油与 3 滴葡萄柚精油混合，滴入扩香器。

局部涂抹用法

- 取 1~2 滴，用基底油稀释，涂抹于腹部并按摩。
- 取 1~2 滴，用基底油稀释，涂抹于感觉紧绷的身体部位并按摩。
- 取 1~2 滴，与 2 滴薰衣草精油混合，用基底油稀释，涂抹于感觉紧绷的身体部位并按摩。
- 取 1 滴欧薄荷精油，滴入洗发水或护发素中，然后按摩头皮。

警告：欧薄荷精油含有大量的薄荷脑，会让皮肤产生冷感，容易刺激敏感的皮肤部位。如果出现了过敏反应，请确保使用基底油稀释，切勿在稀释之前直接用水将精油洗掉。因为水有斥油性，反而会将精油"推"到皮肤更深处。

谢丽尔的故事

48岁的谢丽尔参与了"14天拯救计划"，因为她认为自己在进食上很情绪化，每天都非常渴望吃含糖和碳水化合物的食物、喝无糖汽水。她迫切地想调整饮食习惯和调节食欲。在为期14天的"拯救计划"结束时，谢丽尔反馈说自己的情绪性饥饿消失了，尤其是深夜时分对碳水化合物的欲望消失得无影无踪了。

"我学到了很多关于什么会引起我的食欲，以及我该如何使用精油来阻止它们出现的知识。"她告诉我，"我的首选精油是欧薄荷精油。每天深夜，它都能有效抑制我的食欲。我每天都在使用"抑制食欲"滚珠瓶复方精油（配方见本章"严选复方精油配方"一节），它让我精力充沛，甚至对改善情绪也有着深远的影响。"

严选复方精油配方

扩香式复方精油配方

"平静，甜美，舒缓"扩香式复方精油
○ 3滴薰衣草精油
○ 2滴柠檬精油
○ 2滴生姜精油

"唤醒和专注"扩香式复方精油

- ○ 2 滴佛手柑精油
- ○ 2 滴柠檬精油
- ○ 1 滴欧薄荷精油
- ○ 1 滴迷迭香精油

"解嘴馋"扩香式复方精油

- ○ 2 滴桂皮精油
- ○ 2 滴葡萄柚精油
- ○ 1 滴欧薄荷精油
- ○ 1 滴生姜精油

吸嗅式复方精油配方

"激发活力"吸嗅式复方精油

- ○ 8 滴柠檬精油
- ○ 4 滴生姜精油
- ○ 3 滴欧薄荷精油

"解嘴馋"吸嗅式复方精油

- ○ 3 滴肉桂精油
- ○ 5 滴欧薄荷精油
- ○ 5 滴葡萄柚精油

"戒糖"吸嗅式复方精油

- ○ 5 滴薰衣草精油
- ○ 5 滴柠檬精油
- ○ 3 滴茴香精油

○ 2 滴莳萝精油

局部涂抹式滚珠瓶复方精油配方

"抑制食欲"滚珠瓶复方精油

你可以在一天中的任何时间、任何地点针对食欲问题使用这种复方精油。葡萄柚精油和欧薄荷精油抑制食欲的功效将让你保持专注，生姜精油有助于放松消化系统，而肉桂精油则有助于稳定血糖水平。这种复方精油还对免疫系统有益！

○ 10 滴葡萄柚精油

○ 10 滴欧薄荷精油

○ 5 滴肉桂精油

○ 5 滴生姜精油

○ 你选择的基底油

将以上精油滴入容量为 10 毫升的玻璃滚珠瓶，并加满你选择的基底油。把滚珠卡回去，轻轻摇晃使精油混合。使用时，在脉搏点处滚动并深吸一口气。

"早晨嘴馋克星"滚珠瓶复方精油

当美味但含糖过多的早餐在向你招手时，你就可以使用这种复方精油将其屏蔽在外并继续专心准备你的健康果蔬奶昔。这招在你外出就餐时特别有用，因为它可以帮助你抵抗菜单上那些不健康的诱惑。其中，欧薄荷精油和野橙精油的组合可在早晨唤醒你的感官，让你一整天都保持充沛的精力。

○ 10 滴野橙精油

○ 10 滴欧薄荷精油

○ 5 滴橙花精油

○ 你选择的基底油

将以上精油滴入容量为 10 毫升的玻璃滚珠瓶，并加满你选择的基底油。把滚珠卡回去，轻轻摇晃使精油混合。使用时，只需要在脉搏点周围滚动并深吸一口气。保存时请注意密封。这是一种很好的复方精油，可以放在你上班用的包里随身携带，以确保你能随时振作起来并减轻情绪性饥饿。

"甜食止步"滚珠瓶复方精油

欧薄荷精油和柑橘类精油是一个神奇的组合，既能抑制食欲，又能提升活力。当你产生想要买自动贩卖机里的零食或需要抵制想吃美味甜点的欲望时，你可以将这种复方精油在你的手腕上来回滚动，并深吸一口气。

○ 10 滴欧薄荷精油

○ 10 滴葡萄柚精油

○ 10 滴柠檬精油

○ 你选择的基底油

将以上精油滴入容量为 10 毫升的玻璃滚珠瓶，并加满你选择的基底油。把滚珠卡回去，轻轻摇晃使精油混合。使用时，打开盖子深吸一口气或涂抹于手腕。

"呵护腹部"滚珠瓶复方精油

在腹胀和消化系统的不适开始分散你的注意力的时候，使用这种复方精油将有助于缓解体内的炎症，并使你摆脱身体上的不适或其他经常令人尴尬的症状。每当隐隐感到自己的腹部出现了某些症状时，你就可以在腹部滚动涂抹这种精油，即便这些症状的出现可能只是因为暴饮暴食或糖的摄入量过大。

○ 8 滴生姜精油

○ 8 滴茴香精油

○ 6 滴欧薄荷精油

○ 你选择的基底油

将以上精油滴入容量为 10 毫升的玻璃滚珠瓶，并加满你选择的基底油。把滚珠卡回去，轻轻摇晃使精油混合。使用时，既可以直接涂抹于腹部，也可以涂抹于手腕并深吸一口气。

第九章

女性荷尔蒙问题

在最适宜生育的年纪，女性总是因能够怀孕和生育孩子而受到赞誉，不孕和流产通常是被回避或被误解的话题。反观女性的月经周期，不被称颂就算了，还经常沦为笑柄。女性还没充分得到尊重，人们经常忽略女性的伟大，忽略了女性是一种惊人的生物，她们的身体可以创造生命的奇迹。

西方媒体给人们"灌输"这样一种思想：进入围绝经期是令人恐惧的事情，女性可能受潮热、易怒、情绪波动大、感到焦虑、感到抑郁、体重增加、失眠等一系列症状的困扰。有趣的是，有的文化甚至没有一个准确的词来描述围绝经期。他们只是将其视为女性生命历程中的一种转变，而非一种以身体和精神状态变化为主的生命衰减过程。因此，我建议你转变观念，庆贺生命中的这个过渡时期——从生育期过渡到老年期。你应该赞美年长女性的人生经历，从她们的奋斗和成功中学习。达到这个目标即我对未来的社会所抱的期许之一。

改变生活方式，将营养、运动、压力管理、自我护理等健康的习惯结合起来，可以帮助你"重置"身体和精神状态，带给你从未感受过的活力。使用精油正是完成这种转变的关键。我的一位朋友每个月都有非常严重的经前期综合征症状。我曾经温和地向她建议，使用精油可能对她有所帮助，但她只是对我翻了一个白眼。然而，1个月后，她绝望地打电话给我寻求建议。于是，我为她制作了"每月按摩"滚珠瓶复方精油（配方见本章"严选复方精油配方"一节）。

很快，她再次打电话给我，不等我开口就迫不及待地说："我欠你一个道歉！我不知道你在那个滚珠瓶里放了什么，但这就像变魔术一样神奇。我真后悔自己过去怎么那么固执！我知道你早就跟我提过精油的益处，但你为什么不告诉我精油能这么快发挥作用？它们真的让我感觉好多了！"

我分享这个故事是因为我知道，在不知道结果如何的情况下，尝试新事物非常困难。有时，你甚至可能需要花费数年才能找到真正可以增进健康和福祉的方案。我母亲也遇到过这种情况，而她是我用精油调节荷尔蒙平衡最早的成功案例之一——她仍在使用精油，但不是专门针对调节荷尔蒙的。她成年之后，荷尔蒙平衡一直处于失衡状态。当她进入围绝经期时，她不仅要承受身体上的痛苦，对糖的渴望也变得无法控制。每次我去她家，都会发现她又藏了很多巧克力和糖。

妇科医生用生物相同性激素替代疗法[①]（Bio-identical Hormone Replacement Therapy，BHRT）治疗她，但这并没有减轻她的症状，她还发现自己比从前更容易感到悲伤和疲倦。虽然我知道 BHRT 对一些女性十分有效，但对我母亲来说，这不是解决问题的有效方案。最终，她放弃了接受 BHRT 的治疗，转而开始对自己的生活方式进行调整。我让她参加了"14 天拯救计划"，重新制订她的运动计划，让她每天在进行自我护理仪式的同时使用相关的精油，确保这些措施能够减轻她的压力并帮助她在晚上安稳入睡。仅仅用了 3 个月，她就瘦了 35 磅（15.9 千克），潮热逐渐消退，抑郁感明显减轻，精力也恢复了。更令她兴奋的是，她可以一觉睡到天亮——这是她多年来一直没有达成的愿望。她所做的改变都与她独特的个人境遇有关，你也不例外。

---

① 生物相同性激素替代疗法：由于体内雌激素分泌不足，需以外源性雌激素加以补充、替代体内雌激素的疗法，所用激素为经过加工的植物提取物。对雌激素水平低和有骨质疏松症的妇女来说，激素替代疗法是最好的治疗手段。但是补充雌激素会增大患血栓性疾病和长与雌激素依赖有关的肿瘤的风险，补充孕激素的不良反应有胃胀气、感到抑郁、易怒、乳房痛、水肿等。——译者注

出现女性荷尔蒙失衡的原因

正如我在第一章所讨论的，所有女性的人生阶段都可以根据女性荷尔蒙水平被划分为三个阶段。在生育期——通常从青春期到 30 多岁或 40 多岁，雌激素和黄体酮负责调节每月的月经周期或受孕。而在围绝经期——一般是 10 年或更长的时间，女性荷尔蒙水平逐渐下降。随着卵巢功能的衰退，雌激素水平会出现更剧烈的波动，月经周期会变得不稳定。当女性的月经停止 1 年时，绝经期就来了。

围绝经期综合征最常见的症状
• 脑雾
• 乳房胀痛
• 胸痛、心悸
• 疲劳、嗜睡
• 头发稀疏、脱落和毛躁
• 头痛 / 偏头痛
• 潮热 / 盗汗
• 性欲减弱
• 骨质减少（骨密度低）
• 经前期综合征、月经不调或流量过大、痉挛
• 皮肤问题：皮肤失去弹性、色素沉着、产生痤疮、皮肤干燥
• 失眠等睡眠问题
• 尿失禁
• 阴道干燥、变薄（性交时感到疼痛）
• 体重增加、腹部肥胖

与女性荷尔蒙问题相关的荷尔蒙

使女性感觉虚弱的经前期综合征不应成为正常经期的一部分。相反，它们是女性荷尔蒙失衡的信号。此外，由于雌激素水平逐渐下降，在围绝经期期间，经前期综合征会变得更严重。尽管卵巢慢慢停止分泌荷尔蒙，但肾上腺会继续分泌荷尔蒙，因此，压力大或肾上腺功能不佳都可能使女性荷尔蒙失衡。

雌激素

"雌激素"是一个通用术语，用于描述所有能引起性欲的，主要由卵巢分泌的物质，例如雌酮、雌二醇和雌三醇。它们通过调节生育期的月经周期来控制女性的生殖系统，并直接影响女性的生长和发育。

黄体酮

黄体酮由经期的卵巢、孕期的胎盘和肾上腺分泌，其作用是帮助子宫为怀孕做好准备。如果在当月没有发生受精卵着床，黄体酮水平就会下降，月经就会来临。如果受精卵成功着床，卵子就会侵入增厚的子宫内膜，孕激素的分泌就会继续。直到胎盘在孕期大约 12 周时"接手"分泌孕激素的重任。

睾酮

睾酮不仅存在于男性体内，女性的卵巢和肾上腺也会分泌睾酮，以维持骨骼强度、肌肉质量和健康的性欲。

皮质醇

正如我在几乎所有章节提到的，压力大仍然是荷尔蒙失衡的主要罪魁祸首和直接导火索。慢性压力会直接对生殖荷尔蒙产生消极影响，使女性出现以下症状：腹部脂肪增加、肌肉质量下降、暴饮暴食、难以控制对糖和不健康的零食的渴望、生育期的月经不调、经前期综合征、精疲力竭、脑雾——大部分症状都助长了人们对女性在经期"歇斯底里"的刻板印象。

雌激素水平过高（雌激素失调）

体内雌激素过多而孕激素不足，在我多年的行医经验中是很常见的现象。许多症状都因此而起，通常与其他所谓的"女性问题"，如经前期综合征、围绝经期综合征、抑郁症、焦虑症非常类似。雌激素水平过高会导致性欲减弱、疲劳、腹胀和体重增加。雌激素水平长期过高还可能导致更严重的问题，如乳腺肌瘤、卵巢囊肿、子宫内膜异位症、不孕症，甚至某些癌症。

体内皮质醇过多导致生殖系统"关停"，也会影响雌激素水平。合成激素替代疗法会使用雌激素和黄体酮，已被证明会导致皮质醇水平在夜间升高，所以接受合成激素替代疗法治疗的女性面临着更大的风险。再加上接触某些毒素和日常用品里的雌激素，这类女性体内雌激素的量超过了肝脏能够正常代谢的范围。而遵循低纤维饮食法会加剧这种情况，因为消化系统无法通过定期排便滤除多余的雌激素。另外，女性如果还服用了避孕药，那么体内就可能已经形成了一个充满合成雌激素的"大坝"，合成雌激素会因无法被肝脏及时处理而无法被代谢出去。

在现代环境中，女性或多或少都会受到雌激素失调的影响。一些通常被视为常态的症状——过敏、哮喘、鼻窦炎、头痛、关节炎，甚至有癌变趋势的症状——也可能因雌激素而起。女性需要做出一些重大的调整和改变整体观念，才可能看到自己的健康状态出现实质性的变化。

避孕药和合成激素替代疗法

女性在生育期出现的月经不调或情绪问题通常是荷尔蒙失衡引起的。因此，在美国，大多数医生给出的解决方案是让病人使用充满合成激素的避孕药。然后，许多女性经历了人生中第一次正常的月经周期，她们会觉得："我痊愈了！这次月经没有大量出血或出现痉挛，还很规律——这真是一种解脱！我还能预测自己下个月的月经周期，真是太棒了！"然而，事实完全不是这样。她们没有意识到合成激素会对她们的生殖系统和身体造成伤害。服用避孕药是一种避免怀孕的措施，而非改善荷尔蒙失衡的方案。

我认为女性应该对所有合成物保持十分的警惕。大多数功能医学从业者和进行功能医学实践的人也应如此。但在美国，人们似乎觉得不寻找引起问题的根本原因而直接使用合成荷尔蒙没有什么不妥。

因为大多数人认为"生物相同性"意味着"天然"，所以他们会更倾向于使用生物相同性激素替代疗法而非合成激素替代疗法。但事实并非他们以为的那样。生物相同性激素替代疗法尚未经过足够多的研究，希望接受生物相同性激素替代疗法和合成激素替代疗法治疗的女性请一定根据自身的年龄、病史、患病风险，与专业的功能医学从业者进行详细、深入的讨论，以确定切实有效的治疗方案。

女性荷尔蒙问题的触发因素

荷尔蒙失衡肯定会导致情绪低落和情绪波动大，但这些都不是我在这里提到的情绪触发因素。当你假装"一切正常"，竭力克服荷尔蒙失衡的症状而非解决问题的根源时，你对自己造成的伤害，才是我最关心的。女性习惯于把自己所经历的看作稀松平常的事情，然后忽略已有的预兆或已经出现的问题，即便面对医生，也不诉说心中的疑虑。

　　然而，只有你才清楚问题的根源和究竟是什么让你情绪波动大。我建议你写日记，记录使你情绪波动大的事件。坚持这样做3个月，你就可以根据生活中的事件和情绪波动大发生的时间看出规律。将反复出现的症状与特定的事件、时间联系起来，并注意是否有触发因素，这样可以帮助你发现自己在何时需要额外的帮助。

如何用精油维护女性荷尔蒙平衡？

　　没有任何一种精油可以阻止年龄增长引起的荷尔蒙水平自然下降，因为这是一个不可避免的生理过程。如你所知，精油不是荷尔蒙，也不能用作荷尔蒙，但它们可以缓解你在这一生理过程中的不适。在这个过渡时期，许多症状可以通过使用精油得到缓解。

　　最重要的是减轻慢性压力、调整饮食和运动习惯、清除环境中的毒素和外源性雌激素——这些将让你的身体尽可能地恢复正常，帮助你逐渐调节和保持这种看似难以捉摸的荷尔蒙平衡，使它看起来更像荷尔蒙在对自身的"潮起潮落"进行自我调节。

严选单方精油

快乐鼠尾草精油
功效
- 通过放松平滑肌减轻经期的疼痛感和紧张感。
- 自然降低体内的皮质醇水平。
- 放松、舒缓和平衡身心。

香薰用法

- 取 3~4 滴，在夜间滴入扩香器。

- 取快乐鼠尾草精油、薰衣草精油各 2 滴，滴入扩香器。

局部涂抹用法

- 取 1~2 滴，用你选择的基底油稀释，在经期涂抹于腹部并按摩。

- 取 1~2 滴，用你选择的基底油稀释，涂抹于足底和脉搏点。

薰衣草精油

功效

- 镇静身心，助你一夜安眠。

- 减轻压力和平复焦虑感、紧张感，同时改善情绪。

- 缓解与月经周期相关的不适。

香薰用法

- 取 3~4 滴，滴入扩香器。

- 取 1~2 滴，睡前滴在床上用品上。

局部涂抹用法

- 取 1~2 滴，用你选择的基底油稀释，涂抹于太阳穴和颈后并按摩。

- 取 3~4 滴，与 ½ 杯浴盐混合并溶解在水中，享受温水浴。

依兰依兰精油

功效

- 振奋心情，同时还具有镇静的作用，可以减轻紧张感并改善情绪。

- 降低血压并让全身放松。

- 有助于调节荷尔蒙平衡，增强性欲。

香薰用法

- 取 3~4 滴，滴入扩香器。

局部涂抹用法

- 取 1~2 滴，用你选择的基底油稀释，涂抹于手腕和颈后。
- 取 1~2 滴，用你选择的基底油稀释，涂抹于感觉紧绷的肌肉部位并按摩。
- 取 3~4 滴，与 ½ 杯浴盐混合并溶解在水中，享受温水浴。

佛手柑精油

功效

- 镇静和舒缓身心，在压力大和紧张时改善情绪。
- 降低心率和血压，平复身体为应对压力做出的反应。
- 减轻压力和焦虑感，提升整体活力，改善情绪。

香薰用法

- 取 3~4 滴，滴入扩香器。

局部涂抹用法

- 取 1~2 滴，用你选择的基底油稀释，在感受到压力大时或经期涂抹于腹部并按摩。
- 取 1~2 滴，用你选择的基底油稀释，涂抹于足底。

百里香精油

功效

- 减轻压力以增进和维持免疫系统的健康。
- 有助于在围绝经期期间调节荷尔蒙平衡。
- 为身体提供强大的抗氧化剂，维持免疫系统的健康。

香薰用法

- 取 3~4 滴，滴入扩香器。

局部涂抹用法

- 取 1~2 滴，用你选择的基底油稀释，涂抹于脚踝和足底并按摩。

天竺葵精油

功效

- 以其镇静和怡人的香气来帮助身体维持情绪稳定。

- 减轻压抑感，放松疲惫的神经。

- 使皮肤和头发恢复健康的光泽。

香薰用法

- 取 3~4 滴，滴入扩香器。

- 直接对着精油瓶瓶口深呼吸。

局部涂抹用法

- 取 1~2 滴，用你选择的基底油稀释，在需要时用精油按摩。

- 取 1~2 滴，用你选择的基底油稀释，淋浴后涂抹于皮肤。

克里斯廷的故事

克里斯廷 51 岁，是一名护士，还是个狂热的园艺爱好者。她来找我时有着严重的潮热，在早上还因睡眠不足而疲惫不堪，无论怎么节食也无法减轻体重，每周还会头痛好几次。

克里斯廷正处于绝经期，其间的变化使她的雌激素水平很低。于是，我给出了以下建议。

- 每当出现潮热时，她可以使用欧薄荷 – 快乐鼠尾草 – 薰衣草混合精油喷雾。

- 她可以使用欧薄荷精油、薰衣草精油和乳香精油减轻头部和颈部的紧张感。

- 睡前喷洒经稀释的薰衣草精油、香根草精油可以帮助入睡。同时，她还可以将经稀释的快乐鼠尾草精油、雪松精油喷洒在足底和滴入扩香器。

- 在下午，她可以喝柠檬水补充水分，减弱食欲。

- 推荐每日补充多种维生素、300 毫克甘氨酸镁、40 毫克黑升麻（Black Cohosh）提取物，饮用含 1 000 毫克玛卡（Maca，即印加萝卜）提取物的健康果蔬奶昔，摄入植物雌激素[①]复合物。
- 实施"14 天拯救计划"可以帮助她调节血糖水平并促进新陈代谢。

在 3 周的时间内，克里斯廷出现潮热的次数明显减少，而且她每晚都能安稳地睡上 7 小时。通过实施"14 天拯救计划"，她的体重成功减轻了 7 磅（约 3.2 千克），并且不再需要依靠甜食来熬过 12 小时的值班。

2 个月后，克里斯廷告诉我，在这期间她只出现过 3 次潮热。"我喜欢这种能够睡一整晚的感觉，我觉得自己对新陈代谢和荷尔蒙平衡控制得更好了。"她说，"精油对控制我在下午 4 点的食欲，以及唤醒缺乏活力的大脑极有效。这令人难以置信。"

严选复方精油配方

扩香式复方精油配方

"维护荷尔蒙平衡"扩香式复方精油

○ 2 滴快乐鼠尾草精油

○ 1 滴天竺葵精油

○ 1 滴依兰依兰精油

---

① 植物雌激素：植物中具有弱雌激素作用的化合物，通过与类固醇雌激素受体以低亲和度结合而发挥弱的雌激素样效应。其分子结构与哺乳动物的雌激素结构相似，在治疗与激素相关的疾病时作用广泛。——译者注

"情绪放松"扩香式复方精油

- ○ 2 滴天竺葵精油
- ○ 2 滴柠檬草精油
- ○ 2 滴依兰依兰精油

"改善和平衡"扩香式复方精油

- ○ 2 滴快乐鼠尾草精油
- ○ 2 滴葡萄柚精油
- ○ 4 滴橙花精油

身体香氛喷雾配方

"清凉"复方精油喷雾

- ○ 8 滴快乐鼠尾草精油
- ○ 6 滴天竺葵精油
- ○ 6 滴欧薄荷精油
- ○ ¼ 杯金缕梅纯露

将以上精油滴入容量为 2 盎司（约 59.1 毫升）的玻璃喷雾瓶，并加满金缕梅纯露。盖上瓶子并摇匀。使用时，喷在颈部、肩部和任何因压力荷尔蒙发热的区域。

局部涂抹式滚珠瓶复方精油配方

"调节荷尔蒙平衡"滚珠瓶复方精油

- ○ 10 滴快乐鼠尾草精油
- ○ 7 滴薰衣草精油
- ○ 5 滴天竺葵精油

○ 4 滴佛手柑精油

○ 4 滴依兰依兰精油

○ 你选择的基底油

将以上精油滴入容量为 10 毫升的玻璃滚珠瓶，并加满你选择的基底油。把滚珠卡回去，轻轻摇晃使精油混合。使用时，每天在腹部、卵巢上方，以及脉搏点（耳后、手腕、脚踝，以及心脏上方）周围滚动 2~3 次。

"每月按摩"滚珠瓶复方精油

○ 10 滴薰衣草精油

○ 8 滴快乐鼠尾草精油

○ 4 滴罗马洋甘菊精油

○ 4 滴依兰依兰精油

○ 你选择的基底油

将以上精油滴入容量为 10 毫升的玻璃滚珠瓶，并加满你选择的基底油。把滚珠卡回去，轻轻摇晃使精油混合。使用时，根据需要在腹部滚动。

"零压力按摩"滚珠瓶复方精油

○ 10 滴薰衣草精油

○ 10 滴快乐鼠尾草精油

○ 5 滴欧薄荷精油

○ 你选择的基底油

将以上精油滴入容量为 10 毫升的玻璃滚珠瓶，并加满你选择的基底油。把滚珠卡回去，轻轻摇晃使精油混合。使用时，在肩膀、太阳穴、颈后、手腕和脚踝上滚动，慢慢按摩。也可以将精油滴在掌心，双掌揉搓后呈杯状盖住口鼻，然后深吸一口气。

淋浴/浸浴用品配方

基础精油浴盐

o 8~10 滴你喜欢的单方精油（推荐的单方精油：快乐鼠尾草精油、乳香精油、薰衣草精油、罗马洋甘菊精油、依兰依兰精油）或以下复方精油之一

o 1 杯海盐

o 1 杯浴盐或镁盐

o ½ 杯优质小苏打

将精油滴入干燥的其他原料中，然后倒入水中搅动，使混合物溶解，享受温水浴。

"放松和减压"复方精油

o 3 滴薰衣草精油

o 3 滴雪松精油

o 2 滴快乐鼠尾草精油

"舒缓经前期综合征"复方精油

o 2 滴快乐鼠尾草精油

o 1 滴罗马洋甘菊精油

o 1 滴天竺葵精油

o 1 滴薰衣草精油

有益于女性荷尔蒙平衡的补充剂成分

服用补充剂对维持女性荷尔蒙平衡特别有帮助，尤其是在正确服用的前

提下。因此，请务必与你信任的医生或专业人员讨论该话题。虽然你可能不需要一直服用含有以下成分的补充剂，但我建议至少尝试连续服用 3 个月你所需要的补充剂，看看你的身体状态有无改善，然后与医生讨论是否继续服用。

印度人参、红景天。服用这两种草药已被证明有助于提升活力，同时有效提升肾上腺功能和对抗疲劳。作为适应性草本植物，它们可以激励身体自发地对抗压力源，它们的恢复特性可以让身心恢复活力。服用它们对整体健康还有许多好处，包括提升免疫力、提升消耗脂肪的能力，以及改善荷尔蒙和整体状态的平衡。

复合 B 族维生素（维生素 B_1、维生素 B_2、维生素 B_3、维生素 B_6、维生素 B_{12}）。作为调节性欲的主要营养素（尤其是在绝经后），补充这些维生素对维持性器官的健康、所有重要的身体机能来说都是必不可少的。补充复合 B 族维生素可让肾上腺保持分泌性激素以及让荷尔蒙正常分泌，减轻与荷尔蒙失衡相关的症状，包括头痛、疲劳、经前期综合征和阴道干燥。

黑升麻。这是一种毛茛属植物，印第安人用它来帮助女性分娩和减轻与女性生殖系统相关的症状。研究表明，服用它可以影响血清素受体，并有效减轻潮热、平复情绪。虽然黑升麻所含成分被归为植物雌激素，但其并不对身体发挥雌激素的作用。黑升麻因其安全性和有效性，成为改善经前期综合征和减轻围绝经期综合征的最受欢迎的补充剂之一。服用它还可能有助于预防一系列与女性生殖系统相关的癌症。在 20 世纪 40 年代，欧洲人就开始服用以黑升麻制成的药物——莉芙敏（Remifemin）了。现在的研究表明，为了避免产生潜在的副作用，仅在医生规定的 6 个月内服用黑升麻（而非长期服用）效果最好。

圣洁莓。这种植物生长在地中海，几个世纪以来一直被用于提升黄体酮水平以提升生育能力和增强性欲。它被认为可以调节垂体，促进黄体生成素（Luteinizing Hormone，LH）的释放，减少干扰月经周期的催乳素，同时调节多种不同的神经递质。虽然人们并不确切知道它是如何发挥作用的，但人们知道补充它确实有效，它在非传统的医疗实践中被用于解决与黄体酮水平低相关的生育问题。在德国，它也被广泛用于治疗经前期综合征和解决月经问题。圣洁莓与黑升麻搭配补充可以很好地改善围绝经期和绝经后女性的情绪问题和潮热。

镁元素。它对身体很重要，是 DNA 的组成部分，对神经系统、肌肉系统、生殖系统和心血管系统的正常运转至关重要。它还能通过维持健康的皮质醇水平和保护身体免受毒素和自由基的侵害来维护 HPA 轴的平衡。这反过来有助于增强性欲，提升生育能力，维护生殖系统的健康。补充镁元素对减轻女性荷尔蒙失衡的症状（如经前期综合征）非常有效。推荐剂量为每日 310~400 毫克。

二吲哚甲烷（Diindolemethane，DIM）。这是一种在十字花科蔬菜中发现的植物化学物质，已被证明可以有效减小患受雌激素影响的乳腺癌、宫颈癌和其他癌症的风险。补充二吲哚甲烷还可以优化雌激素代谢，减轻经前期综合征、围绝经期综合征，维护正常的新陈代谢，维持肾上腺的健康，帮助身体合理利用女性荷尔蒙。

啤酒花。植物啤酒花的雌花既可以用来酿造啤酒，也对调节女性荷尔蒙有好处——但你需要的是装在胶囊里的，而不是酒精饮料！啤酒花含有一种强效植物雌激素——8- 异戊烯基柚皮素。鉴于雌激素水平过高非常常见，我不建议每个人都服用啤酒花。但在围绝经期和绝经期期间，当雌激素水平下降时，在医生和专业人士的监督下，服用啤酒花的确会对减轻相关症状有所帮助。服用啤酒花已被证明可以减轻绝经期的血管舒缩症状，如潮热、失眠和疲劳。啤酒花中的植物雌激素可以模仿人体的雌激素来刺激人体分泌黄体酮。它还被证明可以帮助哺乳期的母亲分泌催乳素，促进母亲分泌乳汁。

玛卡。虽然被归为一种草药，但玛卡实际上是秘鲁安第斯山脉一种常见植物的根部，并在那里作为食物食用。其中的成分被发现可以极有效地减轻经前期综合征、维持荷尔蒙平衡、维护生殖系统的健康。

对女性荷尔蒙平衡有益的自我护理仪式

以下是一些改善荷尔蒙平衡简单的方法。你无论处于经期还是围绝经期，都可以试试。

"每月清理"仪式

由于环境中的外源性荷尔蒙和毒素对你有着巨大的影响，我建议你每月对厨房台面、橱柜、个人护理产品和美容产品进行一次清理。我总是在每个月的最后一天清理橱柜或抽屉，以便下个月一开始就拥有一个全新的开始。第十四章中有更多关于如何进行该仪式的信息。

"减压"仪式

你如果还没有开始将它们纳入你每天的日程安排，可以试着做一些第五章中建议的仪式。我强烈建议你找到一种能与自己的内心交流的方式，因为这可以将一个不堪重负、不知所措的女人变成一个目标明确、有能力的女人。

"停下来，好好呼吸"仪式

尝试以深呼吸开始和结束每一天。在你醒来后，第一件事就是做10次腹式深呼吸。闭上眼睛，专注于让你真正感到快乐的事情。这会向你的身体传达一个信息：一切都在掌握之中。这样也会解决压力问题。将此仪式融入上午、下午和就餐的时间，不久之后，它就会成为不需要你额外费力就能完成的习惯。你也可以设置一个每3小时提醒你一次的闹钟，或在就餐前提醒自己。这是一个很棒的仪式，可以消除压力。

"滋养皮肤"仪式

作为身体最大的器官，皮肤每天都需要额外的呵护，特别是按摩、泡澡、深层保湿、精油淋浴护理和精油蒸汽面部护理。我最爱的护理方式之一是干刷皮肤，它可以促进血液循环，刺激淋巴系统，帮助身体排除毒素（如那些讨厌的环境毒素和外源性雌激素），并让皮肤再次焕发光彩。

"深层精油护理"仪式

在你感到痉挛、紧张、肌肉酸痛或有其他类型的内部不适时，有一种神奇的方法可以让你放松下来。这个方法就是用一条温热、潮湿的毛巾敷在涂抹精油的部位并按摩。这样可以将精油的有效成分"推入"身体，同时为你创造芳香的氛围。

第十章

性欲问题

讨论这个话题会让你害羞吗？我这么问是因为我会。但是现在，请让我们开诚布公地来谈谈性和性欲弱。

从很小的时候起，我就因为荷尔蒙失衡而性欲弱。从我 18 岁开始吃避孕药开始，我就一直饱受这种折磨。然而，我一直认为性欲弱是正常的，并且试图强迫自己享受性爱。但这个过程很痛苦，甚至和性本身毫无关联。老实说，多年来我一直因为这件事很崩溃。我感到非常尴尬、羞愧、不知所措和孤独。我的意思是，我能和谁谈论这个？我母亲？我的朋友们？我不跟她们聊这个话题，更不跟我的伴侣聊。我只是把它藏在心里，继续在混乱的生活中勇敢前进，假装自己的性生活很正常。然而，我知道这并不是真的。

当时我没有意识到的是，我的性欲弱主要是荷尔蒙失衡和服用避孕药造成的。当然，女性性欲弱可能还有其他原因，例如患病或接受药物治疗，但对大多数女性来说，这是荷尔蒙失衡引起。这意味着拥有最好的亲密关系和最体贴的另一半也无法解决这个问题。是荷尔蒙，亲爱的，性欲弱是荷尔蒙的问题。

这是否意味着亲密关系对性欲没有影响？当然有影响。一对伴侣的性能量，以及他们的亲密程度和情感层面的联系，最能强有力地保持性欲和性功能的健康。稳固的关系能让你专注于解决这个问题——你应该与你的伴侣沟通，向对方倾诉你为什么可能看起来没有准备好进行性爱。谢天谢地，我有一个了不起的男人来与我一起分享我的世界。他让我能够坦诚面对性欲问题的亲密关系。

社会对女性性欲的看法早就应该彻底改变了。电影和电视节目延续了对女性的刻板印象，一方面认为女性要么是冷漠的、拘谨的，要么是怎么都无法满足性欲的"小野猫"，另一方面认为男人是性感的、浪漫的卡萨诺瓦（追寻女色的风流才子），用不可抗拒的信息素和迷人的甜言蜜语让女人神魂颠倒，男性的问题是可能纵欲过度。当然，这一切在现实生活中都不是真的。现在，是时候让女性了解荷尔蒙失衡会影响世界上的大多数人——甚至是男性了。并不是只有你一个人在经受荷尔蒙失衡的痛苦。

性是人们所能拥有的最大乐趣之一。性生活可以减轻慢性压力，帮助你入睡，同时抗衰老。它还能以快乐的方式燃烧热量。它以最亲密的方式将你与你的伴侣联系起来。它应该总是充满欢乐和令人惊叹的。精油可以增强你的性欲，让你拥有健康的性生活，让你能够真正地享受其中的愉悦。

性欲减弱的原因

在女性体内，比起雌性荷尔蒙，雄性荷尔蒙（也被称为雄激素类[①]）的水平要低得多。女性体内主要的雄性荷尔蒙是睾酮，它对调节性欲发挥着重要的作用——而它在女性 25 岁左右的时候就开始下降了，而非在 20 多年后的围绝经期。再加上女性的身体承受着慢性压力，维持生殖系统运转的能量减少，生殖系统功能受到抑制就可能发展成真正的难题：雌激素或睾酮的水平过高会引起多囊卵巢综合征等问题。此外，肾上腺疲劳、甲状腺问题、服用药物、摄入酒精、吸烟和疲劳也会导致性欲减弱。

围绝经期真正来临之时，女性通常会性欲减弱，但女性往往会默默承

[①]　雄激素类：天然雄激素和合成雄激素化合物的总称。——译者注

受，暗自神伤，不采取任何补救措施。因为女性认为这是一件自然而然的事情，或数次被告知这只是生活的一部分。然而事实并非如此！

　　研究表明，处于围绝经期和绝经期的女性最大的困扰是性欲减弱、阴道干燥和无法达到性高潮。如果继续忽视荷尔蒙失衡的症状，你就失去了一个主动呵护自身健康的机会。是时候取回掌控自身健康的主动权了。

与性欲问题相关的荷尔蒙

皮质醇

　　压力大会导致身体进入生存模式，使肾上腺分泌皮质醇并传达"现在不是进行亲密活动的好时机"的信号。失衡的生殖系统无法分泌适量的雌激素和睾酮来保持健康的性欲，从而使身体将保持性欲"搁置"在一旁，转而维持对生存更有利的身体机能。

黄体酮

　　如第九章所述，黄体酮水平低会出现许多症状。性欲减弱和阴道干燥就是其中两种。

睾酮

　　水平正常的睾酮会触发下丘脑的反应，为性行为的发生做好准备。人体内一半的睾酮都来自雄激素、脱氢表雄酮和雄烯二酮，后三者都是由肾上腺和卵巢分泌的。然而，在围绝经期，睾酮水平已经下降到了生育期的一半，并且这种下降会一直持续到绝经期。在这期间，卵巢仍然会分泌睾酮，但分泌量会减少。睾酮水平降低，性欲也会减弱。

　　女性在补充睾酮时面临的最大问题是同时服用口服避孕药。服用避孕药会提高球蛋白水平，从而减少身体可用的游离睾酮——偷走身体所需的睾酮，导致性欲减弱、阴道干燥，使女性在进行性行为时不愉快。如果你正在服用避孕药，我强烈建议你咨询值得信赖的医生，以得出安全可靠的治疗方案。

性欲问题的触发因素

不仅荷尔蒙对调节性欲发挥着强大的作用，你的情绪也会影响性欲。我的许多女性病人都强迫自己接受令自己不满意的性行为，因为她们觉得自己有义务取悦伴侣，即使这难以忍受。有些人甚至承认，她们享受更进一步的亲密行为，但最初的一步是她们最难克服的障碍。不过，通常情况是我了解到她们因为性欲减弱，以及与性相关的负面经历，而对性产生抗拒和一些不良反应。

身体问题可能使女性感到羞耻、紧张或只是单纯地觉得自己不够性感。体重变化、皮肤皱纹、胸部下垂和分娩会引起很严重的焦虑感。当你对自己不再感到满意，并且感觉无法对伴侣坦诚、表现出脆弱时，每一次尝试进行亲密行为都会感觉像经历人生中第一次性爱一样困难。

恐惧也可能是原因之一，因为许多女性发现自己因为太紧张而无法告诉伴侣她们真正想要的性爱方式或无法指导伴侣帮助她们达到性高潮。一些女性缺乏对解剖学的基本了解，不知道自己的性敏感区在哪里，而另一些女性则对应该如何进行性行为有误解。部分媒体对性的不切实际的描述也使人们对性的理解与事实产生了巨大的偏差。大多数人都知道如何避孕和性交开始后会发生什么，但缺乏对中间过程——铺垫和前戏——的了解。有时直接说"不"比与伴侣一起努力获得令人满意的性生活更容易。

你永远不应该因为不想发生性关系而感到压力大或内疚。除了进行真正的性交，你和伴侣还有很多其他表达爱的选择，比如爱抚、拥抱、相互按摩。我建议你与你的伴侣一起尝试这些方式，以建立相互信任的亲密关系。在朝着进行性交这个自然的活动努力的过程中，你们甚至可能发现一些让你们都感到愉悦的事情。让你的身体为这个活动做好准备，让你的身体产生天然的润滑剂，以确保你们都能够舒服地进行这种亲密行为。顺利进入下一步的前提是相互沟通、理解和尊重。

无论你的性欲强弱，情绪都会极大地影响你对性行为的满意程度。精油可以让你感到舒适、放松并保持足够的精力。但在愉快地享受性生活之前，你需要消除荷尔蒙失衡。

如何用精油增强性欲？

精油具有强大的芳香特性，可影响大脑边缘系统[①]，并直接连接到能够让你放松并享受性高潮的"快乐中心"。因此，精油是解决性欲问题的理想解决方案。精油通过刺激垂体（内分泌的主要腺体）以确保激发保持适当性欲所需的荷尔蒙。

每个人都值得享受性爱。渴望它、感受它、期待它——这些都是正常的。学会表达你的欲望，并与你的伴侣亲密交流，这些积极的措施都有助于恢复你的性欲。我希望你不要再把性爱当成一种义务，而开始将其视为一种对生活的笃定、让你感到愉悦的方式、提升亲密感的冒险。

几个世纪以来，精油一直被用来帮助放松和增强感官上的享受。它们能令你"性致勃勃"且看起来性感迷人。吸嗅并涂抹它们就像用美丽的饰物装饰自己，而且它们确实有效。

---

① 边缘系统：大脑边缘叶及海马等一系列古、旧皮质和相关皮质下结构，包括隔区、杏仁核、丘脑前核、下丘脑等，是调节情感、内脏功能的中枢。——译者注

严选单方精油

快乐鼠尾草精油

功效

- 放松和舒缓身心，同时稳定你的状态。

- 有助于减轻压力并让你的身心平静。

- 常用于刺激性能量和增强性欲。

香薰用法

- 取 3~4 滴，滴入扩香器。

- 直接对着精油瓶瓶口深呼吸。

局部涂抹用法

- 取 1~2 滴，用基底油稀释，涂抹于脉搏点，也可在全天或与伴侣亲密接触前作为香水使用。

- 取 2~3 滴，与 ½ 杯浴盐混合并溶解在水中，享受温水浴。可添加天竺葵精油或茉莉精油以获得更大的增强性欲的效果。

- 取 1~2 滴，用你喜欢的基底油稀释，作为进行亲密接触前的按摩油。

天竺葵精油

功效

- 平复情绪，同时自然地减轻压力。

- 提升幸福感和被爱的感觉，同时放松身心。

香薰用法

- 取 3~4 滴，滴入扩香器。

- 取 10 滴，滴入容量为 2 盎司（约 59.1 毫升）的喷雾瓶并喷洒在床上用品上，为进一步发展你与伴侣的亲密关系做好准备。

局部涂抹用法

- 取 1~2 滴，用你喜欢的基底油稀释，涂抹于皮肤并按摩。

- 在温水浴或淋浴后使用，将天竺葵精油和基底油以 1 : 1 的比例混合，涂抹于皮肤并按摩。

茉莉精油

功效

- 舒缓和安抚身心。

- 增强信心，增强性的感官享受和兴奋感。

- 缓解疲劳并振奋情绪，让你感到乐观，消除恐惧感。

香薰用法

- 取 3~4 滴，在亲密的夜晚，滴入扩香器。

- 取 10~15 滴，滴入容量为 2 盎司（约 59.1 毫升）的玻璃喷雾瓶中，在进行亲密行为之前喷洒在床上用品上。

局部涂抹用法

- 取 1~2 滴，用你喜欢的基底油稀释，涂抹于脉搏点。

- 取 1~2 滴，用你喜欢的基底油稀释，涂抹于足底。

橙花精油

功效

- 刺激性欲，并减轻压抑感。

- 缓解与绝经期相关的症状。

- 镇静身心，减轻压力和焦虑感。

香薰用法

- 直接对着精油瓶瓶口深呼吸。

- 滴在掌心，双掌相互揉搓后呈杯状盖住口鼻，然后深深地吸气数次。

局部涂抹用法

- 取 1~2 滴，用你喜欢的基底油稀释，涂抹于性敏感区并按摩。可以添加薰衣草精油或依兰依兰精油以获得更强烈的体验。
- 取 1~2 滴，用你喜欢的基底油稀释，涂抹于脉搏点。

玫瑰精油

功效

- 改善情绪并减轻抑郁感。
- 刺激性欲。

香薰用法

- 取 2~3 滴，滴入扩香器。
- 取 5 滴，滴入容量为 2 盎司（约 59.1 毫升）的玻璃喷雾瓶中，在进行亲密行为之前喷洒在床上用品上。

局部涂抹用法

- 取 1~2 滴，用你喜欢的基底油稀释，涂抹于脉搏点，尤其是心脏部位。
- 取 1~2 滴，与 ½ 杯浴盐混合并溶解在水中，独自享受温水浴或邀请你的伴侣一起享受。

檀香精油

功效

- 极有效地增强性欲。
- 改善荷尔蒙平衡和情绪。
- 减轻与亲密关系相关的焦虑感。

香薰用法

- 取 2~3 滴，滴入扩香器。
- 在床上用品上滴 1 滴。

局部涂抹用法

- 取 1~2 滴，用你喜欢的基底油稀释，涂抹于脉搏点。
- 取 1~2 滴，用你喜欢的基底油稀释，涂抹于性敏感区并按摩。

依兰依兰精油

功效

- 增强感官享受和性欲。
- 平复情绪，同时提升亲密度。

香薰用法

- 取 3~4 滴，滴入扩香器。
- 取 10 滴，滴入容量为 2 盎司（约 59.1 毫升）的玻璃喷雾瓶中，并加满水。使用时喷洒在卧室和床上用品上。

局部涂抹用法

- 取 2~3 滴，与 ½ 杯浴盐混合并溶解在水中，享受温水浴。
- 取 1~2 滴，用你喜欢的基底油稀释，涂抹于感觉紧绷的肌肉部位并按摩。

雪莉的故事

雪莉，一位 43 岁的五年级教师，有两个在读大学的孩子。她来找我是因为经前期综合征。在临近经期开始时，她经常浮肿，而且她在经期的出血量比正常情况更多。在与学生们度过了漫长的一天之后，她已完全没有精力去运动，更别提她还饱受情绪波动大的困扰。她性欲减弱，情绪阴晴不定，对夫妻关系产生了不利影响。

雪莉表现出黄体酮水平低和长期承受慢性压力的症状。我的建议如下。

- 每周任意 3 天进行冥想时使用有减轻压力效果的复方精油（内含

快乐鼠尾草精油、薰衣草精油和佛手柑精油），以减轻压力对荷尔蒙平衡产生的消极影响。

- 在下午使用葡萄柚精油和生姜精油来补充能量和抑制食欲。

- 每周使用有增添"性致"效果的复方精油（内含檀香精油、橙花精油和依兰依兰精油）进行 1 次按摩。

- 通过专注于品味美味餐点，尤其是早餐和零食，来减少糖的摄入量。

- 用抹茶拿铁或马黛茶代替咖啡。

- 推荐每日补充复合 B 族维生素、500 毫克圣洁莓提取物、1 500 毫克玛卡提取物、600 毫克柠檬酸钙和 300 毫克甘氨酸镁，饮用健康果蔬奶昔，以改善情绪、荷尔蒙平衡和提升活力。

- 每月做 2 次精油按摩，在夜间通过放松的沐浴和复方精油扩香更好地进入享受性爱的状态。

在 4 周内，雪莉在经期前出现浮肿和情绪波动大的情况减轻了。她的体重在黄体期（月经周期之前）稳定了下来。她有了更多的精力，可以进行每周 3 次，每次 30 分钟的运动。她甚至瘦了 5 磅（约 2.3 千克）。当我问她对自我护理仪式有什么感受时，她回答道："进行晨间自我护理仪式是我生活中最美妙的事。我一整天都感到比从前更加平静，可以从容优雅地应对那些压力大的时刻。我现在和丈夫在一起的时间更多了，因为我们都喜欢使用精油来让亲密关系更加紧密。"

严选复方精油配方

扩香式复方精油配方

"简单，舒缓"扩香式复方精油

- 2滴橙花精油
- 2滴茉莉精油
- 2滴依兰依兰精油

"进入状态"扩香式复方精油

- 2滴橙花精油
- 2滴薰衣草精油
- 1滴檀香精油
- 1滴依兰依兰精油

"令人兴奋的夜晚"扩香式复方精油

- 2滴檀香精油
- 2滴快乐鼠尾草精油
- 2滴天竺葵精油

室内香氛喷雾配方

"点燃欲火"复方精油喷雾

- 6滴檀香精油
- 4滴依兰依兰精油
- 3滴天竺葵精油

○ 2 滴橙花精油

○ ¼ 杯蒸馏水

将以上精油滴入容量为 2 盎司（约 59.1 毫升）的玻璃喷雾瓶，并加满蒸馏水。盖上瓶子并摇匀。睡前摇匀并喷洒在枕头、被子上和空气中。

局部涂抹式滚珠瓶复方精油配方

"享受激情"滚珠瓶复方精油

○ 10 滴快乐鼠尾草精油

○ 8 滴依兰依兰精油

○ 5 滴橙花或玫瑰精油

○ 你选择的基底油

将以上精油滴入容量为 10 毫升的玻璃滚珠瓶，并加满你选择的基底油。把滚珠卡回去，轻轻摇晃使精油混合。使用时，涂抹于脉搏点和心脏上方，以增强感官享受，让你做好进行亲密行为的准备。

"增强感官享受"滚珠瓶复方精油

○ 3 滴檀香精油

○ 3 滴天竺葵精油

○ 3 滴依兰依兰精油

○ 3 滴快乐鼠尾草精油

○ 你选择的基底油

将以上精油滴入容量为 10 毫升的玻璃滚珠瓶，并加满你选择的基底油。把滚珠卡回去，轻轻摇晃使精油混合。使用时，涂抹于脉搏点（如心脏处）。

"爱情魔药"滚珠瓶复方精油

○ 6 滴茉莉精油

○ 6 滴玫瑰精油

○ 6 滴依兰依兰精油

○ 你选择的基底油

将以上精油滴入容量为 10 毫升的玻璃滚珠瓶，并加满你选择的基底油。把滚珠卡回去，轻轻摇晃使精油混合。使用时，涂抹于脉搏点，尤其是耳后和肩部下方。

身体按摩油配方

"感官轻触"按摩油

○ 3 滴依兰依兰精油

○ 2 滴茉莉精油

○ 1 茶匙基底油（荷荷巴油、甜杏仁油或分馏椰子油）

将以上精油滴入基底油中，涂抹于皮肤并轻轻按摩。

"从膝盖至大腿"按摩油

○ 2 滴快乐鼠尾草精油

○ 2 滴薰衣草精油

○ 1 滴依兰依兰精油

○ 1 茶匙基底油（荷荷巴油、甜杏仁油或分馏椰子油）

将以上精油滴入基底油中，涂抹于皮肤并轻轻按摩。

"增添情趣"按摩油

○ 2 滴檀香精油

○ 1 滴肉桂精油

○ 2 滴野橙精油

○ 1 茶匙基底油（荷荷巴油、甜杏仁油或分馏椰子油）

将以上精油滴入基底油中，涂抹于皮肤并轻轻按摩。

淋浴 / 浸浴用品配方

"浪漫情侣"复方精油浴盐

○ ¼ 杯浴盐

○ 2 滴快乐鼠尾草精油

○ 2 滴天竺葵精油

○ 1 滴依兰依兰精油

将浴盐溶解在水中，并滴入以上精油，享受温水浴。

增强性欲的自我护理仪式

请记住，每个人都是不同的。因此，你需要尝试各种不同的增强性欲的仪式，才能找到最适合你的——这没有你以为的"随机进行一种仪式，奇迹就会诞生"那么容易。坚持和保持一种仪式一段时间是最重要的。不要轻易放弃！你值得拥有更好的自己！

"专注呼吸"仪式

呼吸仪式是我最喜欢的增强性欲的仪式之一。实际上，它也是最简单的仪式之一。使用你最喜欢的镇静、减轻焦虑或减轻压力的精油并深呼吸。这能让你更沉浸于唤醒欲望或改善情绪的仪式，让你释放自我，享受愉悦的亲密行为。

"大腿处的依兰依兰精油"仪式

在我和母亲谈论精油和性欲时,她眨眨眼并与我分享:"只需要将依兰依兰精油涂在你的'依兰依兰'上。"我笑了,因为我们都知道依兰依兰精油在增强性欲方面可以发挥出强大的效果。

每当听到"新婚",我就会想到依兰依兰,因为它艳丽的黄色花朵曾被用作婚礼仪式的传统装饰,也能装点夫妇一起度过新婚之夜的卧室。一种简单的晚间仪式或进行亲密行为前的准备仪式,包括以1:1的比例用基底油稀释依兰依兰精油,然后将其涂抹于大腿内侧并按摩。从膝盖处开始,缓慢地以画圈的方式向上按摩,边按摩边闭上眼睛,同时吸入令人陶醉的香气并专注于你渴望的对象。你一旦在这种仪式中感到更加自在,就可以邀请伴侣参与下一步的感官体验。

"亲密按摩"仪式

对大多数女性来说,伴侣的触摸带来的温暖、舒适的感觉会促进身体释放更多的催产素(又称"拥抱"荷尔蒙)。由于皮肤是最大的器官,所以触摸引发的情绪和身体反应会格外强烈。而按摩则可以帮助你释放对亲密关系的恐惧感和深深的焦虑感。

我建议你在使用本章提到的复方精油之前尝试使用一些单方精油。你可以在独自一人的时候直面你最容易紧张的亲密环节,用香气帮助自己放松。在你认为合适的时候,可以邀请你的伴侣加入,一起享受精油带来的乐趣,并降低期望,把你们的目标设定为只是单纯提供或接受按摩——仅此而已。

此外,你需要知道,精油按摩有时会导致情绪爆发,因此你很可能发现自己哭了起来甚至有些情绪化。不要害怕——释放被压抑的情绪并让身体恢复平衡是一件好事。我喜欢记录自己在尝试使用新的精油时的反应——它们引起的反应可能不在我的预期之内。用一本小日记记载你使用精油的情况,以便你回溯你对某些精油产生的情绪反应。

"黑巧克力冥想"仪式

尽管许多人喜欢在晚上放松一下，小酌一杯让自己进入夜间的状态，但实际上这会对保持性欲产生不利的影响，会延迟情绪和身体响应刺激的时间，使你无法在与伴侣交流或进行亲密行为时即时做出反应。更糟糕的是，摄入酒精不仅会使人脱水，阻碍阴道润滑剂的产生，还会降低睾酮水平，使你无法达到性高潮。

但是，黑巧克力与酒精不同。黑巧克力在你冥想时逐渐融化，会让你专注于享受口中丝滑的感觉，同时为亲密酝酿好心情。黑巧克力有催情的功效，含有两种有助于你心情愉快的特殊化合物：苯乙胺和色氨酸。苯乙胺是人们在坠入爱河时大脑会释放的化合物。色氨酸是血清素的前身，而血清素是一种与快乐和性兴奋相关的大脑化学物质。在你专心体会亲密时光的幸福时，让黑巧克力的味道渗透你的味蕾，提振你的性欲，改善你的情绪。

"私人时间"仪式

虽然乍一听可能很荒谬，但你可能需要安排一些时间留给自己。每周选择一个固定的时间段作为私人时间，这样更有利于你将注意力集中在提高性能量和增强性欲上。

起初，这可以是你一个人独处的时间，你可以专注于满足自己的欲望和需求，并寻找你是否有情绪上的恐惧感或感到身体有某种限制使你无法享受亲密行为。你可以使用精油来减轻压力并改善情绪和身体健康。

接下来，你可以邀请你的伴侣参与进来，确定一个固定的约会时间。试着让它成为你们专属和私密的时间，有孩子的夫妇最好请个保姆在这时照顾孩子！关掉电子设备，锁上门，在卧室门口检查是否有扰乱你心绪的

"禁忌物品"。

对超级忙碌和精疲力竭的夫妇来说，这是一件非常重要的事情——这些都是我从经验中得来的，我有时就是这种人。我必须和丈夫约个时间在一起，否则我们都太忙了，根本顾不上约会。相信我，私人时间可以是亲密时间，也可以是性爱时间！

瑜伽仪式

如果你发现剧烈的体能训练不适合你，或想在正常运动之外做一些轻柔的运动来获得更多的益处，那么我强烈建议你练瑜伽。你可以使用多种精油来增强练习效果。请试着在练瑜伽的过程中将它们滴入扩香器，并在练瑜伽前后将它们涂抹于脉搏点。此外，以下几种姿势可以保护女性的身体，并有助于增强亲密行为中所需肌肉的力量和柔韧性。

- 若要减轻髋屈肌的紧绷感，同时增加柔韧性，请尝试鸽子式和（或）蜥蜴式。
- 若要加强骨盆底，改善与性高潮有关的肌肉的力量，请尝试桥式。
- 若要酝酿性欲，并在释放压力的同时伸展整个身体，请尝试一种重要的瑜伽姿势——下犬式。
- 若要减轻围绝经期综合征症状，请尝试女神式。
- 若要促进循环并刺激卵巢，同时提升性交时所需的肌肉力量，请尝试束角式。

第十一章

情绪问题

在美国，女性被诊断出患有情绪障碍的概率是男性的 2 倍。虽然人们不完全清楚原因，但是我基于多年来自己的经验得出了一个结论——当女性把所有的重担都揽在自己身上，并试图达到每个人对她抱有的期望时，女性就需要为灾难的降临做好准备。慢性压力导致的荷尔蒙失衡，通常会伴随疏于照顾自己和不良的生活习惯。女性牺牲自己不就是想过好生活吗？但结果适得其反。照顾好自己必须成为女性生活中的优先事项；我们如果不照顾好自己，又如何以最好的状态面对所有依赖我们的人？

芳香疗法领域中被研究得最多的就是精油对情绪的影响，科学家们因此得知使用精油有助于改善情绪。我从中学到的是管理好自己的情绪是拥有幸福生活和获得成功的关键。世界上没有灵丹妙药可以治愈情感创伤。在评估病人是否真的需要服用抗抑郁药物和其他改善情绪的药物之前，医生不能随意给病人开这些药物。而被诊断出患有情绪障碍并服用抗抑郁药物也无法帮助你重新奠定好好生活的基础。

很多女性来找我，正是因为她们不想服用抗抑郁药；她们受够了这种药物的副作用，并且感到十分沮丧。她们想要一个天然的替代方案。她们问我精油是否可以治愈情绪障碍，我告诉她们："不，它们不能——但它们肯定可以在一定程度上有所帮助，尤其是在你面临的问题实际上不是情绪障碍，而是由慢性压力、围绝经期综合征、肠道健康受损、不良生活方式等因素共同引起的荷尔蒙失衡时。"平衡荷尔蒙可以减轻抑郁感和焦虑感，还可以减轻与情绪问题相关的不堪重负的感觉。

出现情绪问题的原因

根据临床经验，我发现了情绪问题的 3 个主要诱因：慢性压力、睡眠不足和荷尔蒙失衡。保持神经递质和荷尔蒙的健康平衡就是保持情绪和状态良好。这可以通过健康的饮食、均衡的营养、充足的运动、及时的压力管理、良好的睡眠习惯和减少毒素暴露实现。使用精油有助于平衡情绪以及其他身体系统。

慢性压力对情绪问题的影响最突出，因为慢性压力会导致皮质醇水平升高。如果任其发展，你就会感到不堪重负，焦虑感也会随时降临并影响你对周遭环境的反应。慢性压力还会暂时"关闭"消化系统，由于一部分血清素是肠道（身体的第二大脑）分泌的，所以暂时"关闭"消化系统无疑会影响情绪健康。

与情绪问题相关的荷尔蒙

在月经周期的某个特定时间，或在围绝经期和绝经期女性荷尔蒙水平下降时，某些消极状态和情绪是由荷尔蒙驱动的。请记住，每个人都有着独一无二的基因、经历、个性和生活方式；除了这些，每个人的情绪还和社会心理因素、环境因素、生理因素直接相关。没有一种方案能解决所有人的问题，学会认识自己身体发出的信号（尤其在使用精油后），将有助于你养成有益于维持荷尔蒙平衡的生活方式。

以下荷尔蒙对你的情绪变化有着重要的影响。

雌激素。雌激素的水平会随着月经周期阶段的变化而波动，而这会影响情绪。它可以提高血清素的水平，同时平衡血清素和其他神经递质的比例。

黄体酮。只要黄体酮水平与雌激素水平保持平衡，你的情绪就不会受到较大的影响。黄体酮具有镇静作用，可以减轻焦虑感和抑郁感。

皮质醇。你已经知道皮质醇过多会对身体造成什么影响了。长期感到担忧、焦虑和压力大会侵蚀你，使你无法达到你本可以达到的目标。遭遇某些创伤性事件或患有某些精神疾病，都可能使你感到不堪重负。

"3P"因素：经前期综合征（Premenstrual Syndrome）、经前焦虑症（Premenstrual dysphoric disorder）和围绝经期（Perimenopause）

虽然经前期综合征通常被认为是女性经期之前情绪波动大，但其症状可能根据身体的整体状态被划分为从轻微到严重的多个等级。任何在经期之前出现的症状都可以被视为经前期综合征的一部分。大多数女性认为某些症状——痉挛、头痛、乳房胀痛——是月经周期中的正常现象，并且将情绪问题视作主要诱因。情绪波动的幅度可能是轻微的易怒、感到焦虑，也可能是严重的惊恐发作和感到抑郁、愤怒。一些关于经前期综合征的尖锐评论可能使你产生极大的内疚感和自我厌恶，会使症状更严重。你需要尽快调节身体状态，否则你在围绝经期可能更难受。

经前焦虑症使女性处于身心衰弱的抑郁状态，并且会使女性在每个月都出现情绪问题。感到极度绝望、不堪重负、情绪波动大、烦躁甚至愤怒，以及产生扰乱正常活动的过度焦虑感和紧张感，都是经前焦虑症的症状。与其他由荷尔蒙失衡引起的问题一样，我发现病人可以通过调整生活方式来缓解这些使人身心衰弱的症状。健康的饮食、均衡的营养、充足的运动、及时的压力管理、良好的睡眠习惯可以让你的整个身体系统焕然一新，帮助身体进行自我修复。精油可能正是实现这种转变的关键。

在围绝经期，雌激素和黄体酮的水平下降会导致荷尔蒙失衡，从而引发惊恐发作，感到情绪波动大、焦虑和抑郁。忽视这些症状反而会把它们带入绝经期。你应该咨询值得信赖的医生，并确定改善情绪健康的天然方案。"重置"生活方式、进行一些自我护理仪式和使用精油是保持情绪健康的基本组成部分！

芳香疗法背后的科学原理

精油根据其主要成分，可以通过三种方式改善情绪：振奋/激励、镇静/舒缓、安定/平衡。作为一名科研人员，我来为你介绍一下让精油成为影响情绪的神奇工具的化学成分。

单萜类，例如柠檬烯、α-蒎烯、萜品烯和伞花烃，可以振奋和激励身心来极大地影响你的状态。含有柠檬烯等单萜类成分的舒缓精油包括黑胡椒精油（Black Pepper）、绿薄荷精油和莳萝精油，令人感到振奋的柑橘类精油包括佛手柑精油、野橙精油、蜜柑精油、葡萄柚精油、柠檬精油和青柠精油。α-蒎烯以其良好的修复能力而闻名，含α-蒎烯的精油包括乳香精油、杜松浆果精油、永久花精油（Helichrysum）、丝柏精油和迷迭香精油。

倍半萜，例如石竹烯、姜烯和α-雪松烯，对舒缓情绪有奇效，可以促进情绪稳定和头脑清醒。在香根草、古巴香脂、香蜂花和依兰花（即鹰爪花）中发现的石竹烯可以减轻疲惫感，姜中的姜烯和雪松中的α-雪松烯也能如此。

醇类，例如檀香醇、芳樟醇、香叶醇和薄荷脑，属于净化、镇静和安定类的成分，可以稳定你的情绪和状态。薄荷脑可以激发积极情绪，这就是薄荷精油的魅力所在。在天竺葵和玫瑰中发现的香叶醇具有镇静身心的特性，而在香菜、香菜、罗勒、薰衣草、苦橙叶（Petitgrain）、快乐鼠尾草和佛手柑中发现的芳樟醇，也具有净化和镇静的作用。更能稳定情绪的精油是含有檀香酚（檀香精油）、雪松醇（雪松精油）和广藿香醇（广藿香精油）的精油。

醛类，例如肉桂醛、香叶醛、橙花醛，可以安定情绪、保护身心。肉桂精油和桂皮精油等安定类精油含有肉桂醛，而舒缓的香蜂花精油和柠檬草精油则主要含有香叶醛和橙花醛。

酮类，例如香芹酮（留兰香精油）、莰酮和薄荷酮，可以舒缓情绪并帮助你集中注意力。欧薄荷精油含有薄荷酮，可以改善情绪。莳萝精油和绿薄荷精油含有香芹酮，也可以改善情绪。

酯类，例如水杨酸甲酯（即邻羟基苯甲酸甲酯）、乙酸芳樟酯，有助于镇静和平复情绪，同时维护荷尔蒙平衡。冬青精油和桦树精油（Birch）等修复类精油含有水杨酸甲酯，主要成分为橙花醇乙酸酯的永久花精油，主要成分为醋酸芳樟酯的薰衣草精油、苦橙叶精油、快乐鼠尾草精油和佛手柑精油，都可以帮助平复情绪。

情绪问题的触发因素

因为你的情绪"扎根于"你的生理结构中，所以某些视觉信息、气味和经历可以触发情绪爆发是有道理的。所有被压抑的情绪都会阻塞情绪通路，让你感受不到真正的自由。精油通过边缘系统刺激大脑，让身心得以释放被压抑的情绪。也就是说，在你理解自己为什么会有这种情绪之前，你就可以感受到香气带来的功效。

每一种情绪，从愤怒到恐惧，从焦虑到挫败，从悲伤到自卑，都可以通过使用相应的精油释放出来。自我肯定和使用精油双管齐下肯定可以成为释放被压抑的情绪的有力组合。我在自我护理仪式中最喜欢使用的一些自我肯定语有以下几句。

- 我是值得的。
- 我很强大。

- 我对自己有信心。

- 我爱我自己。

- 我很美丽。

- 我已经很棒了。

任何让你感到更加自信和强大的肯定语都会帮助你控制自己的脾气并稳定情绪。试着把这些话和精油结合起来使用，并在日记中记录情绪波动大的诱因和自己在进行自我肯定和使用精油后的变化。

如何用精油维护情绪健康？

精油具有十分有效和强大的功效，吸嗅它们会直接影响调节情绪反应的大脑边缘系统。难怪香气能深切地影响情绪！不同种类精油的成分千差万别，每种精油都能以其独特的方式发挥作用。

人们经常将某些气味与特定的情绪联系起来，从而影响记忆。这种气味再次从鼻尖飘过，就会唤起某一段记忆。比如祖母的厨房里烤肉桂卷的香气，会勾起你温暖和舒适的感受。如果你曾被困于火场，那么木头燃烧的气味则会使你感到恐惧和焦虑。气味和情绪的联系太神奇了。

如前所述，有助于稳定情绪的三类精油分别具有振奋 / 激励、镇静 / 舒缓、安定 / 平衡的功效。单独使用其中一种，也可以帮助身心保持情绪稳定。将它们结合在一起使用，则会带来更大的成效。在防止情绪失衡方面，扩香通常能够起到最好的作用。坚持使用精油，并在不同的情况下进行试验，可以找出最适合你的使用精油的方法。

严选单方精油

以下精油属于激励 / 振奋类精油。

佛手柑精油

功效

- 镇静和激励身心，同时减轻疲劳、紧张感和焦虑感。
- 非常适合制成复方精油用于按摩、扩香。

野橙精油

功效

- 香气提神醒脑，同时可以净化空气。

香薰用法

- 取野橙精油、欧薄荷精油、乳香精油或其他精油各 2 滴，一起滴入扩香器。
- 直接对着精油瓶瓶口深呼吸。

局部涂抹用法

- 制成滚珠瓶复方精油或按摩用复方精油。

警告：柑橘类精油具有光毒性。使用后 12 小时内请避免直接暴露在阳光或紫外线中。对佛手柑精油来说，这个时间则长达 72 小时。

欧薄荷精油

功效

- 通过激活感官来增强精力充沛的感觉。
- 增进呼吸系统的健康，增强日常运动的效果。
- 让皮肤凉爽且让你感到充满活力，有助于提高专注力和警觉性。

香薰用法

- 取 3~4 滴，滴入扩香器。
- 与野橙精油一起滴入扩香器，可以提升活力。

局部涂抹用法

- 取欧薄荷精油、野橙精油和乳香精油各 1 滴，滴在掌心，双掌揉搓后呈杯状盖住口鼻，然后深吸一口气。

- 用你喜欢的基底油稀释，涂抹于颈部和肩部并按摩。

- 用你喜欢的基底油稀释，涂抹于感觉疲劳和紧绷的身体部位并按摩。

以下精油属于镇静／舒缓类精油。

天竺葵精油

功效

- 舒缓神经，放松压力过大的身心。

- 消除忧虑、沮丧等被压力影响的消极情绪。

芳香用法

- 取 3~4 滴，滴入扩香器。

- 取 1 滴，滴在掌心，双掌揉搓后呈杯状盖住口鼻，然后深吸一口气。将其余部分涂抹于脖子、肩膀或面部，继续享受精油带给你的愉悦。

局部涂抹用法

- 取 1~2 滴，用你喜欢的基底油稀释，涂抹于感觉疲劳和紧绷的身体部位并按摩。

- 淋浴后涂抹于有需要的身体部位并按摩。

依兰依兰精油

功效

- 舒缓身心，同时改善情绪。

- 调整状态，帮助你以积极的态度面对生活。

- 减轻压力和紧张感，以保持情绪稳定。

香薰用法

- 取 3~4 滴，滴入扩香器。

局部涂抹用法

- 取 1~2 滴，用你喜欢的基底油稀释，涂抹于脉搏点。

- 取 1~2 滴，用你喜欢的基底油稀释，涂抹于感觉紧绷的身体部位并按摩。

- 取 3~4 滴，与 ¼ 杯浴盐混合并溶解在水中，享受温水浴。

罗马洋甘菊精油

功效

- 增强身心整体的平静感和放松感。

- 舒缓身心，同时提升勇气和自尊。

- 当疲惫不堪的状态开始威胁到身心健康时，让身心获得抚慰。

香薰用法

- 取 3~4 滴，滴入扩香器。

- 在使用扩香器的时候深呼吸以减轻压力。

局部涂抹用法

- 取 1~2 滴，滴入你喜欢的保湿霜中。

- 取 1~2 滴，用你喜欢的基底油稀释，并睡前涂抹于足底。

薰衣草精油

功效

- 通过调节整体平静感来减轻压力、紧张感和焦虑感。

- 促进全身放松，有利于保持夜间安稳的睡眠。

- 让身体卸下一天的压力，找回平静。

香薰用法

- 取 3~4 滴，滴入扩香器。

- 取 1~2 滴，睡前滴在床上用品上。

- 直接对着精油瓶瓶口深呼吸。

局部涂抹用法

- 取 1~2 滴，用你喜欢的基底油稀释，然后按摩感觉紧绷的身体部位。
- 取 3~4 滴，与 ¼ 杯浴盐混合并溶解在水中，享受温水浴。

快乐鼠尾草精油

功效

- 放松和舒缓身心，同时平复情绪。
- 减少由情绪和荷尔蒙失衡引起的紧张感和焦虑感。
- 通过稳定身体状态和思绪，放松身心。

香薰用法

- 取快乐鼠尾草精油与你喜欢的柑橘类精油各 2 滴，一起滴入扩香器。
- 取 3~4 滴，睡前滴入扩香器。

局部涂抹用法

- 取 1~2 滴，用你喜欢的基底油稀释，涂抹于腹部并按摩。
- 取 1~2 滴，用你喜欢的基底油稀释，涂抹于脉搏点并按摩。
- 取快乐鼠尾草精油、罗马洋甘菊精油和薰衣草精油各 2 滴，与 ½ 杯浴盐混合并溶解在水中，享受温水浴。

香蜂花精油

功效

- 减轻焦虑感、紧张感和紧绷感。
- 提升和恢复积极状态。
- 镇静和放松身心。

香薰用法

- 取 3~4 滴，在夜间滴入扩香器。
- 取 1 滴，滴在掌心，双掌揉搓后呈杯状盖住口鼻，然后深吸一口气。

局部涂抹用法

- 取 1~2 滴，用你喜欢的基底油稀释，涂抹于肩部和颈部并按摩。
- 取 1~2 滴，用你喜欢的基底油稀释，涂抹于太阳穴等脉搏点并按摩。

古巴香脂精油

功效

- 减轻焦虑感和紧张感。
- 镇静、舒缓和维护神经系统，同时维持情绪稳定。
- 有利于多个身体系统，帮助身心状态保持稳定。

香薰用法

- 取 3~4 滴，滴入扩香器。
- 直接对着精油瓶瓶口深呼吸。

局部涂抹用法

- 取 1~2 滴，用你喜欢的基底油稀释，涂抹于感觉紧绷的身体部位并按摩。

茉莉原精

功效

- 改善情绪。
- 在提升自信的同时增强快乐与安宁的感觉。
- 有利于培养积极的生活态度。

香薰用法

- 取 3~4 滴，滴入扩香器。

局部涂抹用法

- 取 1~2 滴，用你喜欢的基底油稀释，涂抹于脉搏点。
- 取 1~2 滴，用你喜欢的基底油稀释，晨间涂抹于足底并按摩。

罗勒精油

功效

- 减轻身心的紧张感和焦虑感。
- 提高专注力和警觉性，同时恢复身心活力。
- 减轻肌肉的紧张感。

香薰用法

- 取 3~4 滴，滴入扩香器。
- 直接对着精油瓶瓶口深呼吸。

局部涂抹用法

- 取 1 滴，用你喜欢的基底油稀释，滴于指尖并按摩太阳穴。
- 取 1~2 滴，用你喜欢的基底油稀释，涂抹于感觉紧绷的肌肉部位并按摩。滴入 1 滴冬青精油可感到更凉爽、放松。

以下精油属于安定／平衡类精油。

雪松精油

功效

- 舒缓和放松身心以稳定情绪。
- 增强信心并提升对自我的重视感。
- 增进整体的健康和活力。

香薰用法

- 取 3~4 滴，滴入扩香器。
- 直接对着精油瓶瓶口深呼吸。

局部涂抹用法

- 取 1~2 滴，用你喜欢的基底油稀释，涂抹于胸部并按摩。
- 取 1~2 滴，用你喜欢的基底油稀释，涂抹于感觉紧绷的身体部位并按摩。

乳香精油

功效

- 维护整体的稳定与健康，以达到情绪稳定。
- 放松身心以实现整体的放松和安宁。
- 有助于消除情绪问题和减轻压力，放松心情。

香薰用法

- 取 3~4 滴，滴入扩香器。
- 直接对着精油瓶瓶口深呼吸。

局部涂抹用法

- 取 1~2 滴，用你喜欢的基底油稀释，睡前涂抹于足底。
- 取 1~2 滴，用你喜欢的基底油稀释，涂抹于感觉紧绷的身体部位并按摩。

广藿香精油

功效

- 通过调节心情来保持情绪稳定。
- 减轻紧张感和被压抑的愤怒。

香薰用法

- 取 3~4 滴，滴入扩香器。
- 直接对着精油瓶瓶口深呼吸。

局部涂抹用法

- 取广藿香精油、欧薄荷精油各 1~2 滴，用你喜欢的基底油稀释，涂抹于太阳穴、耳后和颈后并按摩。
- 取广藿香精油、香根草精油各 1~2 滴，用你喜欢的基底油稀释，睡前涂抹于足底并按摩。

印度檀香精油

功效

- 通过调节心情来保持情绪稳定。

- 有利于稳定和激励身心，在冥想时使用效果更佳。

香薰用法

- 取 3~4 滴，滴入扩香器。

- 取 1 滴，滴在淋浴间的地板上。

局部涂抹用法

- 取 3~4 滴，与 ½ 杯浴盐混合并溶解在水中，享受温水浴。

- 取 1~2 滴，用你喜欢的基底油稀释，睡前涂抹于颈部后方和足底并
  按摩。

香根草精油

功效

- 使身心平静和稳定，有利于情绪稳定。

- 在压力大的情况下，消除焦虑感、不安感和紧张感。

- 促进深度放松，平复情绪，让你享受整夜的安稳睡眠。

香薰用法

- 取香根草精油、薰衣草精油各 2 滴，一起滴入扩香器。

- 取 1 滴，滴在掌心，双掌揉搓后呈杯状盖住口鼻，然后深吸一口气。
  将剩余部分涂抹于颈部和肩部并按摩。

局部涂抹用法

- 取 1~2 滴，用你喜欢的基底油稀释，睡前涂抹于足底并按摩。

- 取 3 滴，与 ¼ 杯浴盐混合并溶解在水中，享受温水浴。

乔安妮的故事

47 岁的乔安妮是一家非营利组织的行政人员，也是当地"食物赈济处"的志愿者。她来找我是因为她在为自己时不时就会感到悲伤和焦虑而担忧。她最近刚与结婚 22 年的老公离婚。她虽然尽力让自己忙碌起来，但还是感到很难适应新的生活。在夜晚，她常常感到孤独而悲伤，在下班回家的路上偶尔会感到莫名的恐慌。在周末，起床对她来说格外艰难，她开始注意到自身的荷尔蒙平衡出现了变化。她想解决自己精力不足和疲劳的问题。

乔安妮正处于围绝经期，有轻度的抑郁症和焦虑症。对此，我的建议如下。

- 使用"富足和感恩"扩香式复方精油（配方见本章"严选复方精油配方"一节）和每周写 5 天感恩日记，从每天早晨开始就充满感恩和幸福之情。

- 与朋友约会或参加持续整个周末或晚上的社交活动。

- 全天使用精油。将"幸福快乐"吸嗅式复方精油（配方见本章"严选复方精油配方"一节）或"珍惜自己"扩香式复方精油（配方见本章"严选复方精油配方"一节）常备在手边，并抽出时间使用它们。

- 利用精油打造晨间仪式。使用"激活状态"吸嗅式复方精油（配方见本章"严选复方精油配方"一节）开启新的一天，改善活力和情绪，并在下午继续使用。

- 用绿茶代替咖啡。补充 L- 茶氨酸可减轻压力和焦虑感。

- 在早餐、午餐和晚餐食用未经加工的天然食物来维护肠道健康。

- 每周运动 3~4 次，每次 30 分钟，以增大产生快乐情绪的神经递质的分泌量并提升活力。

- 推荐每日补充复合维生素、2 000 毫克 ω-3 脂肪酸、450 毫克贯叶连翘提取物、300 毫克甘氨酸镁，以改善情绪、荷尔蒙平衡和提升活力。

- 进行自我护理仪式：在出现焦虑情绪的时候，进行"极致深呼吸"仪式（步骤见本章"有助于调节情绪的自我护理仪式"一节）。

在 6 周内，乔安妮的焦虑感减轻了，情绪波动的幅度减小了，抑郁感也减轻了，她感觉自己的身体状况比起以往更加稳定了。她对自己现在的生活感到更加满足，并喜欢与朋友共度的时光。她知道自己仍需要继续适应单身生活；她很喜欢自己的工作和为社区服务。她把相见恨晚的晨间仪式和感恩日记融入生活，开始在一整天和需要的时候善用复方精油。尤其是可以在感到悲伤和情绪波动大时能有效提升活力和改善身心状态的薰衣草 - 乳香混合精油。"以前我不知道精油可以帮助我度过某些情绪化的时刻，但现在我发现它们不仅可以做到，而且它们的用法非常简单！我把我最喜欢的复方精油放在精油包里，每天至少拿出来使用 4 次。我喜欢在早晨用野橙精油和佛手柑精油开启新的一天。它们真的让起床变得容易了。"

严选复方精油配方

扩香式复方精油配方

"积极肯定"扩香式复方精油
○ 3 滴佛手柑精油
○ 2 滴快乐鼠尾草精油

○ 1 滴野橙精油

"拒绝焦虑情绪"扩香式复方精油

○ 2 滴广藿香精油

○ 2 滴野橙精油

○ 1 滴依兰依兰精油

○ 1 滴薰衣草精油

"富足和感恩"扩香式复方精油

○ 2 滴乳香精油

○ 2 滴野橙精油

○ 2 滴欧薄荷精油

"情绪释放"扩香式复方精油

○ 2 滴天竺葵精油

○ 2 滴佛手柑精油

○ 1 滴柠檬草精油

○ 1 滴依兰依兰精油

"珍惜自己"扩香式复方精油

○ 3 滴佛手柑精油

○ 2 滴雪松精油

○ 1 滴薰衣草精油

吸嗅式复方精油配方

"幸福快乐"吸嗅式复方精油

○ 7 滴野橙精油

○ 4 滴葡萄柚精油

○ 4 滴依兰依兰精油

"激活状态"吸嗅式复方精油

○ 5 滴迷迭香精油

○ 5 滴欧薄荷精油

○ 5 滴葡萄柚精油

"镇静和稳定"吸嗅式复方精油

○ 4 滴薰衣草精油

○ 4 滴洋蓍草精油

○ 4 滴乳香精油

○ 3 滴雪松精油

局部涂抹式滚珠瓶复方精油配方

"重置压力"滚珠瓶复方精油

○ 8 滴天竺葵精油

○ 8 滴快乐鼠尾草精油

○ 6 滴丝柏精油

○ 3 滴广藿香精油

○ 3 滴依兰依兰精油

○ 你选择的基底油

将以上精油滴入容量为 10 毫升的玻璃滚珠瓶，并加满你选择的基底油。把滚珠卡回去，轻轻摇晃使精油混合。使用时，涂抹于颈背部、太阳穴、耳后和手腕。

"情绪稳定"滚珠瓶复方精油

- ○ 10 滴天竺葵精油

- ○ 5 滴橙花精油

- ○ 5 滴茉莉精油

- ○ 5 滴依兰依兰精油

- ○ 你选择的基底油

将以上精油滴入容量为 10 毫升的玻璃滚珠瓶，并加满你选择的基底油。把滚珠卡回去，轻轻摇晃使精油混合。使用时，涂抹于脉搏点并深吸气。

"恐慌克星"滚珠瓶复方精油

- ○ 8 滴快乐鼠尾草精油

- ○ 7 滴薰衣草精油

- ○ 5 滴香根草精油

- ○ 5 滴罗马洋甘菊精油

- ○ 你选择的基底油

将以上精油滴入容量为 10 毫升的玻璃滚珠瓶，并加满你选择的基底油。把滚珠卡回去，轻轻摇晃使精油混合。使用时，涂抹于脉搏点并深吸气。

有助于调节情绪的自我护理仪式

"追问自己'这么做对我有帮助吗？'"仪式

我常爱问自己一个问题："这样做对我好吗？"我喜欢通过自问自答来自我肯定，这也能让我停下来审视当下的状况。有时，我需要一个理由作为让自己继续做下去的动力。但更多的时候，我需要及时止损，停止做那些对我无益的事情。我允许自己对任何给我带来伤害多于快乐的事情说"不"。

　　你可以将这种仪式应用于几乎所有的情况，甚至可以应用于具体的事物上。如果我因为某种原因穿上了一件让我感觉不舒服的衣服，我会问："这么做对我有帮助吗？"不，它不能，因为我将整天担心自己穿着这件衣服的感觉和样子。如果我不喜欢这件衣服，而且穿它让我感到不自信，那么是时候把它"断舍离"了！

　　辛苦了一天之后喝一杯酒怎么样？这么做对我有帮助吗？我没有吃晚饭，一整天都在吃含糖的零食，并且已经与压力共处一室好几个小时了——所以，不，喝一杯酒对减轻压力无济于事。我还不如用一杯镇静身心的花草茶和一顿健康的晚餐来替代它。于是我就这样避免了喝一杯酒。

　　一旦你把这种方式看作一种仪式，你就可以在需要的时候向自己提出这个问题。我发现这是一个非常有用的决策工具。

"极致深呼吸"仪式

　　你已经学会了我最喜欢的深呼吸技巧（步骤见第九章）。每当我感到心情不好或不知所措时，我就会进行这个仪式。事实上，我建议你将此作为一种日常仪式，一天中可重复进行多次，并在压力大时尽可能多地进行。让你的呼吸节奏配合空气流动，让空气从鼻孔被急速地吸入，涌入肺的深处，然后通过嘴慢慢地呼出。尝试保持吸气和呼气之间屏息 10 秒。

　　当你逐渐熟悉这个仪式并且可以运用自如时，你就可以利用这些停顿来做冥想和进行专注于你自己的积极肯定，或进行一次简短而快速的感恩。你可以在这一仪式中使用优质精油，促进自己的身心恢复活力，同时调节到积极的情绪，恢复自信心。

"消除精疲力竭"仪式

　　不久前，当发现自己被扑面而来的巨大压力彻底击垮了时，我经历了一次历时 5 分钟的崩溃。幸运的是，我立刻拿出了随身精油包中的"重置压力"滚珠瓶复方精油（配方见本章"严选复方精油配方"一节）。我用颤抖着的手打开瓶盖，深吸了一口气，闭上眼睛进行了极致深呼吸仪式。我在掌心涂抹滚珠瓶复方精油并揉搓，然后把双掌放在鼻子前方，开始深呼吸，让自己平静下来，并努力维持屏息的状态。当我的情绪稳定下来时，我继续专注于进行感恩。当我睁开眼睛时，我在脉搏点上涂抹了更多的精油，并花了一点儿时间继续深呼吸并沉浸在当下的状态里。那次崩溃真的把我吓坏了。但谢天谢地，我有值得信赖的工具可以帮助我找回初心。

我强烈推荐你为这样的时刻做好准备。找到能真正帮助你的精油，并将它们准备在手边，并放在随身的精油包中，以备不时之需。

"维护安宁"仪式

尽管我在教你如何改变生活，然而生活仍然时不时地把我打击得抬不起头来。在那时，我有一小会儿会停下来调整计划，或只是喘口气。幸运的是，我有一个很好的丈夫，他了解什么会使我情绪爆发，有时甚至比我更早意识到我的身体在呼救，并且知道什么时候该帮助我。他会将我最喜欢的滚珠瓶复方精油递给我，并告诉我一切都会好起来的。当我忽略了情绪触发因素时，他会用精油为我减轻焦虑感，为我按摩以减轻纠结感，并帮助我保持情绪稳定。我也为他做着同样的事。这是一种"油腻的"、和睦的同伴关系，我们因此可以继续热爱生活并保持彼此的健康。

找到你的"那个人"，让他成为与你一同维护安宁的同伴。"那个人"可以是朋友、精神领袖、合作伙伴、配偶——任何与你有联系、了解你的需求，能在适当的时候提出问题，或可以在你面临被卷入焦虑的旋风时把精油递给你的人。而你也可以为他做同样的事情。设定一个固定的时间与他相互按摩并谈论你们的状态，以及交流你们使用了什么精油来帮助自己吧。

第十二章

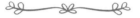

认知问题

"我求你，我的爱，请牢记于心。"在莎士比亚的《哈姆雷特》中，奥菲利亚说，迷迭香是一种能提高记忆力的草药。她说得没错——提高记忆力、专注力最简单的方法之一就是打开一瓶迷迭香精油，然后进行一次深呼吸。莎士比亚不可能知晓研究人员最近的研究成果——迷迭香精油在提高记忆力方面能产生立竿见影的功效，仅仅通过吸嗅它，记忆力就能提高75%，因为它的主要成分有1，8-桉树脑。此外，还有更多的研究成果表明它能够增强长期记忆力、提高警觉性。更妙的是，人们发现吸嗅迷迭香精油的香气就足以将1，8-桉树脑通过嗅觉系统输送到血液中。因此，它可以直接影响神经元用来发送信息的神经递质乙酰胆碱，从而影响记忆力、认知能力和学习能力。

神经退行性疾病是一种令人惧怕的、可能随着年龄的增长出现的疾病——特别是它们出现在你的家族中时。根据2016年3月发表在《神经药理学》（*Neuropharmacology*）杂志上的一项研究表明，罗勒精油、快乐鼠尾草精油、胡荽叶精油、薰衣草精油等精油的主要成分芳樟醇有助于提升学习能力、记忆力和整体认知功能。扩香能让精油发挥出巨大潜力，对身心产生积极影响。

你站在客厅中央，一脸迷茫地握着刚刚在洗碗机里找到的钥匙，感到很惊慌——这再正常不过了。叫错孩子的名字或不记得"烘干机"这个词，使你感到很尴尬——这也很正常。有的女性在极度恐慌的状态下来找我，坚称自己患上了阿尔茨海默病。幸运的是,我通常能让她们放宽心,我们会找到问题的根源,而且大多数情况下她们并没有患阿尔茨海默病。

显然,积极的身心联系对维持整体健康和活力有着至关重要的作用,但外部环境因素和身体内部因素也会极大地影响你的专注力。其中一些因素与专注力的联系可能令你感到诧异,另一些因素与专注力的联系基于你在本书中已经读过的内容而显得合乎常理。即使你还没有出现任何表明专注力或记忆力下降的症状,你仍然可以使用本章的技巧来预防可能出现的认知问题。

出现认知问题的原因

压力

压力对乙酰胆碱的分泌量的影响尤为突出——压力会伤害人生成记忆的能力。当这种神经递质受损时,你会感到焦虑,睡眠模式会紊乱,身体会出现炎症、消化问题和与胰腺功能有关的荷尔蒙问题。同时,你患脑部疾病,例如帕金森病和阿尔茨海默病的风险也可能增加。

情绪健康

正如你刚刚读过的,乙酰胆碱是生成记忆必需的神经递质,受到创伤性事件(无论是身体上的还是情绪上的)的影响时,它可能需要几天才能恢复到正常水平。这就是在你经历了创伤性事件后,处理其他事情时你的头脑"转不动"的原因。所以急性压力事件可能导致抑郁症、健忘症或其他与记忆相关的问题就说得通了。

衰老

一方面,衰老往往会降低人处理信息和推理的能力,并影响各种与记忆相关的功能。另一方面，从长远来看，你通过经验获得的智慧确实对你大有益处。此外，嗅觉也会随着人年龄的增长而下降，这让研究人员怀疑认知问题可能与嗅觉衰退有关。幸运的是，你可以通过使用精油来激活所有参与记忆处理的大脑区域。

饮食

无须多言你也知道，如果不能为身体提供其所需的宏量和微量营养素，大脑功能就会受到极大的影响。此外，每天的饮水量不充足也会影响专注力。坚持遵循本书提出的饮食建议，尤其是"14天拯救计划"，我向你保证，你会发觉自己的大脑功能有所改善。

肠道健康

在下一章，你将看到肠道健康是如何影响认知能力的。肠道被称为"第二大脑"，它总是向大脑发送信息，以保持身体情况的健康和稳定。肠道菌群失调会影响血清素等神经递质的分泌量，从而影响情绪。此外，对食物中的麸质或乳制品不耐受，以及由念珠菌或其他问题引起的肠道菌群失调，都会影响你的思考能力。

睡眠质量

充足的睡眠有益于大脑的发育和神经可塑性的提升，从而让认知能力保持敏锐。在安稳的睡眠期间，突触的连接也会得到加强，所以请你尽量保持身体的昼夜节律，并在每晚拥有足够长的睡眠时间。更多与睡眠问题相关的信息，请参阅第七章。

与认知问题相关的荷尔蒙

皮质醇

接下来是我们的"老朋友"——皮质醇！皮质醇水平的升高可能增强巩固短期记忆的能力，但它对获取、构建、存储和检索长期记忆具有相反的效果。在皮质醇水平高导致人感到焦虑和抑郁时，前额皮质中的突触就会丢失。前额皮质控制着与短期记忆有关的功能，可以让整个大脑内部进行交流。突触负责处理、存储和回忆信息，但慢性压力加上衰老会使它们萎缩和消失——这就是所谓的"大脑的风化"。因此，大脑必须更加努力地创造和维持记忆。此外，恢复记忆也会因突触的萎缩和消失而变得更加艰难。

甲状腺素

甲状腺功能亢进和甲状腺功能减退都会影响记忆生成和保存的能力。你如果没有检测过自己的甲状腺素水平，就请不要忽视与这些病症有关的症状。

雌激素和孕激素

正常情况下，雌激素能帮助身体调节皮质醇水平，从而维护神经递质的健康；这意味着雌激素可以帮助你有效地做出决定，同时增强短期记忆。（研究人员发现海马体中存在大量雌激素受体。前额皮质也包含许多雌激素受体，情景记忆和工作记忆就是在前额皮质产生的。）同样，黄体酮也会保护大脑，促进血液流动以维持大脑正常运转，也可以避免大脑受到自由基的损害。

当这些荷尔蒙的水平开始随着年龄增长而下降时，记忆力减退和认知障碍必然发生；较低的雌激素水平意味着较差的调节皮质醇水平的能力。后者会导致与短期记忆相关的功能和语言系统出现问题。

认知问题的触发因素

形容情绪影响记忆的机制最简单的词语就是"恍惚"。当引起情绪波动大的事件与其他事件（或信息）接连发生或同时发生时，情绪会掩盖细节，导致记忆的改变。对女性来说，结果更甚。例如，在9·11事件之后，许多人发现那场灾难的某些精确细节已经在他们的脑海中"固定"了下来，但他们完全想不起来那天晚上自己是如何回到家的，或在那件可怕的事件发生后的几天里自己做了什么。你当下的心情也会影响你记住细节的能力。因此，在心情愉快时记忆通常也是愉快的。情绪越强烈，你就越可能记住事件的具体细节。显然，这意味着抑郁症或焦虑症等精神疾病也会为你的记忆蒙上阴影。

承受巨大的压力或经历令人恐惧的事件时，身体会通过释放皮质醇来帮助你应对。然而，催产素也会同时被释放，从而提高记忆力。这两种荷尔蒙共同作用，形成根深蒂固的、同时带有情感创伤的长期记忆，这可能有助于你规避类似的情况。然而，每当记忆被触发，皮质醇水平都会飙升，导致身体不断"重温"那件事并体验着与那时同等的压力和恐惧感。这是焦虑症、恐慌发作和创伤后应激障碍的发病基础。

如何用精油减轻认知问题？

严选单方精油

迷迭香精油

功效

- 提高警觉性和专注力，改善记忆力。

- 刺激身心以帮助身体提高认知能力。

- 改善情绪，让大脑正常运转。

香薰用法

- 取 3~4 滴，滴入扩香器，以提高专注力。

- 直接对着精油瓶瓶口深呼吸，以达到瞬间清醒的效果。

局部涂抹用法

- 取 1~2 滴，用你喜欢的基底油稀释，涂抹于全身并按摩，以减轻紧张感，同时让身心恢复活力。可以搭配薰衣草精油来减轻压力。

- 取迷迭香精油、乳香精油各 2 滴，与 ¼ 杯浴盐混合并溶解在水中，享受温水浴。

罗勒精油

功效

- 在减轻焦虑感的同时提高警觉性和专注力。

- 减轻压力和紧张感，同时恢复轻松和平静的感觉。

- 缓解经期时令人心烦意乱的症状。

香薰用法

- 取 3~4 滴，滴入扩香器。

- 直接对着精油瓶瓶口深呼吸。

局部涂抹用法

- 取 1~2 滴，用你喜欢的基底油稀释，涂抹于感觉紧绷的身体部位，尤其是太阳穴和颈部，并按摩。搭配 1 滴冬青精油可以获得更明显的效果。

- 取 1~2 滴，用你喜欢的基底油稀释，经期时涂抹于腹部并按摩。

佛手柑精油

功效

- 镇静和鼓舞身心，同时减轻疲劳、紧张感和焦虑感。
- 非常适合制成按摩用复方精油和扩香。

柠檬精油

功效

- 促进积极情绪的产生，同时振奋身心。
- 促进身体排毒和消化系统功能。

青柠精油

功效

- 振奋心情，提神醒脑，鼓舞身心。
- 增进情绪健康和提升幸福感。
- 促进身体排毒。

野橙精油

功效

- 其香气可以在提神醒脑的同时净化空气。
- 促进身体排毒。

香薰用法

- 取 2 滴，与欧薄荷精油、乳香精油或其他补充精油搭配使用。
- 直接对着精油瓶瓶口深呼吸。

局部涂抹用法

- 制成按摩用复方精油或滚珠瓶复方精油。

警告：佛手柑精油、柠檬精油、青柠精油、野橙精油都属于柑橘类精油，具有光毒性。通常来说，使用柑橘类精油后 12 小时内请避免直接暴露在阳光或紫外线中。对佛手柑精油来说，这个时间则长达 72 小时。

杜松浆果精油

功效

- 维护内脏，尤其是肾脏和泌尿道的健康。
- 让身心平静下来。
- 减轻压力带来的慌乱感，帮助大脑集中注意力。

香薰用法

- 取 3~4 滴，滴入扩香器，搭配佛手柑精油可以改善情绪并营造积极的氛围。

局部涂抹用法

- 取 1~2 滴，用你喜欢的基底油稀释，涂抹于感觉紧绷的身体部位并按摩。
- 取 1~2 滴，用你喜欢的基底油稀释，滴在掌心，双掌揉搓后呈杯状盖住口鼻，然后深吸一口气。将剩余的精油擦在脖子和肩膀上。

香蜂花精油

功效

- 提高警觉性，同时提高准确性和专注力。
- 镇静身心并减轻紧张感，尤其对那些容易焦虑和失眠的人来说。

香薰用法

- 取 3~4 滴，滴入扩香器，以减轻身体的紧张感。
- 夜间搭配薰衣草精油滴入扩香器，以营造放松和安宁的睡眠环境，从而改善情绪。
- 直接对着精油瓶瓶口深呼吸，以在焦虑时恢复平静。

局部涂抹用法

- 取 1~2 滴，用你喜欢的基底油稀释，涂抹于前额、肩部和胸部并按摩。
- 取 1 滴，与你喜爱的保湿霜混合，涂抹于脸部和身体并按摩。

薰衣草精油

功效

- 减轻压力，帮助头脑冷静，专注于当下的任务。
- 稳定情绪并让头脑平静，以便集中注意力。
- 有利于营造放松和安稳的睡眠环境，维护大脑的正常运转。

香薰用法

- 取 3~4 滴，夜间滴入扩香器。
- 直接对着精油瓶瓶口深呼吸。
- 取 1~2 滴，睡前滴在床上用品上。

局部用法

- 取 1~2 滴，用你喜欢的基底油稀释，涂抹于感觉紧绷的身体部位并按摩。
- 取 3~4 滴，与 ½ 杯浴盐混合并溶解在水中，享受温水浴。

乳香精油

功效

- 维持身体系统，尤其是中枢神经系统的健康。

- 营造平静和放松的氛围，提升整体的活力。

- 让你全天保持情绪稳定和专注。

香薰用法

- 取 3~4 滴，滴入扩香器。

- 在练瑜伽或做运动时，滴入扩香器。

局部涂抹用法

- 取 1~2 滴，用你喜欢的基底油稀释，涂抹于足底并按摩。

- 取 1~2 滴，用你喜欢的基底油稀释，在需要时用于按摩。

香根草精油

功效

- 在保持活力的同时平复激动的情绪。

- 维持免疫系统的健康。

- 提高大脑的运转速度和专注力。

香薰用法

- 取 3~4 滴，滴入扩香器。

局部涂抹用法

- 取 1~2 滴，用你喜欢的基底油稀释，涂抹于感觉紧绷的身体部位并按摩。

- 取 1~2 滴，用你喜欢的基底油稀释，在经历了令你倍感压力的时刻后和睡前涂抹于足底。

- 取 3 滴，与 ¼ 杯浴盐混合并溶解在水中，享受温水浴。

欧薄荷精油

功效

- 通过激活感官来提高专注力和精力。

- 增进呼吸系统的健康，以增强"极致深呼吸"仪式的效果。

- 让皮肤凉爽且让你充满活力，有助于提高专注力和警觉性。

香薰用法

- 取 3~4 滴，滴入扩香器。
- 搭配野橙精油，一起滴入扩香器，可以提升活力。

局部涂抹用法

- 取欧薄荷精油、野橙精油和乳香精油各 1 滴，滴在掌心，双掌揉搓后呈杯状盖住口鼻，然后深吸一口气。
- 取 1~2 滴，用你喜欢的基底油稀释，涂抹于颈部和肩部并按摩。
- 取 1~2 滴，用你喜欢的基底油稀释，涂抹于感觉疲劳和紧绷的身体部位并按摩。

帕特里夏的故事

帕特里夏来找我时已经 52 岁了，她常常感到无法集中注意力，而且很难在工作中保持积极性。这让她十分焦虑。帕特里夏是一名人力资源分析师，整天坐在电脑前跟数据打交道；她担心自己时不时的健忘会影响工作表现，或被同事们注意到。于是，她开始在中午依靠喝咖啡和吃蛋白棒来保持专注力和动力。但这样做并非每次都有用，并且她觉得这样实际上影响了她在夜间的活力，她的目标是让自己更专注、更有活力，压力更轻。

帕特里夏有脑雾、围绝经期综合征导致的雌激素水平低和夜间皮质醇水平升高的问题。对此，我的建议如下。

- 针对下午的活力衰退和食欲增强，在每小时 5 分钟的休息期间使用一次"抑制食欲"滚珠瓶复方精油（配方见第八章）。
- 针对工作带来的压力，她可在手腕和掌心涂抹"激发动力"滚珠瓶复方精油（配方见本章"严选复方精油配方"一节）并深呼吸 3~5 次。

- 为了营造安稳的睡眠环境，可在睡前 2 小时往扩香器滴入"深度放松"扩香式复方精油（配方见第七章），睡前在脖子和脚上涂抹薰衣草精油和快乐鼠尾草精油。

- 每天清晨进行 5 分钟的冥想，并使用"专注和警觉"扩香式复方精油（配方见本章"严选复方精油配方"一节），以减轻压力并以清晰的头脑开启新的一天。

- 在工作的过程中使用"晨间激励"吸嗅式复方精油（配方见第六章），及时提高专注力和活力。

- 每周进行 2~3 次有氧训练和力量训练，每次 30 分钟，每周徒步和 / 或练瑜伽 1~2 次，以增加体内的内啡肽，让更多的葡萄糖和氧气流向大脑，并消耗掉多余的皮质醇。

- 通过携带一个大水瓶并在工作时经常喝水来增加饮水量。

- 用绿茶代替咖啡，在下午不吃零食。绿茶中的 L- 茶氨酸可减轻压力而不会引起头脑昏沉。

- 进行"14 天拯救计划"，避免食用任何可能导致脑雾的食物并食用能够提升大脑运转效率的天然食物。

- 推荐每日补充复合维生素、500 毫克红景天提取物、2 000 毫克 ω-3 脂肪酸、1 500 毫克玛卡提取物，在晨间饮用健康的果蔬奶昔，以减轻压力并维护大脑的正常运转。

4 周内，帕特里夏在工作时出现脑雾和压力大的次数明显减少了。她夜间更容易入睡，因为她下班后不会为工作而感到焦虑不安。她的体重减轻了 7 磅（约 3.2 千克），精力更充沛了，尤其是在工作间隙的 5 分钟使用了"专注和警觉"扩香式复方精油（配方见本章"严选复方精油配方"一节）之后。她在下午对咖啡因的依赖消失了，她的记忆力也恢复到了从前的水平。当我问她整体感受如何时，她回答说："我以前完全不知道精油有助于改善情绪、记忆力和活力。在使用精油之后，我的工作效率明显提高，脑雾也消除了。我将继续每小时休息一次并使用精油。这一习惯让一切都变得不同了。"

严选复方精油配方

扩香式复方精油配方

"增强记忆"扩香式复方精油
- 4 滴杜松浆果精油
- 3 滴迷迭香精油
- 3 滴佛手柑精油

"即刻振奋"扩香式复方精油
- 3 滴欧薄荷精油
- 3 滴野橙精油

"专注和警觉"扩香式复方精油
- 2 滴乳香精油
- 2 滴欧薄荷精油
- 2 滴迷迭香精油

"专注和记忆"扩香式复方精油
- 3 滴迷迭香精油
- 2 滴绿薄荷精油
- 2 滴柠檬精油
- 1 滴依兰依兰精油

吸嗅式复方精油配方

"精力集中"吸嗅式复方精油

○ 8 滴野橙精油

○ 7 滴欧薄荷精油

"注意力高度集中"吸嗅式复方精油

○ 6 滴柠檬或葡萄柚精油

○ 3 滴罗勒精油

○ 3 滴迷迭香精油

○ 2 滴乳香精油

室内香氛喷雾配方

"振奋和专注"复方精油喷雾

○ 3 滴香根草精油

○ 3 滴迷迭香精油

○ 3 滴柠檬或佛手柑精油

○ 3 滴欧薄荷精油

○ 2 汤匙金缕梅纯露或 2 汤匙蒸馏水

将精油滴入容量 2 盎司（约 59.1 毫升）的玻璃喷雾瓶，并加满蒸馏水或金缕梅纯露。盖上瓶子并摇匀。使用时，喷洒在衣服上或房间里。

局部涂抹式滚珠瓶复方精油配方

"专注和集中"滚珠瓶复方精油

○ 10 滴薰衣草精油

○ 8 滴葡萄柚精油

○ 3 滴罗勒精油

○ 3 滴欧薄荷精油

○ 你选择的基底油

将以上精油滴入容量为 10 毫升的玻璃滚珠瓶，并加满你选择的基底油。把滚珠卡回去，轻轻摇晃使精油混合。使用时，每天涂抹于太阳穴处并轻轻按摩至少 2 次。

"激发动力" 滚珠瓶复方精油

○ 5 滴罗勒精油

○ 10 滴葡萄柚精油

○ 10 滴野橙精油

○ 你选择的基底油

将以上精油滴入容量为 10 毫升的玻璃滚珠瓶，并加满你选择的基底油。把滚珠卡回去，轻轻摇晃使精油混合。使用时，在手掌、手腕和脚踝处滚动涂抹。

"信心和创造" 滚珠瓶复方精油

○ 8 滴佛手柑精油

○ 6 滴绿薄荷精油

○ 4 滴快乐鼠尾草精油

○ 4 滴香蜂花或天竺葵精油

○ 你选择的基底油

将以上精油滴入容量为 10 毫升的玻璃滚珠瓶，并加满你选择的基底油。把滚珠卡回去，轻轻摇晃使精油混合。使用时，在耳后、颈部和手腕处滚动涂抹。

对改善认知功能有益的补充剂

姜黄素存在于姜黄中。姜黄是一种颇受欢迎的印度香料，在中医和阿育吠陀中被广泛应用。姜黄素能够增加大脑和身体中的血流量，减少炎症，这可能就是为什么它在治疗和预防一些与炎症有关的大脑疾病（如阿尔茨海默病）方面有显著的成效——更令人惊讶的是，在一些研究中，病人补充姜黄素后不到 1 小时就会见效。它还有助于提高记忆力、保持情绪稳定和减轻压力。作为香料，你可以在烹饪时使用姜黄，但还需要用有益脂肪来激发它的能力。请选择不含添加剂和填料的优质有机姜黄素补充剂。

抹茶已在中医中使用了数千年，并在许多不同的层面显现出了令人难以置信的效果。抹茶比绿茶更有效，因为它是由整片茶叶磨碎而制成的，所以你能获得茶叶含有的全部营养。抹茶含比绿茶多 10 倍的抗氧化剂，有助于清除身体中攻击细胞的自由基。喝抹茶能摄入 L- 茶氨酸，这是一种提高警觉性的氨基酸，以及一种茶多酚——表没食子儿茶素没食子酸酯（Epigallocatechin gallate），后者与 L- 茶氨酸相互协同，维护和增进大脑健康。

红景天是一种适应性草本植物，可以帮助身体抗击压力源并恢复整体健康。它有助于提高专注力，对抗疲劳，并改善情绪。

维生素 B_{12} 是一种身体必需的维生素，可以帮助身体产生能量，对维持免疫功能、造血功能、消化功能和 DNA 的合成都有益。缺乏维生素 B_{12} 会让你感觉虚弱且容易疲劳，导致肌肉无力、注意力不集中、情绪问题、缺乏动力等症状。

维生素 D 是人们普遍缺乏的维生素。然而，它可以通过每天 15~20 分钟的阳光直射、饮食和补充剂很容易地获得。补充维生素 D 有助于创造新神经通路来维护大脑健康，还可以提高多巴胺和血清素的水平，这对保持情绪稳定和积极的态度至关重要；没有这些荷尔蒙，你可能感到沮丧和疲劳。严重缺乏这种维生素会导致严重的健康问题，如癌症、抑郁症或甲状腺功能减退。

ω–3脂肪酸（包括DHA和EPA。DHA，即二十二碳六烯酸；EPA，即二十碳五烯酸） 对维持整个生命进程中大脑功能的正常至关重要。它们在神经元质膜中含量丰富，可维护细胞膜的健康，减少炎症并促进神经元之间的交流。大多数人如果每周吃至少2次富含有益脂肪的鱼，就不需要再额外补充ω–3脂肪酸。如果没有这种饮食习惯，服用补充剂将有助于减少炎症和改善神经通讯。DHA已被证明可以增强大脑功能，而EPA可以减少炎症以增加血流量。有研究表明，ω–3脂肪酸甚至可以成功地帮助那些有创伤性脑损伤的病人顺利康复。

假马齿苋 已在阿育吠陀中使用了数千年。它对改善认知能力和记忆力很有帮助，并可以减少大脑中的炎症。然而，你需要服用这种补充剂至少4周，才会感受到其效果。

减轻认知问题的自我护理仪式

尽管吸嗅迷迭香精油可以显著提高至少75%的记忆力，但调节整体的认知功能并没有简单的方法。相反，与其他所有事情一样，你应该通过保持充足的营养和睡眠、及时进行压力管理和给身体排毒，来确保大脑得到它需要的东西。因为压力会极大地影响专注力，所以你一定要将第五章的一些自我护理仪式和可以保持头脑敏锐的习惯结合起来。

"去外面透气"仪式

置身于大自然，呼吸新鲜空气，你的大脑就会立刻清醒过来。我喜欢在感觉思维迟钝的时候到外面去，因为这不仅能提升活力，还能帮助我保持头脑清醒，改善情绪，并为我提供我需要的维生素 D。你如果无法到外面去，就试着找一个能稳定或振奋情绪的地方。困在一个不会给你带来快乐的地方只会使你的记忆变得模糊并干扰你的注意力。我建议你将你最喜欢的增强专注力的复方精油滴入扩香器，进行雾化扩香，让你感觉更好。

"把你的大脑想象成肌肉"仪式

科学家们过去认为，人的神经元是有限的，但事实上，大脑具有非凡的适应性，并且新的神经连接在不停形成。增强大脑功能的最好方法之一就是进行特定的运动，在刺激大脑充分运转的同时也运动肌肉。一个很好的方法是通过一项活动，例如舞蹈或任何动作不断变化的运动，迫使大脑在移动时计数和思考。你还可以试着闭着眼睛在家做一些动作——一开始真的不容易！改变运动习惯不仅会刺激大脑，还不会让你觉得无聊。

"运动你的大脑"仪式

我有很多朋友喜欢玩填字游戏、数独等数字游戏或脑筋急转弯。解决一个难题会让人感到心满意足，而同样让人着迷的是，像这样的记忆游戏，即使每天只玩上几分钟，也能激发大脑。你还可以玩类似《危险边缘》这样的电子游戏，以测试你的记忆力。在开始游戏之前，你可以吸嗅迷迭香精油或欧薄荷精油，或将你最喜欢的用于增强大脑功能的复方精油滴入扩香器，来帮助自己集中注意力并在极短时间内解决难题。最后，你还可以每天冥想 5~10 分钟，以增强大脑功能并减轻压力。

第十三章

消化问题

这些年来，我治疗过的几乎每一个女性自身都有一些问题，几乎每个人都特别提到了一个话题：消化不良。压力会导致消化系统为了生存而暂时"关闭"，难怪消化不良是一个常常被我的病人们提及的疾病。

压力过大和过度劳累会表现为胃痛和消化不良，这两种症状最常被描述为"我的胃打结了"或"脾胃虚弱"。对我来说，这是身体健康偏离正轨的第一个迹象。从我还是个小女孩的时候起，消化系统运转迟缓就一直伴随着我，所以我完全能体会到饮食和运动对消化系统健康的重要性。此外，我观察到自己承受的压力通常不会大到导致身体释放过多的皮质醇。然而，一旦发生这种情况，恢复起来就很难了，更不用说它会引起其他问题并且出现相关症状，例如毒素问题（更多与毒素问题相关的内容请参阅第十四章）、饮食问题，甚至出现由免疫系统功能减弱引发的其他疾病。

值得庆幸的是，对着一瓶欧薄荷精油深呼吸可以缓解恶心的感觉，打开呼吸通路，唤醒身体感官。将1滴欧薄荷精油涂抹于腹部并按摩，可以放松紧张的消化系统的肌肉，改善腹泻或便秘，同时提供有益于健康的芳香体验。这还只是一种单方精油。在这一章，你会了解一些针对消化问题的复方精油！

出现消化问题的原因

很多人都有慢性消化问题，但大多数人都认为这不是什么大问题。但是，如果消化系统功能不正常，人就可能出现腹胀、肠易激综合征、便秘和其他消化问题，以及心血管疾病和骨质疏松症。医生通常会直接开出可以减轻某些症状的药物，或建议病人用特定的饮食法解决单一问题。再次强调，在这种情况下，你必须发现和解决根本原因，消化问题才能得到改善或消除。

你的第二大脑

大多数人认为，所有驱动身体的能量都来源于大脑，然而，另一个系统也在起着同样的作用：消化系统。肠神经系统包含超过 1 亿个神经元，使你能够"感受"各种身体功能。更有趣的是，这个"第二大脑"可以独立运转，因为它能够在消化食物的同时向大脑发送信息。所以，你所拥有的所有"肠道感受"可能都不是微不足道的。相信你的肠道感受可能是你能做的最聪明的事情。

人们通常认为是大脑的信息导致肠道的过度活动，但事实恰恰相反。大脑每次向肠道发送 1 条信息，肠道就可能回传给大脑 9 条信息。从饱腹感到恶心、消化不良，都是肠道传给大脑的危险信息。更有趣的是，即使大脑没有足够的时间对这些信息做出反应，肠神经系统也可以接手并管理肠道中出现的问题。

肠道含 30 多种神经递质，对情绪的影响比你感受到的还要大。事实上，肠道会分泌全身 95% 的血清素，血清素的功能很像神经递质，可以让你保持情绪稳定，让消化系统平稳运转。然而，肠道健康偏离正轨，就可能导致肠易激综合征、抑郁症等问题。由于免疫系统的大部分功能都作用于肠道，以清除有害菌和外来入侵物，因此"第二大脑"在生理功能中扮演着十分重要的角色也就不足为奇了。

其他影响肠道健康的因素

恢复肠道健康的第一步是减轻压力。但还有其他一些需要你注意的问题。

抗菌清洁剂。在美国，抗菌药物三氯生在 2016 年被禁止用于制作洗手液和清洁产品，但它已经被使用了非常长的时间。它在消灭有害菌的同时也消灭了有益菌，并且增加了人们对抗生素的耐药性。我建议你只使用肥皂和水，常备抗菌浓缩液，以防出现不能使用起泡清洁剂的紧急情况。

饮食。人如其食——你用什么给身体补充能量会直接影响你的肠道菌群。当你食用有机、植物性、纯天然和富含草饲动物蛋白的高纤维食物时，你可以维护肠道菌群，适当地促进营养吸收，从而保障肠道健康。少吃包括糖果在内的加工食品、含咖啡因的食品、含麸质的食品，甚至乳制品，可以改善肠道健康。食用富含蛋白质与复合碳水化合物的食物，可以让你保持更长时间的饱腹感，并获得身体所需的膳食纤维。

此外，有研究表明，在饮食中增加色氨酸的摄入量有利于血清素的分泌。色氨酸含量高的食物有海藻（螺旋藻）、甲壳类动物（龙虾、虾、蟹）、鱼（大比目鱼、金枪鱼）、兔子肉、瘦牛肉、山羊肉、火鸡肉、鸡肉、鸡蛋、豆类（扁豆）、菠菜、种子（奇亚籽、葵花子、亚麻籽）、坚果（开心果）。

抗生素。细菌在不断进化，因此过度使用抗生素会使它们随着时间的推移产生耐药性，从而使这些药物变得毫无用处——这就是为什么抗生素处方过量是一场全世界性的危机。在如此严峻的情况下，美国联邦政府发布了一项"抗击耐药细菌国家行动计划"（The National Action Plan to Combat Antibiotic Resistant Bacteria）。令人震惊的是，在美国，目前开出

的约 ⅓ 的抗生素处方在医学上是不必要的。造成这一问题的原因有两方面：一方面是病人在面对病毒性疾病时要求得到快速的治疗（然而服用抗生素并不会真正解决问题），另一方面是医生为了"以防万一"而太过轻易地开出抗生素。考虑到你食用的肉类和家禽的副产品中可能也含有抗生素，再服用抗生素会使你体内的抗生素过多，很容易使身体不堪重负。

抗生素旨在杀死人们肠道中的细菌（无论是有害菌还是有益菌），以达到击退有害菌的目的。当你无法让肠道里超过 100 万亿的有益菌重新繁殖时，肠道菌群就会遭殃。这也为有害菌，如白念珠菌或部分有害的酵母菌，创造了完美的生长条件，最终会影响身体整体的健康状况；如果血清素水平过低，你就只能靠自己对抗有害菌的过度生长。请注意，抗生素并不是唯一需要你注意的药物。大多数药物都会伤害肠道菌群。

益生元和益生菌。虽然很多人都听说过益生菌，但对益生元可能并不熟悉。益生元是一种膳食纤维，能够滋养肠道菌群中的有益菌并保持它们蓬勃生长。补充益生菌有助于修复被破坏的有益菌菌群。食用各种含益生菌的发酵食品可以对肠道健康产生深远的影响。你可以尝试多食用一些发酵食品，如开菲尔①、酸菜、康普茶等。服用益生菌补充剂可能是一个更简单的选择，但请务必进行深入研究并选择适合你的菌株。

睡觉。大多数消化过程都是在你睡觉的时候进行的，因此获得充足的睡眠有助于你的身体细胞完成所有的日常活动。

自我护理仪式。自我护理仪式可以滋养你的思想和身体，减轻身体压力，并极大地帮助你改善消化问题。

---

① 开菲尔：以生乳或复原乳为原料，由多种乳酸菌及酵母菌发酵而成的复合型发酵乳。——译者注

与消化问题有关的荷尔蒙

皮质醇与压力

众所周知，皮质醇是与压力相关的主要荷尔蒙。皮质醇水平长时间过高会导致消化系统"暂时关闭"以应对当下的压力源。比起消化食物，你的身体更偏向于生存。这会破坏脑－肠轴（Gut-Brain Axis）并导致一些消化系统疾病，例如炎症性肠病、肠易激综合征、胃食管反流病、胃溃疡。此外，压力可能刺激身体分泌负责调节上消化道和下消化道的促肾上腺皮质激素释放因子——作为影响 HPA 轴的主要神经荷尔蒙，它对肠道应对压力的方式有着巨大的影响。

慢性压力会直接伤害肠道中数万亿有益菌，还会削弱肠道内壁的功能，使人容易出现肠漏、营养不良、自身免疫性疾病等。

血清素与肠道

大部分血清素是在肠道中分泌的，血清素水平异常会影响情绪、睡眠质量、性欲（血清素水平过高会减弱性欲）和整体健康。血清素水平如果较低或波动较大，还会引发抑郁症。如果你在服用抗抑郁药，那么其中许多成分会影响肠神经系统和中枢神经系统对血清素的运用，并且导致消化系统不能继续正常运转。因此，那些刚开始服用抗抑郁药的人抱怨得最多的是恶心和腹泻，然后才是便秘，就并不奇怪了。有趣的是，有研究发现，没有出现这些症状的人恰巧是那些并没有规律地正确服用抗抑郁药的人。

胰岛素与消化系统

胰岛素由胰腺分泌，它使线粒体将葡萄糖转化为身体可用的能量。在你进食的过程中，碳水化合物被转化为葡萄糖并被送入血液，使血糖水平升高；这会促使胰腺分泌胰岛素，以便将葡萄糖输送到需要的地方。含有适量碳水化合物的均衡饮食结构可让胰岛素正常发挥作用，保持血糖水平稳定，并提供足够多的葡萄糖用于细胞活动和储存起来以满足未来的需要（葡萄糖以糖原的形式储存在肝脏、肌肉和脂肪细胞中，在两餐之间作为身体的能量"燃料"）。胰岛素和糖原之间的相互作用可保持血糖水平稳定，并确保体内有充足的能量供你使用。

胰腺产生的外分泌[①]细胞允许消化酶通过管道直接被释放到小肠中。这些酶将食物分解成营养素，使较小的营养素分子可以通过肠壁被血液有效吸收。胰酶依赖许多其他的酶来正确消化食物。胰岛素无法维持血糖水平稳定就会出现问题，而这通常是暴饮暴食、肥胖、糖瘾和酗酒造成的。此外，慢性压力也会对胰腺功能产生不利影响。

对1型糖尿病病人来说，胰腺停止分泌胰岛素，因此病人必须每天注射补充胰岛素，否则病人就会死亡。2型糖尿病具有遗传性，但这种糖尿病通常是由生活方式因素（例如肥胖和/或缺乏体育运动）引起的；病人体内的细胞不再识别胰岛素，使血糖水平不稳定，从而引起严重的、有时甚至是持续的损害。糖尿病与心血管疾病、肾衰竭、眼睛损伤、血管损伤、神经病变等严重的健康问题有直接的关系。

这就是注意自己吃什么和怎么吃非常重要的原因。血糖水平升高会导致便秘/腹泻、恶心和消化不良，身体也会无法正确吸收所需的营养素。你可能认为这可以帮助你减重，但事实恰恰相反。正是因为身体无法摆脱多余的糖，正常的细胞功能受到损害，腹部才会囤积过多的脂肪，导致人患上肥胖症；这还会导致血液循环和免疫系统出现问题，使你变得更容易生病。

---

① 外分泌：分泌物进入管腔，不经血循环发挥作用的分泌方式。——译者注

消化问题的触发因素

由于大脑和肠道之间存在联系，情绪波动会影响消化系统功能也就不足为奇了。当你开始更多地关注肠道健康而非因为出现的症状感到烦躁和压力倍增时，你就可以开始寻找引起消化问题的根本原因了。消化问题可能源于情绪，而非身体。每当压力或焦虑感来袭时，你可能感到腹部深处"紧缩"。有人会因为担心自己消化不良而挨饿，但对更多的人来说，这种"紧缩"会增强食欲，并促使人狂吃让自己产生满足感的食物。而暴饮暴食反而会导致胰岛素分泌紊乱，压力水平居高不下，调节情绪的能力也大受影响。

如何用精油调节消化系统？

严选单方精油

欧薄荷精油
功效
- 通过放松结肠平滑肌来减少胀气和腹胀。
- 减轻偶发的胃部不适和 / 或消化不良的症状。
- 减轻偶尔的胀气和腹胀带来的不适。
香薰用法
- 直接对着精油瓶瓶口深呼吸。
- 取 1 滴，滴在掌心，双掌揉搓后呈杯状盖住口鼻，然后深吸一口气。

局部涂抹用法

- 取 1~2 滴，用基底油稀释，涂抹于腹部。
- 取 1~2 滴，用基底油稀释，涂抹于肚脐周围并画圈按摩。
- 取 1~2 滴，用基底油稀释，涂抹于胃部并按摩。

生姜精油

功效

- 放松消化系统和肌肉，以增进消化系统的健康。
- 减轻偶尔的恶心并维护消化系统的健康。
- 减轻偶发的胀气和腹胀带来的不适。

香薰用法

- 在进行长途旅行之前或期间，直接对着精油瓶瓶口深呼吸，以缓解晕车。
- 取 1 滴，滴在掌心，双掌揉搓后呈杯状盖住口鼻，然后深吸一口气，以缓解晕车。
- 取 3~4 滴，滴入扩香器。

局部涂抹用法

- 取 1~2 滴，用基底油稀释，涂抹于腹部并按摩。
- 取 1~2 滴，用基底油稀释，涂抹于肚脐周围并揉搓。

豆蔻精油（Cardamom）

功效

- 通过放松收缩的肠道肌肉来减轻偶尔的消化不良。
- 放松感觉紧缩的肠道
- 镇静和舒缓消化系统，对身心有同样的效果。

香薰用法

- 取 3~4 滴，滴入扩香器。

- 取 1 滴，滴在掌心，双掌揉搓后呈杯状盖住口鼻，然后深吸一口气。

局部涂抹用法

- 取 1~2 滴，用基底油稀释，涂抹于腹部并按摩。

丁香精油

功效

- 在压力大时或感到紧张时调节身体系统。

- 强有力地维护免疫系统，维持抗氧化剂水平处于较高的状态，以维护整体健康。

- 通过放松身体来维护消化系统和心血管系统的健康。

香薰用法

- 取 3~4 滴，滴入扩香器。

- 直接对着精油瓶瓶口深呼吸，以减轻偶尔的恶心和消化不良。

局部涂抹用法

- 取 1~2 滴，用基底油稀释，涂抹于腹部或感到过于紧绷的肌肉并按摩。

茴香精油

功效

- 减轻压力并维护消化系统的健康。

- 对肝脏和血液循环有益，促进正常的新陈代谢。

- 有助于对抗可能导致消化不良的糖瘾。

香薰用法

- 取 3~4 滴，滴入扩香器。

- 取 1 滴，滴在掌心，双掌揉搓后呈杯状盖住口鼻，然后深吸一口气。

局部涂抹用法

- 取 1~2 滴，用基底油稀释，涂抹于肚脐和胃周围并揉搓。

- 取 1~2 滴，用基底油稀释，涂抹于腹部并按摩。

妮科尔的故事

妮科尔是一名 38 岁的会计师，业余爱好是徒步、健走。她来找我时向我抱怨自己的消化系统"反应迟钝"，偶尔还会便秘。她每周排便 2~4 次，总是感到胀气和腹胀。到了下午 4 点，她总会感到筋疲力尽，这是她过去从未有过的感受，尽管每周她都会徒步、健走几次，但她还是注意到腹部囤积了多余的脂肪。

妮科尔的雌激素水平过高，她不仅消化不良，还承受着很大的工作压力。对此，我的建议如下。

- 专心地、仔细地咀嚼口里的食物，因为消化过程从嘴里就开始进行了。

- 注重食用天然、无添加的食物，如健康果蔬奶昔、蔬菜、富含有益脂肪的食物、富含蛋白质的瘦肉和无麸质谷物。

- 如果想减轻工作压力，她可以将佛手柑－薰衣草－乳香混合精油或"禅定"吸嗅式复方精油（配方见第五章）滴入扩香器进行雾化扩香或直接吸嗅。

- 针对消化不良，可以使用"支援消化系统"扩香式复方精油（配方见本章"严选复方精油配方"一节）或"呵护腹部"滚珠瓶复方精油（配方见第八章）。

- 为了减轻每餐后的胀气和腹胀，她可以在进食前使用"呵护腹部"滚珠瓶复方精油（配方见第八章）。

- 增加饮水量，下午可以使用欧薄荷精油和柠檬精油，以提高活力和肠道蠕动速度。

- 往饮食中加入发酵食品，以维持肠道菌群的健康，减轻胀气和腹胀。天然、无添加食品内的益生菌对维持肠道健康非常有益。

- 餐前 15~30 分钟补充消化酶以帮助消化。
- 进行"14 天拯救计划"，可以帮助她重新组建肠道菌群并改善新
  陈代谢。

在 15 天内，妮科尔的排便就变得更加规律了，工作压力也减轻了。她告诉我她下班后有更多的精力去徒步、健走。她在"14 天拯救计划"中体重减轻了 5 磅（约 2.3 千克），并注意到大部分被减掉的都是她腹部周围的脂肪。妮科尔还非常喜欢在她大快朵颐后使用精油来改善自己的活力和消化系统功能。一旦她开始定期使用这些精油，腹胀和胀气就消失了。

严选复方精油配方

扩香式复方精油配方

"休养和消化"扩香式复方精油
○ 3 滴薰衣草精油

○ 2 滴欧薄荷精油

"支援消化系统"扩香式复方精油
○ 2 滴柠檬精油

○ 1 滴欧薄荷精油

○ 1 滴豆蔻精油

○ 1 滴茴香精油

"改善消化"扩香式复方精油

- ○ 2 滴野橙精油
- ○ 2 滴生姜精油
- ○ 1 滴依兰依兰精油

吸嗅式复方精油配方

"缓解腹部不适"吸嗅式复方精油

- ○ 4 滴生姜精油
- ○ 4 滴绿薄荷精油
- ○ 3 滴茴香精油
- ○ 2 滴青柠精油

"缓解旅途不适"吸嗅式复方精油

- ○ 4 滴欧薄荷精油
- ○ 4 滴生姜精油
- ○ 3 滴茴香精油
- ○ 2 滴豆蔻精油

"降低食欲"吸嗅式复方精油

- ○ 5 滴野橙精油
- ○ 4 滴丁香精油
- ○ 2 滴欧薄荷精油
- ○ 2 滴茴香精油
- ○ 2 滴薰衣草精油

局部涂抹式滚珠瓶复方精油配方

"缓解晕车"滚珠瓶复方精油

- 10 滴欧薄荷精油

- 5 滴生姜精油

- 你选择的基底油

将以上精油滴入容量为 10 毫升的玻璃滚珠瓶，并加满你选择的基底油。把滚珠卡回去，轻轻摇晃使精油混合。使用时，请在旅行前作为预防措施涂抹于耳后，然后根据需要每 15~20 分钟涂抹一次，直到症状消退。

"缓解放纵饮食后的消化不良"滚珠瓶复方精油

- 10 滴欧薄荷精油

- 10 滴茴香精油

- 你选择的基底油

将以上精油滴入容量为 10 毫升的玻璃滚珠瓶，并加满你选择的基底油。把滚珠卡回去，轻轻摇晃使精油混合。使用时，涂抹于胃部和肠道部位并画圈按摩。如果不舒服的程度已经降低了，你可以继续在肚脐周围画圈。每 15~20 分钟重复一次，直到不适感消退。

减轻消化问题的自我护理仪式

请记住，压力大可能是维持消化系统的健康的最大障碍。因此，请务必参考本书第五章中的自我护理仪式减轻压力。此外，第七章的自我护理仪式，尤其是晚间自我护理仪式，也可以让你感到舒缓和满足。

"有助于改善消化问题的按摩" 仪式

舒缓的按摩可以帮助你保持身心协调，也是一种结束一天生活的轻松方式。选择最适合你的单方精油或有利于消化的复方精油，在肚脐周围滴一两滴精油，然后开始以向上的、画圆圈的方式轻轻按摩皮肤。用指尖轻轻按压，向右缓慢地画圈 10~15 次。根据需要按摩的部位，同样的方式也可以用在背部、肝脏和胃部。

"愉快地进食" 仪式

你可能没有意识到自己进食的速度太快了。你的身体需要时间来完成所有的消化过程，行程满满迫使你狼吞虎咽，结果每一顿饭菜都无法被好好消化。

一旦你开始进食，唾液就会在你咽下第一口饭菜之前开启消化过程。你咀嚼得越慢，食物就会被分解得越细，这样消化系统才能正常发挥作用。请保持坐下来吃饭的习惯，这可以作为你仔细品尝食物的第一步。精心布置用餐环境。在两口之间的空当放下餐具。想想食物的味道如何，以及它对你的身体有什么作用。让进食成为一项让你身心愉悦的活动，你的消化系统会感谢你的；你的头脑也会像你的胃一样，注意你咽下的每一口饭菜。

第十四章

毒素问题

21世纪的生活是由惊人的技术发展驱动的，这些技术进步在全球范围内将人们联系在一起，使许多工作变得轻而易举，但是它也破坏了地球——当然也伤害了人们。现代生活的悲剧之一就是人们不再生活在干净的环境里。如果你认为你购买的是有机产品和绿色清洁剂，并且你主要使用的是天然美容产品，那你应该生活在很干净的环境里，对吧？可悲的是，答案是否定的。毒素是人们无一例外都会接触到的。因此，即使是遵循着相对健康的生活方式也无法让你幸免。美国已批准使用80 000~85 000种化学物质，但其中只有大约200种经过全面的测试，而且对许多化学物质的测试只关注长期接触该化学物质对成年男性的影响。由于这些化学物质中的大多数会通过空气、陆地和地下水传播，你不可避免会接触到它们，所以你需要知道如何保护自己。

我小时候的家务之一是用刺激性化学物质清洁浴室，每次打扫完之后我都会出现严重的偏头痛。那时还没有有机、天然的清洁剂，我只知道使用家用清洁产品使我感到非常不舒服。

正如我之前提到的，我后来了解到我家族中的女性出现荷尔蒙失衡很大程度上是因为我祖母在20多岁时接触到了干扰内分泌的化学物质。幸运的是，你可以采取许多积极措施来减少体内累积的毒素并净化生活环境。现在就开始吧！改变你的食物和进食方式；扔掉那些有害的个人护理产品、美容产品和清洁产品，并用更健康、更便宜的自制品取而代之。你会惊叹于这对你的整体活力产生的巨大积极影响，你会被纯天然清洁剂和纯天然个人护理用品的功效震撼——纯天然自制品搭配优质精油一起使用，效果更惊人。

出现毒素问题的原因

许多人不知道累积的毒素会如何影响自己的荷尔蒙平衡，但我知道，因为作为荷尔蒙专家，我花了数十年时间研究化学物质如何影响女性的荷尔蒙平衡、内分泌和生殖系统。就像潜伏在体内深处逐渐增大的巨型冰山，经年累月摄入的毒素逐渐压迫着你的重要器官。你的肝脏和肾脏只能过滤有限的毒素，而当它们过载时，这些化学物质会从内到外地对身体造成严重破坏。这里有一些你应该知道的专用名词。

有毒污染物指对水和食物等造成污染的物质，最常见的污染源是化学品和辐射。

化合物是天然的或合成的具有一致化学成分的物质，可能给身体带来压力，最常见于环境污染物、加工食品、外源性雌激素产品和其他常见的日常用品中。

辐射指高能的波或粒子，会对人体细胞结构和 DNA 产生消极影响。最常见的辐射形式就是太阳辐射。

毒素累积指长期累积过量的毒素会对身体造成消极影响，进而给身体系统和重要器官带来压力。在你采取措施减轻这种影响前，任何不能被肝脏和肾脏自然过滤的物质都会对身体造成损害。

身体对毒素的防御机制失效

毒素会从各个地方侵入身体，最可怕的就是通过肺部、消化系统或皮肤直接接触身体。幸运的是，身体有防御机制来过滤毒素：鼻子、口腔、喉咙的黏膜，以及肺部强大的免疫细胞。虽然你不能完全掌控你呼吸的空气或接触的环境，但你可以控制自己的个人环境——你的身体内部、身体接触的东西，以及你使用的东西。

食物中的毒素

食物来源受到了越来越多的干预；不道德的公司会操纵食物来源，更在乎利润而非你的健康，而这带来的后果是有害的。许多非有机食物来源会接触到除草剂和杀虫剂。科学研究证实，使用的杀虫剂越多，害虫的抗药性就越强，从而会使杀虫剂逐渐丧失有效性。你猜这些公司采取的解决方案是什么？使用更多的杀虫剂！

为了避免食用这些食物，你可以选择那些标有"有机认证"的食物，或在当地的农贸市场、农业合作社购买食物。

另一种你可能在不知不觉中摄入的毒素是重金属，如汞、铝、铅、镍和砷。这些重金属存在于空气、食物、饮料、假牙的金属填充物、家用清洁剂，甚至饮用水中。摄入这些重金属会引起严重的氧化应激并损害细胞，尤其是其中的线粒体。重金属还会取代重要的矿物质和辅因子，消耗抗氧化剂，并作为内分泌干扰物，导致荷尔蒙失衡。

美国环境工作组（Environmental Working Group）的采购指南

每年，美国环境工作组都会评估美国的农产品，分析美国农业部所做的测试，并面向公众给出采购建议。2017年，他们发现，在他们的样本中，70%的普通农产品被178种不同的杀虫剂和残留物污染，即使清洗和去皮也无法完全清除这些化学品。不过，你可以避免购买该组织选出的"受污染程度最严重的12种食物"，或购买有机食品并定期选购"受污染程度最轻的15种食物"，以避免食用绝大部分受到污染的食物。

受污染程度最严重的 12 种食物

（2024 年版，按受污染程度从高到低排列）

- 草莓
- 菠菜
- 甘蓝类蔬菜
- 葡萄
- 桃子
- 梨
- 桃驳李
- 苹果
- 甜椒／辣椒
- 樱桃
- 蓝莓
- 四季豆

受污染程度最轻的 15 种食物

（2024 年版，按受污染程度从低到高排列，最多仅检测到 4 种农药）

- 牛油果
- 甜玉米
- 菠萝
- 洋葱
- 木瓜
- 冷冻甜豌豆
- 芦笋
- 蜜瓜
- 奇异果

- 卷心菜
- 蘑菇

- 杧果
- 红薯
- 西瓜
- 胡萝卜

体内产生的毒素

在将吃下的食物转化为能量的过程中，体内会产生一种被称作"自由基"的氧化副产物。这是一个正常的过程，但是如果细胞没有获得充分的、恰当的营养，身体就可能缺乏所需的自由基中和剂（抗氧化剂），从而影响DNA和衰老过程，使你可能由此慢慢发展出慢性免疫缺陷病和其他疾病，如癌症、糖尿病、心脏病和神经系统疾病。过度运动、受到感染或创伤也会破坏抗氧化剂和自由基之间的平衡，妨碍身体正常运转。多吃富含抗氧化剂的食物是防止抗氧化剂与自由基失衡的关键。

此外，有无数的人营养不均衡，消化道中逐渐累积了毒素，以至消化不良。如前一章所述，引起这种病症的炎症始于肠道。因此。多吃富含膳食纤维的食物非常重要，这样你就可以尽快消除食物中的过敏原和毒素。

最后，还需要你注意的是，部分细菌、病毒、霉菌、寄生虫、酵母菌等病原体在特定条件下可以在你的体内安家。当消化道酸性过高且没有足够的有益菌寄生时，这些病原体就会在消化道中茁壮成长。而重金属、压力源，以及食物和污染物中的毒素会降低你的免疫力并影响肠道健康。保持肠道菌群和身体的健康是你最好的防御系统，这会让你的身体自行应对毒素，把它们排出体外。

室外和室内环境中的毒素

除了体内的自由基，香烟烟雾、工业溶剂、臭氧污染、药物、杀虫剂、环境中的污染物和辐射等外部因素也会对你的身体产生不利影响，让你感觉非常不舒服。

你可能认为待在家中是安全的。但美国国家环境保护局的报告显示，家中的空气污染程度通常是外面的 2~5 倍！你会吸入来自清洁产品、空气清新剂、油漆、地毯、家具、烹饪产生的烟雾、空调中的脏过滤器、干洗用品，以及其他来源的毒素。这种情况在较新的建筑中尤其严重，这些建筑可能更节能，却没有得到良好的通风或能够一直开着窗户。事实上，有一种被称为病态建筑物综合征的疾病的病因就是许多办公楼和酒店中相同的空气一遍又一遍地循环，这会使长时间待在其中的人们受到毒害。

我丈夫和我住在一个老房子里，并且我们的卧室里有一扇华丽的法式门，可以通往后院。我一直在卧室门和这扇法式门前工作，它们总是敞开着，我们家的窗户在天气好的时候也敞开着，以保持空气流通。同时，我们家的扩香器也发挥着作用——精油可以在 30~60 分钟内清除空气中的毒素，这要归功于它们的抗菌特性。尽管我们无法控制外部环境，但我们可以通过使用优质精油和自行调配家中需要的日用品来减少内部家居环境中的毒素。

你会爱上本章提供的可用于净化家居环境的单方精油、复方精油和各类日用品配方。从小处着手，一次更换一种产品，并尝试滴入精油等天然物质来找到你喜欢的最佳组合。你会惊讶于在此过程中节省了很多钱，以及用少量的原料保持家居环境处于最佳状态非常容易！

环境毒素——个人护理产品

相较于男性，女性更常使用个人护理产品和美容产品，面临着更大的过度暴露于环境毒素的风险。在美国，女性平均每天在皮肤上使用大约 12 种产品，包括大约 126 种不同的成分，但其中 90% 的成分的安全性从未被任何可靠的公众机构（如美国食品药品监督管理局）研究、检测过。更可怕的是，由于皮肤会吸收任何涂抹于其上的物质，所以女性平均每年仅在日常美容护理过程中就会吸收 5 磅（约 2.3 千克）的毒素。

令人震惊的是，美国食品药品监督管理局和美容产品公司仍然坚持认为，如果每天仅少量使用，这些化学物质就不会对健康构成直接危险。然而，强有力的科学研究证据将这些个人护理产品中的危险毒素、合成物与生殖疾病、自身免疫性疾病、过敏，甚至癌症联系了起来。香水、美容产品和护发产品中使用的防腐剂，如对羟基苯甲酸酯和邻苯二甲酸盐（在许多国家被禁止），甚至可以在母乳和身体组织中被检测到。

了解个人护理产品的标签有助于你保护自己，但这些产品的制造商非常擅长提供误导性信息。他们唯一需要遵循的硬性规定是将类药物成分列在标有"活性成分"的方框中，其他成分按从比例最高到比例最低列出。如果你不认识某种成分，可以在网络上搜一搜，它可能听起来有毒，但实际上是安全有效的，例如维生素衍生物。但其他的成分可能并非如此。

因为解读这些标签和评估哪些成分有毒性是很有挑战性的一件事，所以我强烈建议你尽可能多地自制个人护理产品。它们不仅对你有好处——并且由于富含精油，它们闻起来更香——而且价格也比商店里买的同类产品便宜。我告诉女性病人们，她们个人护理产品中的大部分成分应该达到食品级。当然，我不建议你把它们当作食物，但食品级成分绝对更安全！一个产品只含有几种成分，并且你认识这些成分，总比只含有你不认识的成分更安全。

毒素和荷尔蒙

毒素对荷尔蒙有什么影响？毒素是内分泌干扰物质，通过阻断激素受体和与其结合来扰乱正常的荷尔蒙平衡，同时对大脑、生殖功能、代谢功能和生长发育产生消极影响。对女性来说，化学防腐剂和塑料，如双酚 A、对羟基苯甲酸酯和邻苯二甲酸盐，会降低生殖系统的发育速度和生育能力，也是导致绝经期提前的原因。如本书第九章所述，在食品和个人护理产品中发现的仿雌激素极似女性体内分泌的雌激素，可能导致其他内分泌问题和身体问题。对男性来说，这些化学物质则与不育、生殖器畸形，甚至癌症有关。

以下这些是常见的毒素及其毒性。

砷

- **毒素来源**：食物，饮用水，烟草
- **毒性**：致癌物，环境毒素

莠去津（Atrazine）

- **毒素来源**：玉米、高粱、甘蔗、夏威夷果仁、豆类等农作物，游乐场、运动场、草坪和常绿乔木，饮用水，除草剂
- **毒性**：环境毒素

双酚 A

《环境健康视角》（*Environmental Health Perspectives*）杂志回顾了 2007~2013 年对双酚 A 的研究，将其与动物，以及人类胎儿和新生儿的生殖系统问题和发育问题联系了起来。此外，因为双酚 A 也对干扰其他身体

系统的内分泌情况，所以《环境健康视角》将双酚 A 标记为生殖毒素。

- **毒素来源**：塑料
- **毒性**：仿雌激素

二噁英和呋喃

工业过程的副产品。

- **毒素来源**：整个环境，食物（主要是动物的脂肪组织）
- **毒性**：致癌物，环境毒素

阻燃剂

- **毒素来源**：建筑材料，电子产品，家具，纺织品（尤其是儿童睡衣）
- **毒性**：环境毒素，模拟甲状腺激素

乙二醇醚

- **毒素来源**：油漆，清洁产品，刹车制动液，美容产品
- **毒性**：环境毒素

铅

- **毒素来源**：电池，弹药，旧管道，旧油漆，填缝剂，陶瓷
- **毒性**：环境毒素（对 HPA 轴尤为有害），潜在致癌物

汞

由燃烧的煤将其释放到大气中。

- **毒素来源**：空气和海洋，受甲基汞污染的海产品
- **毒性**：环境毒素

有机磷农药

- **毒素来源**：杀虫剂
- **毒性**：环境毒素（对睾酮水平和甲状腺激素水平的影响尤为严重），致癌物

高氯酸盐

- **毒素来源**：干洗用品，农产品、牛奶和水，火箭燃料、火柴和发焰筒，肥料，次氯酸盐漂白剂
- **毒性**：甲状腺激素干扰物质

全氟化合物

- **毒素来源**：不粘炊具，家具防水涂料，食品和其他行业的包装材料
- **毒性**：环境毒素（对甲状腺激素和性激素的影响尤为严重），潜在致癌物

邻苯二甲酸盐

- **毒素来源**：塑料食品容器，儿童玩具，由 PVC 制成的塑料包装，个人护理产品（特别是产品中的芳香成分），以及从乙烯基地板、黏合剂、洗涤剂到医用管道的数百种产品
- **毒性**：内分泌干扰物，潜在致癌物

毒素问题的触发因素

对许多人来说，压力大仍然是最大的触发因素，尤其是当你对毒素带来的威胁有了更加深入的了解时。如果毒素开始影响荷尔蒙平衡，你就更加

难以控制自己的情绪并且很难保持安定的状态。进行本书第五章提供的仪式来减轻生活中的压力会是一个良好的开端，在家中避免食用含毒素的产品则会带来极大的变化。你的情绪将会得到由内而外的改善。

如何用精油减少体内的毒素？

严选单方精油

胡荽叶精油

功效

- 维护消化系统的健康。

- 维护免疫系统和神经系统的健康。

- 去除家中的异味并净化空气。

香薰用法

- 取 2 滴，与 2 滴葡萄柚精油或柠檬精油一起滴入扩香器。

- 取 3~4 滴，滴入扩香器。

局部涂抹用法

- 取 1~2 滴，用基底油稀释，在需要时涂抹并按摩。

- 取 1~2 滴，用基底油稀释，涂抹于腹部并按摩。

葡萄柚精油

功效

- 改善情绪和状态，同时减轻压力和焦虑感。

- 排出体内累积的毒素并维护正常的新陈代谢。

- 增强积极性、激发身体活力并抑制食欲。

香薰用法

• 取 3~4 滴，滴入扩香器。

• 取 1 滴，滴在棉球上，放在需要的区域以除臭和净化空气。

局部涂抹用法

• 取 1~2 滴，用含有机荷荷巴油的基底油稀释，涂抹于有瑕疵的皮肤区域。

• 取 1~2 滴，用基底油稀释，涂抹于全身并按摩，着重按摩颈部和肩部。

• 滴入你自制的沐浴油和磨砂膏中。

警告： 柑橘类精油具有光毒性。使用后 12 小时内请避免直接暴露在阳光或紫外线中。

杜松浆果精油

功效

• 净化空气。

• 增进肾脏和泌尿道的健康。

• 天然解毒剂，镇静、安抚身心。

香薰用法

• 取 3~4 滴，滴入扩香器。

• 取 2 滴，与 2 滴佛手柑精油、葡萄柚精油或柠檬精油一起滴入扩香器。

局部涂抹用法

• 取 1~2 滴，用基底油稀释，涂抹于皮肤并按摩，以调理皮肤状况和减少皮肤瑕疵。

• 取 1~2 滴，滴入"排毒净化"黏土面膜（配方见本章"自制家庭精油日用品配方"一节）中并涂抹于面部。

薰衣草精油

功效

- 减轻压力和放松身心。

- 有助于维护安稳的睡眠，提高睡眠质量，让身体恢复活力。

- 舒缓轻微的皮肤刺激。

香薰用法

- 取 3~4 滴，滴入扩香器。

- 在床上用品上滴几滴。

- 在卫生纸卷的内侧纸板上滴几滴。

局部涂抹用法

- 取 1~2 滴，用基底油稀释，涂抹于脉搏点并按摩。

- 取 1~2 滴，用基底油稀释，涂抹于足底。

- 滴入你自制的个人护理产品中，以舒缓、镇静受刺激的皮肤。

- 将 3~4 滴与 ½ 杯浴盐混合并溶解在水中，享受温水浴。

柠檬精油

功效

- 清除体内积聚的毒素，同时改善情绪。

- 有效的硬质板面清洁剂。

- 抗氧化，增进呼吸系统和消化系统的健康。

香薰用法

- 取 3~4 滴，滴入扩香器。

- 取 1 滴，稀释并滴在掌心，双掌揉搓后呈杯状盖住口鼻，然后深吸一口气。

- 取 3 滴，与 1 滴欧薄荷精油一起滴入扩香器。

局部涂抹用法

- 取 1~2 滴，用基底油稀释，涂抹于胸部，以帮助身体排出毒素。随后使用经过稀释的欧薄荷精油练习深呼吸。
- 滴入你自制的洗手液中，用作天然脱脂剂。
- 滴入你自制的去角质磨砂膏中。

警告：柑橘类精油具有光毒性。使用后 12 小时内请避免直接暴露在阳光或紫外线中。

迷迭香精油

功效

- 改善记忆力、专注力和认知力。
- 增进消化系统和呼吸系统的健康，养护内脏。
- 减轻紧张感，帮助身体在疲劳时释放压力。

香薰用法

- 取 3~4 滴，滴入扩香器。
- 取 2 滴，与 1 滴欧薄荷精油一起滴入扩香器。

局部涂抹用法

- 取 3~4 滴，与 ½ 杯浴盐混合并溶解在温水中，享受温水浴。
- 取 2~3 滴，滴入你的洗发水或护发产品中。
- 取 1~2 滴，用基底油稀释，涂抹于全身并按摩；与欧薄荷精油结合使用会更有效。如果想要获得减轻压力的效果，请搭配使用薰衣草精油。

欧薄荷精油

功效

- 自然地扩张呼吸道并增进呼吸系统的健康。
- 活跃感官并提升专注力。

- 维护消化系统，包括因毒素累积而被堵塞的重要器官的健康。

香薰用法

- 取欧薄荷精油、柑橘精油各 2 滴，一起滴入扩香器。
- 取 1 滴，滴在掌心，双掌揉搓后呈杯状盖住口鼻，然后深吸一口气。

局部涂抹用法

- 取 1~2 滴，用基底油稀释，涂抹于需要的身体部位。
- 在容量为 2 盎司（约 59.1 毫升）的玻璃喷雾瓶中滴入 5 滴，并加满基底油。盖上盖子摇晃，混合均匀后喷洒于面部。

警告：欧薄荷精油含有薄荷脑，是一种清凉型精油。为了防止接触过欧薄荷精油的手不小心接触到眼睛及其他黏膜部位，引起交叉污染，请确保使用基底油或植物油对其进行稀释，而非用水！

温蒂的故事

温蒂，一位 45 岁的美容顾问和美容师，来找我是因为她有严重的盗汗，性欲也很弱，每周会出现一两次偏头痛的症状。她还会经历持续一整个月的易怒和情绪波动大的情况，她告诉我，她患偏头痛已经 5 年多了，情况仍然在继续恶化。她认为自己的荷尔蒙失衡了，但她还没有到绝经期，她对正在发生的一切感到一头雾水。

温蒂的雌激素水平过高，还有围绝经期的症状，她体内累积的毒素也在增加。对此，我的建议如下。

- 进行 "14 天拯救计划"，为身体排毒并改善肠道健康。
- 使用欧薄荷精油、薰衣草精油和乳香精油，来缓解头部和颈部紧张感。
- 为了减少体内累积的毒素，她应该对自己的办公室和家里所有有毒的个人护理产品和美容产品进行一次彻底的清理，并且停止使用含毒性的个人护理产品和美容产品。

- 针对情绪问题，"幸福快乐"吸嗅式复方精油（配方见第十一章）和"激活状态"吸嗅式复方精油（配方见第十一章）可全天使用。她还可以添加佛手柑精油和薰衣草精油来减轻压力和烦躁感。
- 出现盗汗时，可在床上喷洒欧薄荷–快乐鼠尾草–薰衣草混合精油喷雾。
- 为了帮助器官排毒，可在早上和下午饮用含柠檬汁的水。
- 推荐每日补充多种维生素、200毫克谷胱甘肽、500毫克水飞蓟提取物，夜间饮用蒲公英茶。
- 自制含精油等天然成分的清洁产品，并减少使用塑料制品。

7周后，温蒂告诉我她这期间只出现过一次偏头痛，盗汗的次数也减少了，体重减轻了5磅（约2.3千克）。她把家里所有的塑料制品和有毒物品都清理掉了。她用一个有机品牌的产品替换了工作时使用的个人护理产品，她的客户也喜欢这种变化。温蒂注意到自己的情绪明显稳定了。"我感觉轻松多了，也更快乐了！"她告诉我，"我不知道个人护理产品和美容产品对我的身体和荷尔蒙有什么消极影响。尽管替换所有的产品非常困难，但我庆幸自己做到了。体内的毒素被清除了之后，我体会到了与从前不同的感受。"

严选复方精油配方

扩香式复方精油配方

"活跃和集中"扩香式复方精油
○ 3滴葡萄柚精油或柠檬精油

○ 2 滴欧薄荷精油

"鼓舞和除味"扩香式复方精油

○ 3 滴葡萄柚精油

○ 2 滴欧薄荷精油

○ 2 滴青柠精油

"净化空气"扩香式复方精油

○ 2 滴葡萄柚精油

○ 2 滴柠檬精油

○ 1 滴茶树精油

○ 1 滴迷迭香精油

"吸入和接纳"扩香式复方精油

○ 2 滴尤加利精油

○ 2 滴欧薄荷精油

○ 1 滴茶树精油

○ 1 滴柠檬精油

吸嗅式复方精油配方

"缓解过敏"吸嗅式复方精油

○ 5 滴薰衣草精油

○ 5 滴柠檬精油

○ 5 滴欧薄荷精油

"强化免疫"吸嗅式复方精油

○ 4 滴茶树精油

- 4 滴迷迭香精油
- 4 滴乳香精油
- 3 滴柠檬精油

"深层呼吸"吸嗅式复方精油

- 4 滴欧薄荷精油
- 4 滴尤加利精油
- 3 滴薰衣草精油
- 2 滴柠檬精油

局部涂抹式滚珠瓶复方精油配方

"关爱你的肝脏"滚珠瓶复方精油

- 5 滴天竺葵精油
- 5 滴茴香精油
- 3 滴葡萄柚精油
- 3 滴生姜精油
- 2 滴迷迭香精油
- 你选择的基底油

将以上精油滴入容量为 10 毫升的玻璃滚珠瓶中，并加满你选择的基底油。把滚珠卡回去，轻轻摇晃使精油混合。使用时，涂抹于肝脏部位并轻轻按摩到全身。

"改善内分泌和排毒功能"滚珠瓶复方精油

- 10 滴葡萄柚精油
- 8 滴天竺葵精油
- 5 滴杜松浆果精油

○ 2 滴胡荽叶精油

○ 你选择的基底油

将以上精油滴入容量为 10 毫升的玻璃滚珠瓶中，并加满你选择的基底油。把滚珠卡回去，轻轻摇晃使精油混合。睡前涂抹于足底。

自制家庭精油日用品配方

想知道天然清洁剂和个人护理产品自己如何制作吗？以下是制作家庭清洁剂的必备原料。

○ 小苏打

○ 硼砂

○ 柠檬酸

○ 蒸馏白醋

○ 精油：柠檬精油、葡萄柚精油、茶树精油、薰衣草精油、野橙精油、尤加利精油、欧薄荷精油

○ 粗盐

○ 卡斯提亚橄榄液态皂

○ 植物甘油

○ 洗涤用苏打（碳酸钠）

○ 金缕梅纯露或外用消毒酒精

多用途清洁剂

○ 1 杯蒸馏白醋

○ 2 杯温水

○ 10 滴柑橘类精油（柠檬精油、葡萄柚精油、野橙精油）

○ 10 滴茶树精油

将以上原料倒入容量为 16 盎司（约 473.1 毫升）的玻璃喷雾瓶中。盖

上盖子，摇匀后喷洒于需清洁的区域，然后用超细纤维布擦拭干净。这适用于大多数坚硬的家居表面，对更坚硬的区域，在擦拭干净之前需要让清洁剂停留在需清洁的区域 5~15 分钟。如需进行更深层的清洁，请在喷洒前在需清洁的区域撒上小苏打。

其他可选的精油组合有：①柠檬精油和薰衣草精油各 10 滴；②薄荷精油、茶树精油和柑橘类精油各 7 滴。

玻璃清洁剂

○ 2 杯蒸馏水

○ 2 汤匙白醋

○ 1 汤匙金缕梅纯露或外用消毒酒精

○ 5 滴柑橘类精油（例如野橙精油、柠檬精油、青柠精油和葡萄柚精油）

将以上原料倒入容量为 16 盎司（约 473.1 毫升）的玻璃喷雾瓶中。喷在窗户、镜子和其他玻璃制品表面，然后用超细纤维布擦拭（保存得当的话，该玻璃清洁剂最多可保存 3 个月）。

除垢清洁膏

○ ¾ 杯小苏打

○ ¼ 杯液态橄榄皂

○ 1 汤匙水

○ 1 汤匙蒸馏白醋

○ 5~10 滴柠檬精油（或其他柑橘类精油）

将以上原料在玻璃罐中混合成糊状。使用时，涂抹于需清洁的区域并停留 15 分钟。在擦拭干净之前，用海绵或超细纤维布轻轻擦除（多余的清洁膏应储存在密封的玻璃容器中）。

洗碗机清洁剂

○ 1 杯洗涤用苏打水

○ ¼ 杯柠檬酸

○ ¼ 杯粗盐

○ 你选择的精油

将以上原料在玻璃罐中混合均匀。使用时，往洗碗机加入 1~2 汤匙，然后进行正常清洁程序。可额外添加白醋以增强清洁力度或代替化学漂洗助剂。

洗衣粉

○ 1 杯洗涤用苏打水

○ 1 杯硼砂

○ 1 块固态橄榄皂，磨碎（香气随你选择）

○ 你选择的精油

将洗涤用苏打水、硼砂、磨碎的橄榄皂混合，储存在密封的玻璃罐中。如果你想要更加强烈的香气，可滴入几滴你喜欢的精油。使用时，往洗衣机加入 1 汤匙自制洗衣粉。如果需更强的清洁力度来清洁毛巾和其他难以清洁的物品，可在预洗过程中加入蒸馏白醋，或在洗涤前用白醋和水浸泡需清洁的物品。

去污剂

○ 1 杯蒸馏白醋

○ 12 滴柠檬精油

将以上原料在容量为 8 盎司（约 236.6 毫升）的玻璃喷雾瓶中混合。每次使用时，摇匀并喷洒于所需位置，停留 5~10 分钟，然后立即清洗。

个人护理用品配方

与适合的基底油混合后的精油非常适合用于舒缓皮肤和支持细胞再生，以及调理和紧致皮肤，减少瑕疵和皱纹，抚平干燥、皱裂的皮肤。精油的以下特性，可以维护你的整体健康，尤其是你的皮肤和头发的健康。

- 对抗衰老：乳香精油、薰衣草精油、橙花精油
- 提亮肤色：永久花精油、茶树精油、玫瑰精油、乳香精油
- 缓解常见的皮肤刺激：天竺葵精油与薰衣草精油结合使用
- 缓解皮肤敏感：乳香精油、薰衣草精油、茶树精油、罗马洋甘菊精油
- 调理和净化皮肤：所有柑橘类精油
- 强韧发质：雪松精油、天竺葵精油、薰衣草精油、迷迭香精油、欧薄荷精油

请尽量多地尝试使用不同的精油，看看哪种精油最适合你的皮肤。我喜欢交替使用檀香精油、永久花精油、玫瑰精油、茉莉精油、甜橙精油和天竺葵精油。如果护肤油对你的脸来说太过油腻，你可以用它来代替手部和足部的润肤露来舒缓干燥、皱裂的皮肤。除以下配方中的精神，可以用于制作护肤油的精油还有欧薄荷精油、玫瑰精油、金盏花精油、柠檬精油和尤加利精油。

"消除瑕疵、肤色不均"滚珠瓶护肤油
- 10 滴茶树精油
- 7 滴薰衣草精油
- 5 滴天竺葵精油
- 3 滴迷迭香精油
- 荷荷巴油

将以上精油滴入容量为 10 毫升的玻璃滚珠瓶中，并加满荷荷巴油。把

滚珠卡回去，轻轻摇晃使精油混合。于早晚洁面后使用，用手指在滚珠上摩擦，然后将复方精油轻轻涂抹于需要的区域。

"促进头发生长和修复" 精油护发素

天竺葵精油可以强化和保护头发免受吹风机、卷发棒等工具过热的影响，而迷迭香精油则可以刺激毛囊并促进头发生长。茶树精油可预防头皮屑和其他头皮问题，而薰衣草精油可舒缓头皮，薄荷精油则会让你感到清爽。

○ 1.5 杯蒸馏水

○ 3 汤匙有机生苹果醋

○ 6 滴迷迭香精油

○ 5 滴天竺葵精油

○ 3 滴茶树精油

○ 3 滴薰衣草精油

○ 3 滴欧薄荷精油

将以上原料倒入容量为 8 盎司（约 236.6 毫升）的玻璃喷雾瓶中。盖上盖子，使用前轻轻摇匀，喷于发根和发丝。

"燕麦 – 柠檬" 去角质磨砂膏

○ ¼ 杯有机燕麦片，研磨成粉末

○ 蒸馏水（足以将所有原料调成糊状的量）

○ 5 滴柠檬精油

将燕麦片倒入玻璃碗中，一次加一点儿蒸馏水，调至糊状。滴入柠檬精油，搅拌均匀。涂抹于皮肤，并以打圈的方式按摩，注意避开敏感区域。在皮肤上停留 10~15 分钟以渗透和软化角质，然后用温水轻轻冲洗干净。用软毛巾或超细纤维布擦干皮肤。之后一定要注意保湿。

警告： 柑橘类精油具有光毒性。使用此磨砂膏后，12 小时内请避免直接暴露在阳光或紫外线中。

"排毒净化"黏土面膜

○ 2 茶匙膨润土（如果制作的是较厚的面膜，则需要再加入 ½ 茶匙）

○ 2 茶匙有机生苹果醋

○ 1 滴乳香精油

○ 1 滴薰衣草精油

○ 1 滴茶树精油

○ 1 滴杜松浆果精油

将膨润土和苹果醋在玻璃碗中用硅胶勺混合（不要使用金属搅拌工具，因为使用金属会减弱面膜的效果），然后滴入以上精油并再次混合。此面膜适用于清洁后的皮肤。使用时，涂抹于面部并按摩，注意避开眼睛和嘴巴区域。敷 5~15 分钟，等待面膜变干；在这个过程中你会逐渐感到皮肤紧绷，但不会感到灼热或发痒。冲洗时，一定要用温水，然后涂抹保湿霜。如果产生任何刺激感，请立即洗掉面膜，然后用荷荷巴油、椰子油等基底油进行保湿。

泡沫洗手液

○ 1.5 杯蒸馏水

○ 2 汤匙液态橄榄皂

○ 1 茶匙植物甘油

○ ½ 茶匙椰子油或甜杏仁油

○ 你选择的精油（我建议放在厨房的洗手液使用柑橘类精油和薰衣草精油的组合，放在浴室的洗手液使用增强免疫力的精油，如肉桂精油、丁香精油和野橙精油）

往泡沫皂液瓶中加入蒸馏水，并留出部分空间。然后加入液态橄榄皂、植物甘油、椰子油或甜杏仁油，以及你选择的精油。旋紧瓶盖并将瓶子倒过来，来回轻柔摇晃使内容物混合均匀。如果你摇晃得太剧烈，内容物会直接在瓶子里面起泡。使用时，将其泵入掌心并像往常一样洗手。

针对毒素的自我护理仪式

"每月清理"仪式

我建议你每个月检查家中的一个区域来确定是否存在你本可以避免接触的毒素，然后用自制产品或购买的更安全的产品替换。从存放清洁剂的柜子开始，把任何不是纯天然的日用品都扔掉；下个月再清理你的个人护理产品；一个月后，再替换你的美容产品。最终，你会用健康、对荷尔蒙更加友好的思路整理家里的所有物品。精油会一直是你最强大的后援并以极具个性化的方式满足你的所有需求。尝试不同事物的过程充满乐趣！

"油拔"仪式

油拔法已在整合医学中使用了数千年。作为一种可以有效地改善整体健康的保健习惯，它可以比日常口腔清洁方式更深入地清洁你的口腔并帮助其排毒，帮助你减少蛀牙、改善口气、让牙龈更健康、牙齿更洁白。它还可以减少炎症，舒缓喉咙干燥，增进免疫系统的健康，甚至减轻痤疮。最好趁每天早上空腹的时候进行这个仪式。

我推荐你使用优质冷压有机椰子油，因为它含有易被消化的脂溶性维生素和其他营养素。有的人更喜欢用橄榄油、芝麻油、葵花子油或棕榈油。

实际操作很简单，但需要一些时间来适应。含1汤匙油。它会立即液化，你可以用漱口的方式，让油在齿缝间来回冲刷。它不需要你剧烈漱口（如像使用漱口水那样）。这样做20分钟。你可能需要多次尝试才能习惯嘴里含油的感觉，但请相信我，这是值得的！20分钟后，吐出所有椰子油，这可以清除你体内的毒素。用温盐水漱口，然后刷牙。每天重复1次，坚持 2 周，然后休息几周再继续。

"流汗"仪式

经常运动可以帮助身体自然排汗和排出毒素，同时让肺部保持最佳状态以过滤空气中的毒素。请务必在运动前、运动中和运动后补充水分，因为身体脱水时的肾脏和肝脏将毒素转化为水溶性化学物质并排出的能力会减弱。

"干刷皮肤"仪式

作为一个非常简单和有效的日常仪式，在早上干刷皮肤是非常棒的。使用干燥的皮肤刷，以画圆圈的方式轻轻按摩皮肤，从脚开始，向心脏方向按摩。你可以刷到手掌然后再到心脏。在胃和腋窝的位置上时，按顺时针方向按摩，然后移动到背部和腹部。我建议每个区域重复 10 次。

除了刺激淋巴系统来排出毒素，干刷皮肤还有助于去除死皮细胞，清洁毛孔，让皮肤变得光滑。尝试在干刷皮肤时将镇静类复方精油滴入扩香器，享受每一次按摩。最后，你可以通过淋浴洗去脱落的角质。

"排毒沐浴"仪式

每周 1 次的排毒沐浴是一种简单而平静的仪式，可以帮助身体排出毒素，同时放松和"充电"。我通常会在周末的晚上预留出时间来泡澡，使用精油进行扩香，在手机上播放我最喜欢的舒缓音乐，以及在泡澡时闭上眼睛，感受这个时刻的特殊氛围。

"排毒和放松"浴盐

○ ½ 杯海盐

○ ½ 杯浴盐或镁盐

○ ¼ 杯小苏打

○ ½ 杯苹果醋

○ 4 滴迷迭香精油

○ 4 滴葡萄柚精油

○ 1 滴生姜精油

在浴缸里装满热水。在 1 个小玻璃碗中混合海盐、浴盐和小苏打。将混合物和苹果醋一起加入温水中，用手搅拌溶解。再在玻璃碗中滴入所有精油，然后倒入水中混合。泡澡时深呼吸，注意泡澡不要超过 20 分钟。然后淋浴冲洗掉身上残留的盐分，并做好后续的保湿工作。当你继续深呼吸时，想象你将所有的压力都冲进了下水道。

第三部分

重建荷尔蒙平衡的"14 天拯救计划"

你如果在 10 年前问我我是如何保持健康和将荷尔蒙水平保持在最佳状态的，我会说："我每周去健身房运动 4~5 次，每次 1 小时。而且，我尽量吃得很健康（但我不得不承认，每天下午 4 点我都会放纵自己吃约克薄荷馅饼）。我每天喝 2~3 杯咖啡，因为我喜欢它，没有它就'活不下去'。我买了很多维生素补充剂，但我偶尔会忘记服用它们——这完全是我的问题！我使用的洗发水是在商店里随便选的。噢，我还竭尽所能地努力工作，直到累得瘫倒在床上（然后发现自己根本睡不着）。"

现在，我的日程安排与 10 年前的完全不同。我会喝美味的健康果蔬奶昔，每天吃早餐时会服用我所需的补充剂，每餐吃新鲜、简单、美味、低糖、多种风味的饭菜吗？我会。我会写感恩日记、做冥想、练习深呼吸吗？毫无疑问，当然会。那每周进行至少 5 次户外远足或高强度间歇训练呢？我不会错过这样的运动机会。我喜欢无毒的自制个人护理产品，它们给了我一生中最好的发质和皮肤状态，这种感觉超级棒！精油整天在我身边"待命"——没什么比这更让我觉得安心了！

以上这些习惯已成为我的"第二天性"。我从没想过它们会对我这么重要。它们能在我需要的时候让我保持健康、充满活力、精力充沛，并且能在我需要放松的时候让我平静下来。我无法接受自己回到以前的不良生活状态。通过进行简单有效的芳香疗法、食用天然的食物和在大自然中运动，我体内混乱的荷尔蒙已经完全被驯服了。

让我跟你解释清楚：我并非变成了另一个人。在性格方面，我还是 10 年前的那个女人——我的改变之处在于，我下定决心并做了自己需要做的事情，最终用自己喜欢的方式关爱自己。

我制订的"14 天拯救计划"，能帮助你的身体快速地、有效地恢复荷尔蒙平衡，并向你展示如何将本书（尤其是第十四章）所有的仪式结合起来，以改善你的健康状况。该计划结合了自我护理仪式和精油，进行该计划就是需要你下决心去做的事——你必须倾听身体发出的声音，才能知道它最需要什么。确定了需要解决的问题后，你就可以在第二部分选择最适合你的精油和仪式了。我建议你用便签将它们标记出来，以便在需要的时候可以轻松地翻查到配方和步骤。然后，你就可以开始将精油和仪式运用到日常生活中了——你在晨间、夜间的休息时间，以及你在一整天中需要停下来喘口气的间隙。你如果觉得某些精油或仪式对你不起作用，那么请停下来换另外一种。

在开始进行"14 天拯救计划"之前，你还需要巩固自己的基础，了解一下生活方式的五大基础支柱。让我们先仔细研究一下营养学和运动学，然后审视一下你管理压力、消除毒素的方法，最后再增加自我护理仪式。将第十五章介绍的生活方式的五大基础支柱作为指南，将自我护理仪式纳入其中，给自己制订个性化计划，会更有利于你获得成功。这些仪式终将变成你完成"14 天拯救计划"和该计划结束后的习惯！

14 天膳食计划是"14 天拯救计划"的一部分，它会帮助你做出其他的改变。如果你完成了以下作业，那么当你开始进行"14 天拯救计划"时，你就有了坚实的基础。天然饮食和自我护理仪式会共同改善你的荷尔蒙平衡，你的身体会对它们做出非常好的回应。这一路上当然会有坎坷，但你可以做到！你的身体需要你全力以赴，找回自我。我会一直支持你。

"14 天拯救计划"的八大作业

1. 用便签标记出你的常规日程安排和仪式。根据你的需求按重要性排列它们。为以下各项创建一个清单：晨间护理仪式、晚间护理仪式、压力管理方法和生活习惯。你可以根据需要基于五大基础支柱添加更多仪式。

2. 创建你自己的精油日记和饮食日记，以追踪每种单方精油、复方精油的使用感受和天然饮食对身体的改变。

3. 阅读第十五章，学习巩固五大基础支柱的方法。

4. 将巩固五大基础支柱的方法与早晚的护理仪式结合起来，每周都要审视什么改变 / 项目对你最奏效。

5. 提前购物，确保家中储备着你需要的所有食材，为 14 天膳食计划做好准备。

6. 检查你的时间安排。确保你在 14 天内不会承担额外的压力或出门旅行，准备实施你的计划吧！

7. 坚持在 14 天里进行 14 天膳食计划、自我护理仪式。用饮食日记记录你的成功和失败，用精油日记记录你的情绪和身体反应，用感恩日记写下对自己的鼓励。

8. 回顾你的日记，看看你感受的变化。根据自身需求对计划进行调整，然后根据第十八章的内容对计划进行更新和补充。

让我们开始吧！

对这些烦琐的作业感到无从下手了吗？没关系！请反复阅读这份初学者指南，直到找到最适合你的自我护理仪式！

晨间仪式

- 使用 "女超人" 滚珠瓶复方精油（配方见第十五章）
- 使用 "活力和愉悦" 沐浴喷雾（配方见第六章）进行淋浴仪式
- 喝 16 盎司（约 473.1 毫升）柠檬水
- 饮用健康果蔬奶昔和服用营养补充剂
- 写感恩日记（写作时，可用乳香精油或野橙精油进行扩香）
- 进行 5 分钟的 "启动身体" 仪式

日间仪式

- 喝 6~8 杯水
- 每小时进行 1 次极致深呼吸仪式

- 中午时，进行 30 分钟的"启动身体"仪式
- 遵循健康的饮食法

晚间仪式

- 准备好舒适的睡眠环境
- 照镜子并进行"积极肯定"仪式
- 进行"放松入睡"仪式

第十五章

生活方式的五大基础支柱

在你正式实施"14 天拯救计划"之前，请确保自己有进行改变的基础。正如第一部分所讨论的那样，你的身体无法在根基不稳的情况下做它本该做到的事情。如果你的基础不够稳固，那么"14 天拯救计划"就不会如你期望的那样对你的整体健康产生显著的积极影响。你必须提前做好准备，这个计划才可能帮助你恢复荷尔蒙平衡。

这就是五大基础支柱可以指引并帮助你的原因。每一个基础支柱都代表了一个可以帮助你增强体质的核心元素。只有体质增强了，精油才能在恢复荷尔蒙平衡时真正发挥作用，让你重新振作起来。你将在本章学习建立五大基础支柱的方法和步骤，以便在"14 天拯救计划"中获得成功。你一定要完全按我说的去做吗？不，你不需要，但你应该仔细审视我提出的建议，看看哪些最能满足你的需求。没有一个人的计划会和另一个人的计划一模一样，因为这完全是基于你自身情况制订的。你有着独特的基因和身体状态，是一个独特的个体。因此，你需要稳固自身基础并以此调节荷尔蒙平衡来满足自身需求。

我建议你先阅读本章有关五大基础支柱的内容，然后再回头看看自己在最初阶段需要进行哪些仪式。第十六章充分运用了巩固五大基础支柱的方法，但是，你同样可以根据自身需求进行调整。14 天膳食计划也是如此——你如果不喜欢本书提出的食谱或食材，也可以任意替换成其他食谱或另外一种健康的食材。这么做是为了制订出最适合你的膳食计划。本书提出的建议都有一个共同的、最主要的目的，那就是让你了解什么对你增进健康有用，帮助你做出适合你生活方式的改变，从而让你体验到成功的感觉！

第一大基础支柱——营养

戒除对荷尔蒙平衡产生消极影响的食物

为了让你在"14 天拯救计划"中取得成功，是时候和所有会对身体造成伤害的食物真正说"拜拜"了。糖、麸质、工业添加剂和咖啡因是现代饮食中最大的祸害，你必须避免摄入它们。如你所知，摄入过多的糖会导致胰岛素水平达到峰值，从而导致身体储存过多的脂肪；它还会影响皮质醇水平，进而影响雌激素和黄体酮的水平。摄入麸质会使甲状腺做出炎症反应。而喝咖啡会使肾上腺激素的水平飙升。一旦你开始进行 14 天膳食计划，你还需要戒掉乳制品和除瘦肉外的红肉。为什么？因为食用这些食物也可能引起炎症，并引发某些症状。红肉富含女性荷尔蒙——通常来说，你不需要摄入这种成分，食用过多红肉会导致雌激素水平过高。

如果你现在不戒除对荷尔蒙平衡产生消极影响的食物，那么当你进行"14 天拯救计划"时，你的身体将面临过于剧烈的冲击，并且会使你每天醒来时被这种冲击压垮。我希望你在戒除食物的过程中取得成功，但我也知道你的感觉一开始会很糟糕。它会导致你体验到戒断[①]、食欲激增和消化不良。而你可能因此放弃。我不希望你这样。当 14 天结束时，你可以往饮食中重新引入一种含糖、麸质、工业添加剂和咖啡因的食物，这将使你识别出此前症状的潜在诱因和真正危害你健康的成分。

因此，让我们讨论戒除糖、麸质、工业添加剂和咖啡因的原因，以及逐

---

① 戒断：停止或减少使用某些药物后出现的特殊心理生理综合征。表现可能为兴奋、失眠、流泪、流涕、出汗、震颤、呕吐、腹泻，甚至虚脱、意识丧失等。——译者注

渐戒除含这些成分的食物的方法，为"14 天拯救计划"做好准备吧。

为什么要戒糖？

　　我必须承认，我的家人们就对甜食上瘾：我姐姐对巧克力上瘾，而我母亲则是对蛋糕。尽管现在我母亲的荷尔蒙失衡得到了控制，但她仍然每天都很想要吃蛋糕，并将她最喜欢的花生巧克力豆和糖果秘密地藏匿在家里的各个角落。尽管她知道自己不应该这样做，但她还是对甜食难以割舍。

　　有时候，你可能是自己最危险的敌人，这都怪甜食助长了实际生活的成瘾现象。我母亲喜欢吃甜食的一个重要原因是她的行程被安排得满满当当。尽管她知道要吃健康的事物，但是她内心仍然渴望补充能量，让她能快速进行下一项活动，无论是工作上的任务还是网球比赛。

　　摄入糖会导致大脑释放多巴胺！糖瘾的常见症状包括脑雾、杂念过多、失眠、食欲增强、感到抑郁、感到焦虑、上瘾和无法产生饱腹感。这些是不是听起来有点儿耳熟？

　　有研究表明，女性每天只能摄入 20~25 克糖，但美国人平均的糖摄入量是这个数值的 4 倍！你只需要将这个数值除以 4，就可以大致换算出以茶匙为单位的建议糖摄入量——每人每天最多只摄入 4~5 茶匙的糖。相比之下，平均一罐 12 盎司（约 354.8 毫升）的碳酸饮料含约 39 克糖。注意，每天摄入 20~25 克糖的标准指糖的总摄入量，而不仅仅指添加糖的摄入量。你每天食用的水果也含有糖（果糖）。因此，你需要在食物日记中写下你每天吃了多少水果。

　　尽管葡萄糖和果糖都是糖，但它们对身体的影响完全不同。葡萄糖可以在细胞中代谢，但果糖必须通过肝脏代谢。这就是避免额外摄入果糖十分重要的原因，即使大部分果糖存在于水果、蔬菜等更健康的食物中。吃一整袋葡萄的确可以给你提供一些重要的营养素，而且绝对比吃糖果健康，但是你还是要注意不要因此而忽视这两者中任意一方的含糖量都被包含于总含糖量中。

减少糖的摄入量可能很困难，因为"抚慰"压力最常见的方法之一就是吃甜食——当然，你在任何情况下可能都想吃甜食。然而，摄入过量的糖会导致严重的炎症、增加肝脏负担、增加动脉受损的风险，从而给身体带来压力。这还会对免疫系统造成严重破坏，引起疲劳、腹胀。糖还是促进癌症发展的第一大食物因素。摄入过量的糖可能导致代谢综合征、脂肪肝、糖尿病、心脏病、阿尔茨海默病等疾病。此外，吃糖非常容易上瘾，食品公司正是利用了这一点得以不断牟利。

戒糖将帮助身体"重置"胰岛素和雌激素的水平。即使戒糖期只有 5 天，你的身体也会慢慢适应不同于以往高血糖时的状态。最终，你的味蕾会被"重置"，你会开始觉得食物过甜——这有利于你消除对糖的渴望。如果你一直有意无意地摄入大量添加糖，那么一旦你戒糖成功了，体重就会很快下降——突然间，一块水果会变得对你非常有吸引力，因为它含有适量的糖和身体所需的膳食纤维、酶和关键的抗氧化剂。

如何戒糖？

改造早餐

吃一顿含糖的早餐肯定会使你在当天的晚些时候产生对糖的渴望。典型的美式早餐包括果汁、甜麦片、白吐司 / 涂了果酱的贝果、加了糖的热咖啡 / 茶，吃这样的早餐会使胰岛素水平大幅飙升来控制体内所有的糖，然后又急剧下降使你渴望摄入更多的糖。更糟糕的是，大脑一旦意识到它没有得到所需的营养，就会向身体发送信号，提醒你再次进食。这就是你渴望在中午吃甜食的原因。

曾经的我就是这样的。我最爱的早餐是 1 条能量棒，而它刚好可以完美搭配一大杯冰咖啡。这样的早餐为一天定下了基调，让我更容易产生吃甜食的欲望。在我了解了自己为什么会这样后，我开始做出改变，开始食用真正有营养的食物，并将富含蛋白质的食物纳入了早餐。在每顿饭中添加富含蛋白质的食物将帮助你抑制食欲，维持饱腹感，并防止你在吃午餐前吃甜食。请评估你现在的早餐结构，并用富含蛋白质的纯天然食物来替换不健康的食物。请仔细查看并尝试以下建议，你可以收获惊人的成效。你还可以对食品储藏室进行一次大筛查，扔掉那些甜食，帮助自己抵制诱惑。

吃一顿美味的早餐

我是美味早餐的忠实粉丝。你可以从早餐中获得身体所需的蛋白质和膳食纤维，而让胰岛素水平飙升。晨跑时，我会带上一瓶健康果蔬奶昔。即便你早晨只是待在家里，它们也可以令你感到满意，因为你可以细细品尝它们并享受每一口的美味。如果我喝完健康果蔬奶昔后仍然没有饱腹感，我就会用菠菜炒 2 个鸡蛋，出锅后加入几片牛油果。这种富含蛋白质的食物总能让我撑到午餐，不需要在早上吃零食。

提前备菜，为自己多准备一些健康的食物，这样做早餐就不会令你感到十分煎熬。将此作为你晨间固定的健康仪式之一，可以帮助你远离"糖分魔鬼"。没有规定说早餐必须吃"早餐食品"。你如果想将沙拉或一些肉作为早餐，那就吃吧！

多喝健康果蔬奶昔

我的自制健康果蔬奶昔只含无糖杏仁奶、蔬菜汁、牛油果等水果，不含添加糖。我使用植物蛋白粉替代更常见的乳清蛋白粉，因为食用乳清蛋白粉可能导致消化问题。果蔬汁只需要 5~10 分钟就能做好，所以它可以作为你在忙碌生活中选择外出携带的饮品的最佳选项。你甚至可以预先按比例备好食材，然后将食材冷藏在冰箱里，以便达到在早晨迅速"倒出食材、打碎和出门"的目的。我在家里设置了一个"果蔬汁站"，里面有大功率搅拌机、蛋白粉、抹茶粉和其他一些可添加的食材，所以我不必每天早上满屋子寻找我需要的东西。提前做好功课，你的晨间仪式将变得轻而易举！当食欲在午后逐渐增强时，健康果蔬奶昔也是一种很好的下午茶。

替换零食

你是否有过这种经历：一开始骄傲地拒绝吃母亲做的美味芝士蛋糕，说着"我绝对不吃"，却悄悄地在每个人都睡下后的深夜时分将一整个蛋糕囫囵下咽？我有过！

与其拒绝吃不健康的零食，不如从以下表格中选择更健康的零食满足你的需求。美国疾病控制与预防中心的一项研究表明，每天都吃蔬菜的美国人少之又少，而关于吃水果的研究数据也不容乐观——这个国家只有12%的人达到了每天吃1.5~2杯的每日水果推荐食用量最低标准。然而，这个标准对应的只是一个小苹果或一个香蕉的分量！当你想要吃甜食时，请想想这个数据。现在的我无法想象自己心情好的时候吃的不是一碗酸甜的覆盆子或蓝莓，而是甜食。养成吃水果的习惯后，你自己就不想打破这个习惯了。

你可以让替换选项变得很丰富！例如，你如果喜欢吃甜食，那么请选择天然的甜食，如苹果、甜菜、莓果、胡萝卜、柑橘类水果、无花果、南瓜和山药，以及肉桂、丁香、肉豆蔻等香料。吃一点点黑巧克力和无糖杏仁酱也可以消除你对甜食的渴望，同时为身体提供抗氧化剂和蛋白质。

尽量避免食用的食物及其替换选项

尽量避免食用的食物	替换选项
酒：啤酒、葡萄酒、烈酒	• 花草茶，如罗马洋甘菊茶、薄荷茶、路依保斯茶（Rooibos Tea） • 气泡酒加少许安哥斯图娜苦酒 • 气泡水加一些树莓果 • 用柠檬、橙子和黄瓜制成的饮料
烘焙食品：蛋糕、饼干、甜点、派	• 可以在香蕉、烤苹果、烤桃子、菠萝和碾碎的燕麦上涂上蜂蜜或无糖花生酱

尽量避免食用的食物	替换选项
糖果：口香糖、巧克力豆	• 无添加葡萄干、无花果干、椰枣干 • 冻葡萄、樱桃、蔓越莓干、莓果、石榴
麦片：甜麦片	• 无糖谷物麦片；含莓果、水果或坚果的无添加燕麦片 • 水果和坚果什锦
芝士：乳酪	• 牛油果、腰果、巴西坚果 • 南瓜泥、红薯、烤蔬菜
巧克力：牛奶巧克力	• 单独包装的黑巧克力
咖啡：含咖啡因的咖啡	• 不含咖啡因的咖啡，可添加肉桂；不含咖啡因的茶；抹茶 • 不含咖啡因的冰茶；黑咖啡配无糖杏仁奶
咸脆零食：薯片、咸脆饼、爆米花、椒盐脆饼干、烤制坚果	• 烤蔬菜脆片、无糖爆米花 • 未烤制的坚果（杏仁、榛子） • 烤南瓜子
油炸食品：薯条、经过炸制的坚果	• 烤红薯条、烤或蒸的食物 • 未炸制的坚果、切碎的蔬菜（芹菜、胡萝卜、甜椒）
冰激凌/奶油甜点：冰激凌乳制品、布丁	• 无添加冰棒、冰块 • 不含添加糖的全水果冰沙、希腊酸奶、苹果酱、奇亚籽布丁、牛油果布丁
能量/蛋白质棒：袋装的能量/蛋白质棒	• 无添加坚果、葡萄干、杏仁或无糖腰果酱
甜味饮料：果汁、汽水和果味维生素水	• 水

不要屈服于压力

我曾多次戒糖，有时是在假期前后。有一年，我在母亲家，当时我一次为期 90 天的戒糖期快结束了，我决定一鼓作气坚持到最后。我母亲特地做了我最喜欢的花生酱曲奇作为我抵达戒糖期终点的庆祝甜点。我知道当我告诉她我不能吃花生酱曲奇时，她有点儿伤心。我告诉她，我非常感谢她对我的爱和她的辛劳，但在这一点上我不能妥协。

我在那个特殊的假期过得比以往其他假期更艰难，因为我感受到了来自家人们的巨大压力，例如要我参加糖果猜谜游戏并喝下有趣的节日饮料。

就连我丈夫——他那时也在戒糖期，在最后阶段也有一点儿"犯规"。然而，尽管有种种诱惑和承受着来自亲友的压力，我还是挺过了假期聚会的那段时间，没有屈服，我为此感到非常骄傲。

当你感到来自家人和朋友的压力时，请向他们说明你很感激他们并珍视他们给你的爱，然而此时的你在尽可能真实地正视自身需求，所以希望他们能给予你支持和帮助。

找一个能和你一起共同戒糖的同伴

有时，仅仅是与处于相同情况的人谈论糖瘾，你就可以保证自己不偏离目标（如果生活中有人试图干涉你吃健康的食物，这个方法就会特别有用）。如果你知道有人监督你并为你加油呐喊，你就更容易坚持自己的目标，取得成功，尤其是当你也同样支持对方的时候。我第一次的戒糖期长达 60 天，是和我的好朋友兼同事——作家劳伦·克伦（Lauren Clum）一起进行的。如果我们没有每天相互打气，互传短信鞭策对方，我觉得我们不会取得成功。

对特定物品实施"全屋禁令"

我在帮助母亲戒糖的过程中学到的是，不把特定的食物带进屋子里非常重要。你如果知道薯片或玉米糖会摧毁自己的防线，请克制把它们放进购物车的冲动！你也可以只买 1 小袋，这样你就不会在想吃的时候吃很多。可以不完全戒糖吗？是的，当然可以。尤其是在没有其他东西可以满足你的欲望的时候。但请严格把控甜食的食用量和质量。不要自认为可以控制自己只吃一点儿而购买一大包，结果造成自己暴饮暴食。

有一天，我丈夫忍不住想吃些"犯规"的食物。他想吃 1 盒冰激凌，其他的任何东西都不能消除这种欲望。然而，他所在的商店里只有 4 盒装的家庭组合装。他知道我们的规则之一就是不能把那样的食物带进家里——猜猜谁在回家的路上吃完了 4 盒冰激凌？我可爱的丈夫不好意思地承认了。"不过，"他补充道，"至少我没有把它们带回家！"我忍不住笑了。

糖可能躲在出乎你意料的名称背后

食品制造商使用各种你意想不到的方式来掩盖其产品含大量糖的事实。几乎75%的包装食品都添加了甜味剂。把自己变成一个"标签破译者"，学会识别隐藏在食物中的糖。

- 一定要查看每份食物中糖的克数。请记住，你每天只需要摄入4克的糖。
- 了解天然糖和添加糖（例如果糖与甜味剂）的区别，并意识到两者从化学成分来说可能没有本质区别。
- 检查配料表。"糖"没有被列出来，并不意味着不存在。它很可能潜伏在另一个名称背后。当然，你应该避免食用任何带有"糖"字的食物，例如细砂糖、红糖、转化糖、粗糖。
- 精明的消费者知道以下这些也是糖，或含糖：

○ 龙舌兰	○ 麦芽
○ 龙舌兰糖浆	○ 麦芽糖浆
○ 果糖	○ 糖化麦芽
○ 高果糖浆	○ 乙基麦芽酚
○ 糖蜜	○ 麦芽醇
○ 黑糖蜜	○ 麦芽糖
○ 浓缩果汁	○ 麦芽糊精
○ 果汁	○ 大米糖浆
○ 无水葡萄糖	○ 糙米糖浆
○ 葡萄糖	○ 玉米糖浆
○ 固体葡萄糖	○ 玉米糖浆固形物
○ 角豆糖浆	○ 玉米绵白糖

○ 甜高粱	○ 糊精
○ 高粱糖浆	○ 有机黑红糖
○ 焦糖	○ 蜂蜜
○ 黄油焦糖糖浆	○ 半乳糖
○ 甘蔗汁	○ 乳糖
○ 甘蔗汁结晶	○ 糖浆
○ 浓缩甘蔗汁	○ 精制糖浆
○ 甘蔗	○ 黄金糖浆
○ 脱水甘蔗汁	○ 马斯科瓦多糖
○ 甘蔗糖蜜	○ 墨西哥粗糖
○ 蔗糖	○ 甘露糖
○ 佛罗里达蔗糖	○ 枫糖浆
○ D-核糖	

含麸质的食物和加工食品

为什么要戒麸质和加工食品？

麸质是一种存在于小麦、大麦和黑麦中的蛋白质，其功能类似"胶水"，可以使面团具有延展性，让面包和烘焙食品的触感有弹性。它尽管美味可口，却不能被人体消化，所以许多人对它不耐受或过敏。你的消化系统如果无法正确处理它，它就会因此滞留在肠道中引起炎症。对麸质不耐受或敏感的常见症状包括频繁腹胀、便秘/腹泻、头痛、关节和肌肉疼痛、疲劳、皮疹或痤疮，以及出现与甲状腺和肾上腺相关的功能紊乱（造成荷尔蒙失衡！）。

因为构成麸质的麦醇溶蛋白与甲状腺组织的分子结构非常相似，所以身体可能将两者误认为同一种物质。如果免疫系统攻击通过肠道渗入血液的麸质，那么当麸质存在时，免疫系统也会攻击甲状腺组织。对那些患有甲状腺功能减退和其他甲状腺疾病的人来说，这会引起更严重的问题。身体可能需要 6 个月才能从由麸质引起的炎症中恢复过来。因此，你越早将麸质从饮食中剔除，你的身体就会越早变好。

请注意，对麸质敏感、过敏与对麸质不耐受不同。麸质不耐受是一种无法被治愈的疾病，会对生长发育和消化产生消极影响，因为无法被处理的麸质会阻碍身体从其他食物中吸收营养，从而导致肠道疼痛和营养不良。人们想到麸质不耐受时，通常会想到乳糜泻，但这只是其表现之一。诊断乳糜泻非常困难，因为每个人的症状各不相同，而且血液检测并不总是准确的。大多数乳糜泻病人的小肠绒毛缩短，阻碍了其对食物的吸收，而这只能通过活检发现。许多患有自身免疫性甲状腺疾病的人也患有乳糜泻，因为乳糜泻存在遗传的可能性。所以专家的正确诊断是很重要的。

即使你不确定麸质是否对身体造成了消极影响，你也可以试着把它从日常饮食中剔除并坚持 4 周，然后观察自己是否出现了任何变化。然后，你可以开始一种接一种地重新往饮食中引入含麸质的食物，观察自己的症状是否会复发。我已经 2 年没有摄入过麸质了，我注意到自己一旦停止摄入麸质，之前产生的很大的迟钝感和消化问题就会消失。将麸质从饮食中剔除非常值得一试，你可以观察自己的身体在没有麸质干涉的情况下如何运转，以及重新引入麸质后身体做出的反应，比如我曾因为摄入麸质而感到疲劳、思维迟钝，出现腹胀。

将加工食品从饮食中剔除也同样重要，因为你通常不知道它们是否隐藏着不健康的成分。即使你成为最厉害的"标签破译者"，你也不见得每次购物时都保持高度警惕。最简单的方法就是完全避免食用这些食物，让自己安心。只要不食用加工食品，你就可以轻易从日常饮食中排除所有你能想到的人工合成的化学物质。对现在的你来说，货架上的一些食品仍可以出现在你的饮食中，但请坚持遵循"最多五种已知成分"原则，以便对自己正在摄入什么物质了如指掌。你如果对某些食物过敏，那么确切地知道自己吃了什么就会让你更安全，这样能帮助你规避健康风险，而非使自己陷入由未知食材打造的陷阱。

如何戒麸质和加工食品？

● 选择天然的、以植物为主的干净饮食

如果你的饮食符合含有大量谷物的典型美国饮食，包含很多加工或包装食品，那么戒麸质对你来说似乎不可能——但实际上这很简单。如果你坚持遵循天然的、以植物为主的饮食，其中包含身体所需的蛋白质、膳食纤维和有益脂肪，那么你的健康很快就会走上正轨。最容易做出的改变就是在逛超市时只逛农产品、肉类和新鲜食材区，或只购买果蔬冻干。冷冻处理可以保留果蔬的营养成分，因此，在果蔬无法通过常温保存营养成分的情况下，果蔬冻干也不失为一种健康的选择。

● 根据季节选择食物和烹饪饭菜

另一个重要提示是善用当地的农贸市场，以确保你买到的食材尽可能是新鲜的和有机的。选择当地有机农场供应的新鲜农产品，并将其纳入 14 天膳食计划。你只需要咨询一下卖家，卖家通常就会告诉你非常棒的食谱。如果你仍觉得麻烦，你还可以用草饲动物肉炒蔬菜。喏！一道美味即可出锅。

● 洞察标签的真正含义

戒加工食品时，你要先查看食品标签，以确保自己正在消除饮食中对身体有害的化学物质。你需要警惕用大麦、小麦或黑麦制成的食物，最常见的此类加工食品有啤酒、糖果、肉汁／酱汁、香料包／调味料、浓汤宝、午餐肉、沙拉酱和炸薯条。就像你关注糖一样，像"标签破译者"一样探查

细节；一般情况下，避免食用加工食品是最简单的解决方案。

• 遵循"最多五种已知成分"原则

如果你（或你的孩子）不认识盒子或包装袋上标签的成分，请将它放回架子上。尽量坚持食用只含有五种或更少成分的食物；更好的做法是用新鲜水果、蔬菜，以及藜麦、糙米、燕麦等全谷物代替它们，以调节你体内维生素和矿物质的水平。

咖啡因

为什么要戒咖啡因？

我喜欢喝咖啡，真的很喜欢！但其中的咖啡因的确会使人上瘾。我依靠咖啡来唤醒自己的头脑，支撑我度过上午，并在下午将其作为一种浪漫的享受——尽管这么做严重破坏了我体内的荷尔蒙平衡。尽管咖啡含抗氧化剂和其他营养成分，并且有许多研究表明摄入咖啡因可能没有你想象得那么糟糕，但你仍然需要警惕它带给身体的其他影响。尽管你可能认为自己的身体没有问题，但请尝试连续几天（或几小时）不喝咖啡，观察身体有何反应。

如果你不确定咖啡对身体是否产生了影响，那么你可以观察自己在没有喝咖啡的一天里是否有以下一种或多种症状：感到紧张／焦虑不安／疲倦、在下午行动迟缓、失眠、脑雾。咖啡因通常会在体内模拟压力，恶化你正试图缓解的问题。它还可能对 HPA 轴造成严重破坏，导致皮质醇水平升高，并持续居高不下。你每天喝的咖啡很可能抵消了你为减轻压力所做的所有努力。而且，如果你已经因为持续的皮质醇水平高而感到压力过大，那么咖啡中的咖啡因只会放大这种感受，让你的情况变得更糟。

你可能说："但是，这可是咖啡啊！我不能没有它！"这就像你父母突然发现了你与叛逆男友的恋情，告诫你必须马上分手。你努力戒咖啡因是因为你知道这的确对你的生活有消极影响，但你就是忍不住不喝。老实说，我已经习惯了早上用咖啡小小地提个神，所以我戒咖啡因的过程与戒糖相比要困难得多。

当我成功戒掉咖啡因后，我意识到自己并没有那么需要它。如果你在喝了很多咖啡之后感到筋疲力尽，或只喝了一小杯就感到心情焦虑，那么你可能是时候"换个新男朋友"了。我建议你至少戒咖啡因 30 天，看看你的身体会做出怎样的反应。

提醒一句：突然完全改掉每天喝咖啡的习惯不是个好主意，因为这会使你头疼，感觉很糟糕。请按照我的建议戒掉普通咖啡，改喝无咖啡因咖啡、无咖啡因茶或抹茶，抹茶含有更健康的咖啡因。

如何戒咖啡因？

● 循序渐进地改喝低咖啡因 / 无咖啡因咖啡

你如果和我一样喜欢喝咖啡，就不要突然停止喝咖啡，因为这会引起严重的头痛和其他症状。你可以逐步把普通咖啡换成无咖啡因咖啡（这个过程可能不超过 1 周），并且以后都只喝无咖啡因咖啡。我在戒咖啡因时，先把四分之一的常规咖啡换成了无咖啡因咖啡，再慢慢地增大无咖啡因咖啡的比重，直到最后完全喝无咖啡因咖啡。

● 喝抹茶

是的，抹茶是我最喜欢的咖啡替代品！它富含抗氧化剂——当我说"富含"时，我的意思是抗氧化剂含量超高！它的功效是普通绿茶的 10 倍，比菠菜和其他有助于满足身体需求的超级食物中的抗氧化剂含量高很多倍。抹茶可以促进新陈代谢，并自动燃烧热量，帮助身体排毒，同时降低胆固醇和血糖的水平。它还可以改善情绪，在镇静身心的同时有利于集中注意力（与咖啡的效果相反）。事实上，喝抹茶可以维持我一整天的活力，因为它富含儿茶素，这是你可以食用的最有效和最有益的抗氧化剂之一。表没食子儿茶素没食子酸酯（Epigallocatechin gallate，EGCG）构成了抹茶中一半以上的儿茶素，它与抹茶所含的少量咖啡因同步发挥作用，还能增进健康，例如促进新陈代谢和维护免疫系统的健康。此外，抹茶中的 L- 茶氨酸与咖啡因结合可维持活力，提高脑力而没有副作用。宇治抹茶粉是我的首选抹茶种类，我每天都使用它作为晨间仪式的一部分。

建立新的关系

与其完全改掉或调整你当前的生活习惯，不如让我们来谈谈一些我知道你一定会喜欢的新仪式。它们奠定了我的营养基础，我将敦促你将它们纳入你的日常生活。

多喝水

口渴经常使身体产生饥饿感，即使是在你只需要补充水分的时候。口渴会使你感觉自己需要来点儿零食。为了避免产生这种对零食的渴望，请保证每日有充足的饮水量。出门一定要带一瓶水，并在用餐前喝一杯。以"8×8"为目标——每天喝 8 杯 8 盎司（约 236.6 毫升）的水——或每天至少按照"每 1 磅（约 0.45 千克）体重喝 ½ 盎司（约 14.8 毫升）水"的标准饮用足量的水，如果你因为热或运动出了很多汗，那么你就需要喝更多的水。每天足量的水有助于排出毒素，对减重和维护正常的新陈代谢至关重要。我工作时会把水瓶放在身边，这样我一整天都不会忘记喝水。

饮用自制风味水

如果你只是不喜欢喝白开水，那么你可以自制风味水。它们就像充满不同风味的"超级能量饮料"！我喜欢往水中加入水果、草本植物、蔬菜榨汁。我通常提前一天准备好自制风味水，这样我就可以在第二天把它们装进水壶或玻璃瓶里，随身携带。以下是一些我很喜欢喝的风味水。

- **"增强抗氧化能力"浆果风味水**
  - ○ ½ 杯蓝莓
  - ○ ½ 杯黑莓
  - ○ ½ 杯覆盆子
  - ○ ½ 杯樱桃，对半切开并去核
  - ○ 1.5 夸脱（约 1.4 升）蒸馏水

将蓝莓、黑莓、覆盆子、樱桃和 0.5 夸脱（约 0.5 升）蒸馏水倒入搅拌机，搅拌大约 1 分钟，直至混合物质地顺滑。用细网过筛混合物，倒入容量为 2 夸脱（约 1.9 升）的水壶。倒入剩余的蒸馏水。在冰箱里冷藏至少 30 分钟，即可加冰饮用（注意：你也可以不打碎浆果，直接将食材倒入水壶，但这样你就不能单纯靠喝水获得额外的营养了）。

- **"控制体重补充能量"风味水**
  - ○ ½ 颗红色葡萄柚，榨汁
  - ○ 1 个橙子，榨汁
  - ○ 2 个迈耶柠檬，1 个榨汁，1 个切成片
  - ○ 1.5 夸脱（约 1.4 升）蒸馏水

将葡萄柚汁、橙汁和柠檬汁倒入 1 个小碗中，然后用细网过筛混合物，倒入容量为 2 夸脱（约 1.9 升）的水壶。加入切好的柠檬片，倒入蒸馏水。在冰箱里冷藏至少 30 分钟，最好是 2~3 小时，即可饮用。

吃一些真正的食物

垃圾食品被称为垃圾食品是有原因的。它充满了盐、有害脂肪、糖、精制面粉和人工添加剂，几乎没有任何营养价值。你就算吃了很多垃圾食品也可能不觉得饱，因为垃圾食品里几乎不含能让你产生饱腹感的营养素。

另一方面，食用真正的食物——比如富含蛋白质、有益脂肪和膳食纤维

的食物——不仅可以令你有饱足感，而且会让你产生"不需要吃甜食"的感觉。我如果在吃完饭后还想吃甜食，就会等 5 分钟，观察自己是否真的需要再吃点儿东西。我如果还是觉得有点儿饿，就会再吃一点儿自己做的饭。一般情形下，这个分量很小，并且我认为给身体吃一些有营养的东西比给它吃一些甜食要好。身体感觉很饱，心灵就很清楚自己不需要摄入额外的热量了。知道多大分量能满足自身需求是"14 天拯救计划"顺利进行的关键。你可以从现在开始对你的食量进行估算，让食谱变得更适合你。

永远不嫌蔬菜多！

根据 2017 年 11 月美国疾病控制与预防中心发表的一项研究，只有 9% 的美国人每天食用的蔬菜量达到了该中心推荐的最少量：2~3 杯。其他人对自己正在失去什么一无所知！

蔬菜富含维护细胞活力的酶、膳食纤维、矿物质、维生素和抗氧化剂。其中，抗氧化剂可预防细胞损伤和逆转细胞衰老的进程。蔬菜热量低，含水量高，有益于满足你的补水需求。摄入膳食纤维会让你感觉饱足，因此它可以抑制食欲、减轻体重、改善血糖和胆固醇的水平、减少炎症的发生并延缓衰老。

你如果不是素食主义者，那就请试试果蔬奶昔吧。正如我所说，它是你能做出的最快、最健康的食物之一，能提供很丰富的营养。1 夸脱（约 0.9 升）果蔬奶昔含 10~15 份水果、蔬菜的膳食纤维，还包括草本植物、发芽亚麻籽的植物蛋白，能在增加蛋白质摄入量的同时让你一整天都保持饱腹感。

发现你最喜欢吃的蔬菜有助于你在"14 天拯救计划"中选择和享用你的餐点。

摄入健康的脂肪

无数临床研究表明，食用橄榄油、椰子油、牛油果、坚果、种子、鸡蛋等优质脂肪可减小患心脏病的风险，而不会导致体重增加。它们对大脑功能（神经元被髓鞘覆盖，而髓鞘就是一种脂肪！）和细胞功能（体内数十万亿个细胞中的每一个都受脂质膜的保护）尤为重要。事实上，脂肪是体内许多重要物质的组成部分，也被用来合成荷尔蒙。14天膳食计划将每天为你提供有益脂肪，但你要在进行计划前先了解与脂肪相关的知识并立即开始将有益脂肪融入烹饪，才能在进行14天膳食计划时知道如何使用它们。

服用补充剂以获得额外的能量

如今，仅仅吃十分健康、以植物和膳食纤维为基础的有机食物是不够的，因为任何人都很难吃够足量的能满足自身营养需求的食物，尤其是富含镁元素、维生素D、B族维生素、辅因子①、重要的脂肪酸和抗氧化剂的食物。5年多来，我一直在服用补充剂，并因此获得了更持久的活力、更好的消化能力和令人心情愉悦的良好的荷尔蒙平衡。当我不进行自我护理仪式时，尤其在旅行时，我的精力会下降，消化系统也不能正常工作。第二部分中的许多章节都列出了对你有益的补充剂，但你在选购补充剂前请与值得信赖的医生或医疗保健专家讨论你的需求，这有助于你选择自己最需要的补充剂。

如果你只考虑补充一种补充剂，请补充镁元素，因为大多数人都严重缺乏这种重要的营养素。镁元素在身体的许多化学过程中起着至关重要的作用，并且是负责葡萄糖代谢的酶的重要辅因子。缺镁会对身体处理胰岛素的能力产生消极影响。压力、服用某些药物和摄入咖啡因只是导致体内镁含量减少的部分因素。虽然你可以从补充剂中获得镁，但食用富含镁元素的食物，如坚果、种子、豆类、绿叶蔬菜和全谷物，也有助于补充营养以对抗荷尔蒙失衡。饮用果蔬奶昔是在早晨提升体内镁元素含量的好方法。

---

① 辅因子：提升酶的活性所需要的一种非蛋白质成分，能促进酶及反应物进入活化状态，分为辅基和辅酶。——译者注

给身体提供营养的自我保健仪式

注意你的饮食方式

咀嚼食物。我的意思是，仔细咀嚼食物！放轻松，享受它们的味道、口感和深藏其中的芬芳。让你的身心都知道没有发生饥荒，食物并不稀缺。这有助于调节皮质醇水平，让身体正确分配营养素并让各系统正常运作。

另外，吃饭时要放慢速度。你已经知道了，由于雌二醇的减少，你的身体会更容易感到饥饿，更不容易产生饱腹感。慢慢咀嚼并品尝食物不仅会给食欲刺激素水平下降留出充分的时间，也会给大脑留出充分的时间来对瘦素发出的信号（"我饱了。"）做出反应，产生饱腹感。这也有助于减轻压力。当你吃完一顿饭感到饱腹时，你的皮质醇水平就不太可能在当天晚些时候飙升——正如你所知，皮质醇水平飙升会让你想方设法地吃那些令人感到舒适的、富含糖等碳水化合物的安慰食品。

尽快将这种正念饮食的方法应用到日常生活中吧。这将让 14 天膳食计划中的美味佳肴更加令人满意！

通过深呼吸缓解压力

深呼吸的重要性怎么强调都不为过！你可能需要训练身体进行腹式深呼吸：呼气时，腹部向外膨胀；吸气时，腹部向内收回。深呼吸时，你的身体会自行平静下来，心率减慢，并告诉大脑一切都处于掌控之中——即便事实并非如此。

每当感到压力悄悄袭来，吃零食的冲动变得难以抑制时，你可以试着深呼吸 10 次，在每次呼气和吸气结束后进行屏息。吸气，屏息，呼气，屏息，重复。

第二大基础支柱——运动

你如果还没有适当的运动计划或仪式，那么是时候做出改变了。人类的祖先为了生存进行了许多运动，人类的身体本来就不适合久坐不动。而在当今世界，人们花了太多时间做其他事情而忽略了自己的身体。请确保你做的事情会让身体和心灵感到快乐。你如果讨厌跑步，就不要跑步。你如果觉得练瑜伽很无聊，那就做另一项运动。不要忽视运动的必要性。你如果很长时间都没运动了，就必须从零开始，循序渐进地训练自己的身体，那么没有比现在更棒的起点了。

你只需要记住，如果你 1 周运动 6~7 次，每次都竭尽所能地逼自己练够 1 小时，并且运动结束后发现自己仍然很累，感受不到运动的积极成果，那么你很可能属于过度运动。过度运动会给身体施加很大的压力。是时候调整你的运动计划了。

在开始进行新的运动计划之前，请务必咨询值得信赖的医生或医疗保健专家，以确保你的安全。你如果有心脏病、糖尿病的病史，或处于任何其他严重的健康状况，或已经 1 年或更长的时间内没有运动过，那么突然提升运动强度可能使你面临更大的出现并发症的风险。因此，你可能需要从较低的强度开始运动，然后慢慢提升运动强度。

以下建议将帮助你制订适合自己的运动计划，以便充分运用"14 天拯救计划"并获得最大效果。首先，找到你最喜欢的活动——运动不一定要在健身房里进行，也不应该使你在想到它时心生恐惧。我建议你每周至少运动 4 天——其中 2 天进行 30~60 分钟的有氧运动，以提高心率，另外 2 天进行力量训练或阻力训练。你可以在每次运动时加入一些瑜伽动作或伸展运动，以便在运动身体的同时进行正念和冥想。熟悉这些计划、动作的重复次数、姿势和身体位置，能够让你在"14 天拯救计划"中更好地运用它们。

有氧训练

做一些有氧运动，如散步、慢跑、骑自行车这些你喜欢的、能提升心率的活动。参加舞会、徒步旅行、遛狗、参加动感单车课程、跟着网上的运动/舞蹈视频进行运动/舞蹈、把车停在停车场深处，甚至走楼梯——都比什么都不做好！最重要的是，在"14天拯救计划"中，你需要每周只进行2次此类强度适中的活动，并且每次不超过30分钟。

如何衡量运动强度？私人教练可以为你提供帮助。如果你想独立评估，以下两种方法可供你选择。第一种是根据主观用力程度分级（Rating of Perceived Exertion，RPE）评估：在1~10的范围内（1表示"完全不费力"，10表示"我正在挑战自己的极限"），你应该将自己用力的强度设定为5~7的范围内。如果你在开始运动10分钟后感到筋疲力尽，上气不接下气，那么你可能过于勉强自己了。第二种方法是检查你的心率并使用以下公式：用220减你的年龄（例如，如果你是45岁，那么从220中减去45，得到175——这是你预估的最大心率。当你运动时，你的目标应该是让自己的心率达到预估最大心率的65%~75%。对一个45岁的人来说，这相当于每分钟心率达到114~131次）。这两种方法听起来并不难，对吧？但请注意，你的感觉是衡量你的运动强度的更好标准。这些数字仅仅用于参考。

力量训练

许多人只专注于进行有氧训练，因为他们认为心率越高，燃烧的热量就越多。这在一定程度上是正确的，不过，在日常训练中增加力量训练或阻力训练也有很多好处。力量训练使用哑铃、阻力带和/或体重等对肌肉施加压力。定期进行这类运动有助于增进肌肉的力量和质量，进而有助于改善新陈代谢、胰岛素敏感性和骨骼健康。我建议每周进行2次力量训练，并做

2种不同的运动，来运动所有主要的肌肉群。同样，专业健身人士（如私人教练）可以帮助你找出最适合的运动方式，你也可以通过互联网视频和应用程序获得指导。一旦你选择了某种训练，请确保做完整组动作：一般来说，8个动作为1组；重复第一个动作10~12次，然后继续做第二个动作，以此类推；重复这组动作2~3次，每次运动做2~3组不同的动作。

瑜伽和伸展运动

最后，将瑜伽和伸展运动加入每周的日常训练也同样重要。这些活动不会像有氧训练那样提升心率，但它们有助于强化、放松肌肉，增加其灵活性，提高专注力，而且这些运动刚好足以刺激血液流动，减少压力荷尔蒙的分泌，让你感到放松。你可以报名参加瑜伽课，或自己在家练习拜日式——这是一系列协调吸气和呼气的瑜伽姿势，上完课或做完姿势后你会感到很放松。实际上，瑜伽并不像听起来的那样复杂。你如果不知道从哪里开始，请尝试在互联网上搜索"瑜伽姿势"，之后会有一系列姿势显示出来；或下载免费或便宜的瑜伽应用程序，它们将引导你做好一系列姿势和伸展运动。你获取指导的方式有千千万万种！你可以每周上2次时间较长的瑜伽课（如30分钟的瑜伽课），也可以将瑜伽的姿势分割成用较短的时间就能完成的多个部分。每天早上或晚上练10分钟的瑜伽是一种减轻压力的好方法。

使用碎片时间运动

有许多非常好的免费应用程序内置了间隔计时器。这些程序是很好的工具，可以让运动万无一失，并让你找不到借口不继续坚持下去！我丈夫和我喜欢一种名为"Tabata"的高强度间歇全身燃脂运动，它让我们可以在离家或在没有健身房的地方度假时也能进行系统性的运动计划。我们分别挑选两个动作，然后创建一个由4个动作组成的一整组训练，在运动时使用间隔计时器，总共做四五组训练。在短时间内，我们能够很容易地在短时间内燃烧200~400千卡的热量——我们稳定的新陈代谢为持续燃烧热量奠定了基础。

运动时可以使用的精油

精油同样可以在"14天拯救计划"中帮助你。寻找适合你的精油是培养生活习惯的一部分。以下是我喜爱的精油配方，这些复方精油帮助了许多女性重塑健康根基并成功恢复了荷尔蒙平衡。

"振奋与激励"系列复方精油

该系列复方精油可以在运动前增强体质，以增强呼吸系统功能，并激发思维，分为吸嗅式复方精油、扩香式复方精油和滚珠瓶复方精油。柑橘类精油和欧薄荷精油总能激励我更努力地工作，而乳香精油则能帮助我树立自信心，让我相信自己可以成功实现目标并在此过程中自我感觉良好。

- 吸嗅式复方精油
  - 4滴野橙精油
  - 4滴佛手柑精油
  - 3滴欧薄荷精油
  - 2滴乳香精油

将以上精油滴入鼻吸棒，并在运动前使用。

- 扩香式复方精油
  - 2滴野橙精油
  - 2滴佛手柑精油
  - 1滴欧薄荷精油

○ 1 滴乳香精油

将以上精油滴入扩香器，并在运动前或运动期间使用。

- **滚珠瓶复方精油**

○ 8 滴野橙精油

○ 8 滴佛手柑精油

○ 6 滴欧薄荷精油

○ 4 滴乳香精油

○ 你选择的基底油

将以上精油滴入容量为 10 毫升的玻璃滚珠瓶中，并加满你喜欢的基底油。把滚珠卡回去，轻轻摇晃使精油混合。使用时，在运动前涂抹于脉搏点。

第三大基础支柱——压力管理

在这场战役中，压力管理至关重要。因此，你如果跳过了第五章，请现在就翻回去阅读它，并且做好笔记，制订一个能够帮助自己改变的计划。如果你想在进行"14 天拯救计划"之前做点儿什么，你可以将其中一些减轻压力的仪式加入你的日程安排。这是恢复活力和改善荷尔蒙平衡的第一步。第五章提供的仪式可以很好地融入晨间 / 晚间的日程安排，你也可以在任何你需要的时候进行这些仪式。找到适合你的仪式，培养属于你自己的习惯。

以下建议适用于每个人，所以试着把它们应用到你的"14 天拯救计划"中吧。

用晨间仪式开启新的一天

早上好好打扮自己

你的形象会影响你的感受。我们都知道找到一件非常适合自己的连衣裙或牛仔裤的感觉，它们可以让一切都变得更好。早上好好打扮自己，直到你觉得满意为止。我说的不只是好好挑选瑜伽裤和 T 恤，虽然这些对你来说可能是最舒服的衣服，但它们可能并不能令你散发出由内而外的个人魅力。穿戴整齐后，使用"女超人"滚珠瓶复方精油——这是一种能有效增强自信心的复方精油，然后对着镜子自信地微笑。

- **"女超人"滚珠瓶复方精油**
  - 12 滴快乐鼠尾草精油
  - 10 滴薰衣草精油
  - 5 滴雪松精油
  - 5 滴天竺葵精油
  - 4 滴依兰依兰精油
  - 你选择的基底油

将以上精油滴入容量为 10 毫升的玻璃滚珠瓶中，并加满你喜欢的基底油。把滚珠卡回去，轻轻摇晃使精油混合。使用时，将精油涂抹于脉搏点：耳后、脚踝、手腕和心脏位置。深呼吸，站起来，然后摆出女超人的姿势：双腿分开站立，双手放在腰上，就像神奇女侠一样。用心感受这一刻，通过深呼吸让精油的香气深入你的身体。没错，你就是女超人！

用晚间仪式提升睡眠质量

尽管你可能认为自己的身体不需要那么长的睡眠时间，但你必须让自己有充分的时间休息来恢复活力。对大多数成年人来说，标准睡眠时间是每晚 7~8 小时，但我不知道有多少人真的会给自己留有这么多的休息时间。

良好的睡眠质量会自然地提高血清素水平，如果身体有足够的休息时间，你就不太容易受到欲望的影响。请参阅第七章，了解精油和仪式如何改善睡眠习惯。以下的建议可以给你的晚间仪式一个良好的开端。

留出花草茶时间

烧一壶热水，冲泡你最爱的花草茶（不要加糖！）。我最喜欢喝巧克力路依保斯茶。

精心盛放健康零食

将一个苹果切成薄片，然后将它们呈扇形摆在你最喜欢的盘子上。注意食物的外观，用这个仪式先喂饱你的眼睛——你值得用一些特别的东西享受一天中最后的时光！接下来，在苹果上撒上肉桂粉（西贡肉桂非常甜，和苹果的味道很搭）或你最喜欢的香料。你也可以将苹果浸泡在含肉桂的水中，以获得多汁、香甜的健康零食。

正念仪式

大脑在飞速运转时，你是很难入睡的。第七章提到过，睡前应避免使用电子产品。当你躺在床上时，阅读或冥想都能向大脑发出信号，告诉它需要进入睡眠状态。即使做 5 分钟的冥想和深呼吸，你的身体也会平静下来，进入安宁的放松状态，让你进入梦乡。

● 在进行宁静的夜间冥想时可使用的精油

几个世纪以来，精油一直被用来促进健康的冥想。"宁静放松"复方精油（配方见第七章）旨在为你提供平静与安宁的氛围，有助于你一夜安眠。乳香精油帮助你在精神上与所想之人建立联系并感受到被爱，而快乐鼠尾草精油则可以平息你内心的动荡。檀香精油因其具备提高感知力的特性而经常被使用，薰衣草精油则可以营造一种自然而然的安定氛围，让头脑平静下来。野橙精油能改善你的情绪，同时让你的身心得到放松。

第四大基础支柱——远离毒素

如我在第十四章所讨论的，美容产品中的毒素和环境毒素会对荷尔蒙平衡造成严重破坏。在"14 天拯救计划"开始之前的准备期里，请尽量远离这些毒素。你可以在家里多多使用柠檬精油和蒸馏白醋，它们可以帮助你保持家庭环境的干净，并且闻起来清新怡人！从细微之处着手，遵循自己的步调，直到最终对家庭环境完成改造。虽然这些事情不必赶在进行"14 天拯救计划"之前完成，但是请尽早尝试采用第十四章的方法清除家中的毒素，尤其是清除美容产品和个人护理产品中的毒素。

第五大基础支柱——自我护理仪式

除了第二部分中提到的自我护理仪式，这里还有一个曾帮助我和其他成千上万的女性重新掌控自己的身体、思想的建议。完全改变饮食结构和生活方式是很困难的，这就是为什么我建议你循序渐进地改变。你如果不确定该从哪里开始，就请将以下仪式加入你一整天的日程安排，以此为起点，直到其变成一种生活习惯。当你看到成效时，你就可以继续逐步加入其他仪式，你会慢慢开始感到自己的身体和思想正在回到正轨，并且自己能正常工作更长时间。你会发现，你为自己做得越多，你就会感觉越好，也会有更多的人回应你的正能量。不仅你的健康状况会得到改善，而且你的整体活力也会成倍增加，让你感觉自己由内而外地焕然一新。

你未来的人生其实不用一直与荷尔蒙失衡为伴。不如改变生活方式，把自己看得与其他那些你珍视的东西同等重要。

自我护理就是健康护理

无论是在晨间调节一天的身心状态，还是在晚间用于放松精神和提高专注力，冥想和正念仪式都可以成为繁忙的日程安排中专属于你的暂停时间。请每天花点儿时间关注自己的需求。

开始写感恩日记吧。有些媒体影响着人们关注负面的东西，使人们对恐怖事件感到焦躁不安，但你需要看到生活中积极的一面。多花 5~10 分钟做冥想和正念，想想那些对你的生活有积极影响的事情，会彻底改变你的人生观。通过写下你感恩的事情来获得更多力量，这样当你感到无法维持乐观心态的时候，你就可以回过头来看看自己的日记。

"心怀感恩"系列复方精油

你可以在进行晨间仪式和晚间仪式时，在扩香器或滚珠瓶中添加"心怀感恩"系列复方精油。使用时，在仪式开始前将其涂抹于脉搏点并深呼吸或进行扩香，可以帮助你找到所需的专注力，进行屏息。

- **扩香式复方精油**
  - 2 滴乳香精油
  - 2 滴蜜柑精油
  - 1 滴依兰依兰精油
  - 1 滴迷迭香精油

将以上精油滴入扩香器，进行冥想和正念时使用。

- **滚珠瓶复方精油**
  - 10 滴乳香精油
  - 10 滴蜜柑精油
  - 5 滴依兰依兰精油

○ 5 滴迷迭香精油

○ 你选择的基底油

将以上精油滴入容量为 10 毫升的玻璃滚珠瓶，并加满你喜欢的基底油。把滚珠卡回去，轻轻摇晃使精油混合。可于开始做冥想和正念时将其涂抹于脉搏点。

为成功奠定良好的基础

在我发现精油的功效之前，我是一名营养学专家。当我在与病人们商讨诊疗方案时，我发现了一个让我感到欣慰的事实：病人们往往更愿意先尝试使用精油，而非改变自己的饮食习惯。换句话说，精油总是马上就能起作用。你会立刻感受到效果——那时你就会知道精油的功效名不虚传！

我希望精油和本书的健康建议可以为你打开一扇门，让你接受整体医学和健康护理。但是，如果你真的很想通过改变生活来改善荷尔蒙平衡和整体健康，那么你没有任何捷径可以走。改善身心状态不仅仅与使用精油有关，也与用健康的方式烹饪食物、补充水分、运动和减轻压力息息相关。如果你只使用了精油而没有在生活的其他方面做出任何改变，你就不可能最大限度地收获精油所能发挥的功效！如果你还在犯我曾经犯过的错误，你就可能感受不到精油的强大力量。

对自己好一点儿。你值得拥有健康的身心状态。正常情况下，"14 天拯救计划"能帮助你养成健康的生活习惯，教你为自己的身体做出更明智的选择，并为你提供一个以维持长期健康为目标的参考指南。

第十六章
14 天膳食计划入门

开始之前

充分的准备是成功的一部分。以下这些指导方针可以帮助你在计划开始前的 2 周内准备好你接下来所需的一切。

1. 清理食品储藏室。你需要果断决绝！把家里的任何不在膳食计划内的食物都处理掉。要么把它们送给朋友，要么把它们捐给当地的食物银行。

2. 大致浏览一下食谱，看看哪些食材是你已经有的，哪些是你需要购买的，然后按需购买。这样你在准备饭菜时就不必担心食材不足了。

3. 制订详细的购物清单，购买你需要的东西。有关基本购物清单的内容，请参阅本章"基本购物清单"一节。

4. 不要在感到饿的时候购物！当你的胃"咕咕叫"时，你会很容易屈服于零食或垃圾食品。如果你知道有些食物一旦开始吃就很难停下来，那就不要买。

5. 不要在时间紧迫的情况下购物。你如果购买的是加工食品，请仔细阅读其标签。你将成为一流的"标签破译者"！

6. 写一本饮食日记（它也可以是简单装订在一起的几张纸），因为你需要记录自己的每顿饭和饭后的状态。你甚至可以在进行"14 天拯救计划"之前开始写饮食日记，以了解食用哪些食物会让你感觉良好，哪些食物会让你浮肿，等等。

7. 将 "14 天拯救计划" 中所有会用到的精油和精油工具准备好，放在随时能取用的地方。

8. 仔细阅读本书的复方精油配方，用它们配制任何你想在 "14 天拯救计划" 中使用的复方精油。

9. 如果你需要额外的动力，那么就找一个可以一起运动或散步的伙伴，一起安排你们的运动课程吧。你如果不想让你的伙伴失望，就不要总是爽约！

10. 做一个 14 天日历，把它贴在冰箱门上或其他显眼的地方。随着时间一天天过去，把每一天都划掉。我知道你可以坚持进行计划！

基本购物清单（具体食材请参阅本章的食谱）

蔬菜

- 芝麻菜
- 灯笼辣椒
- 西蓝花
- 奶油生菜
- 菠菜
- 南瓜（奶油南瓜或嫩南瓜）
- 胡萝卜
- 花菜
- 芹菜
- 黄瓜
- 大葱
- 蒲公英嫩叶
- 茄子
- 茴香
- 泡菜
- 红薯
- 红色、黄色或绿色的洋葱
- 蒜瓣
- 墨西哥辣椒
- 羽衣甘蓝
- 褐菇
- 西葫芦

水果

- 苹果
- 青柠
- 浆果（黑莓、蓝莓、覆盆子、草莓）
- 牛油果
- 橄榄
- 西柚
- 樱桃番茄
- 红色、黄色或绿色的祖传番茄（Heirloom Tomatoes）
- 柠檬
- 石榴

脂肪和油脂

- 冷榨椰子油
- 特级初榨橄榄油

蛋白质

- 豆类（如扁豆）
- 鸡肉泥
- 营养酵母
- 鲜鱼（鳕鱼、大比目鱼、鲯鳅）
- 豆腐
- 整鸡
- 蛋白粉（非乳制品）
- 藜麦
- 去骨去皮鸡胸肉
- 带皮三文鱼片
- 有机农场散养鸡鸡蛋
- 去骨去皮鸡腿肉
- 海藻片

坚果和种子

- 芝麻酱
- 腰果
- 南瓜子
- 核桃
- 以坚果或椰子为基础制作的开菲尔

草本植物

新鲜植物

- 意大利罗勒或泰国罗勒
- 香菜
- 莳萝
- 新鲜生姜
- 柠檬草
- 薄荷
- 牛至
- 欧芹
- 百里香

烘干植物

- 月桂叶
- 牛至
- 欧芹
- 迷迭香

粉状香料

- 黑胡椒
- 孜然粉
- 红椒粉
- 辣椒粉
- 姜粉
- 红辣椒碎
- 五香粉
- 肉豆蔻粉
- 姜黄粉
- 肉桂粉
- 洋葱粉

储藏室食材

- 低钠罐装黑豆
- 罐装椰奶
- 椰子氨基酱油（Coconut Aminos）
- 低钠罐装番茄丁
- 苹果醋
- 低钠罐装番茄酱
- 红酒醋
- 泰式辣椒酱
- 灌装蔬菜汤

14 天膳食计划的营养基础

14 天膳食计划的最终目标是能够维持长久的效果。与其他膳食计划不同，该计划不会教你如何节食。相反，你应该多吃营养丰富的食物，这些食物（如新鲜蔬菜、水果、无麸质全谷物、富含蛋白质的瘦肉和含有益脂肪的食物）可以改善荷尔蒙平衡，以确保你一整天都有足够的活力，而不会冲动地暴饮暴食。

进行这个计划有很多好处。减轻体重、提升活力、胰岛素水平恢复正常、改善荷尔蒙之间的协同作用，并且让荷尔蒙失衡更不容易发生——你只需要吃美味的纯天然食物就可以实现这些目标。虽然你会立竿见影看到效果，但你该做的不只执行这项计划，你还需要学会做出有益健康的选择来维持体内荷尔蒙的平衡。为了让你理解健康烹饪和饮食的原则，本书创建了一个框架，以便你的饮食习惯随着时间的推移而真正被改变。第十七章的食谱旨在用简单的烹饪方法做出美味的健康食物，同时你无须为增进健康而牺牲喜爱的食物和口味。

你需要避免食用以下可能扰乱荷尔蒙平衡并导致体重增加的食物。

- 含麸质的食物
- 乳制品
- 加工过的糖和糖替代品
- 除瘦肉外的红肉
- 咖啡

如果你对"14 天拯救计划"的成效感到满意，请继续将 14 天膳食计划延长 7 天。我的计划进行了 28 天，我也因此获得了更充沛的精力、更集中的注意力，以及更加强大的消化能力。

记录饮食

计算你的基础代谢率能帮助你了解自己每天的热量需求。此外，用饮食日记记录各种食物的食用量能帮助你评估自己是否真的获得了所需的营养，并帮助你辨别食欲是在白天突然出现的，还是因为习惯，在你无法控制自己的时候才出现的。

当某种荷尔蒙激增或荷尔蒙失衡导致你在特定时间渴望食用某些食物时，你就要注意了。例如，在你即将来月经时，你是否极度渴望吃某种特定的零食？在我消除这种渴望之前，在每月的月经开始时，我在午后对咸焦糖味黑巧克力坚果能量棒的魅力无法抗拒并且永远也吃不够。

在进行 14 天膳食计划时，我的"热量意识"就开始在脑中萌芽——我需要多少热量，从何处摄入的热量是多余的，我每天的营养摄入规律是什么？请记住，各种食物的卡路里都是不一样的；1 个甜甜圈的热量不等于 1 个胡萝卜的热量。食用富含膳食纤维和营养素的健康食物会让你产生饱腹感并促进新陈代谢。

要特别注意你的饮品。病人们经常告诉我这样的话："嗯，我不吃早餐是因为我不饿。"但后来我在她们的饮食日记上看到她们几乎每天都喝了超大杯的可可碎奶油咖啡，这种饮料含热量超过 400 千卡的糖和脂肪，甚至比一大份炸薯条的热量还高！

虽然写饮食日记乍一看似乎是一件苦差事，但记录食物的食用量可以让你更准确地了解自己是如何为身体补充能量的。仅仅一两周后，你就能够分辨出食欲出现的规律并且有更多的"热量意识"。之后，在那些突如其来的想吃零食的冲动出现时，你就可以主动拿起葡萄柚精油或欧薄荷精油，然后对着精油瓶瓶口深呼吸，重新集中注意力，抑制吃零食的欲望。

写饮食日记

写饮食日记将极大地帮助你记录在吃完每顿饭后的感受。不仅仅在进行14天膳食计划期间，在这个月的剩余时间里，当你开始重新将某些食物纳入饮食时，写饮食日记也非常重要。

你需要特别关注自己的消化能力、活力、情绪，以及因为重新食用某些食物而出现的炎症/过敏反应。确保一次只重新纳入一种类型的食物，甚至只是一种食物。在吃完饭后几小时内密切关注自己的感受。重新纳入的食物包括乳制品、谷物和玉米。你可能发现食用某些食物会导致消化不良、活力降低、脑雾、关节疼痛、睡眠中断、情绪波动大。

提示和规则

- 每餐都摄入蛋白质。目标是每天摄入 50~60 克蛋白质（每餐约 16~20 克）。从豆类、藜麦、鱼、散养鸡和火鸡中摄入蛋白质。一定要摄入足够多的蛋白质，以让自己在两餐中的时间里保持饱腹感。

- 每天吃 1 磅（约 453.6 克）蔬菜。目标是每天食用 7 份未经烹煮的和熟的蔬菜。14 天膳食计划是针对你对蔬菜的需求设计的。

- 避免食用甜食和糖类替代品。避免食用这些糖：白糖、蜂蜜、龙舌兰、各种代糖、红糖、糖蜜和枫糖浆。唯一可以被"赦免"的甜味剂是甜菊糖。

- 吃升糖指数[①]低（值不超过 50）的水果，如草莓、牛油果、橄榄、苹果、葡萄柚、梨、柠檬。避免食用香蕉、杧果、甜瓜、无花果干。

---

① 升糖指数：衡量碳水化合物对血糖反应的有效指标，表示含有50g碳水化合物的食物与相当量的葡萄糖相比，在餐后2小时引起体内血糖应答水平的百分比。即血糖指数越小，血糖升高的程度越低，糖尿病病人可利用血糖指数的概念改善膳食。——译者注

- 每 4~6 小时进食一次。为的是调节胰岛素水平并消耗脂肪。不要吃零食，因为它们会影响荷尔蒙平衡和增重。晚饭后不吃零食。晚间吃零食会导致不必要的热量摄入和胰岛素激增。坚持 14 天膳食计划会让你不再在深夜萌发食欲。

- 为了消除饥饿感，你可以喝一杯 16 盎司（约 473.1 毫升）的水并加上 1 汤匙奇亚籽。

第十七章

14 天膳食计划和食谱

　　14 天膳食计划为你提供了易于准备的早餐、午餐和晚餐食谱。这些食谱是我的好朋友兼治疗师安娜·V.博博（Anna V. Bohbot）研发的。她还是《得舒饮食法食谱》（*The Dash Diet Cookbook*）、《抹茶奇迹》（*The Matcha Miracle*）和《低血糖指数慢炖食谱》（*The Low G.I. Slow Cooker*）的作者之一。这些食谱的有效性也经过我和许多成功完成"14 天拯救计划"的女性的亲身验证。这些食谱真的很有用，它们是针对健康的天然食物的适宜的、简单的烹调方法，不需要复杂的配料或烹饪技术。培养在家烹饪的生活方式是长期保持荷尔蒙平衡的关键。

　　本章的食谱分为两种类型：作为早餐的冰沙和奶昔，以及午餐和晚餐的主菜（你可以在本章的食谱部分找到在 14 天膳食计划中标有"*"的菜的食谱）。你会发现 14 天膳食计划提供了一个多样化的框架。菜单是为单独的个人设定的，所以，除非另有说明，本章菜量都是一人份的，如果还有剩菜，你可以在第二天的午餐或晚餐继续享用。你可以在晨间准备 1 杯冰沙或奶昔，在午餐或晚餐时各准备一道主菜。忙碌的时候，你也可以用冰沙或奶昔来代替午餐。该计划也含有适合素食主义者的食谱。

14 天膳食计划

第 1 天

早餐

- 1 杯图尔西冰茶 * 或绿茶

- 绿色活力冰沙 *，加入 1~2 勺香草蛋白粉

午餐

- 芝麻菜茴香沙拉配柠檬醋 *

- 4 盎司（约 113.4 克）鸡胸肉、鱼或豆腐，按自身喜好烹调

- 1 杯混合浆果

- （可选）1 汤匙泡菜

晚餐

- 意式红薯泥烤蔬菜 *

- 5 盎司（约 141.7 克）鳕鱼或三文鱼片，按自身喜好烹制

第 2 天

早餐

- 1 杯绿茶或图尔西冰茶 *

- 蓝莓奶昔 *，加入 1~2 勺香草蛋白粉

午餐

- 番茄黄瓜沙拉配芝麻沙拉酱 *

- 4 盎司（约 113.4 克）切碎的熟鸡肉、火鸡肉或豆腐，按自身喜好烹制

- 1 个中等大小的苹果或半杯混合浆果

晚餐

- 三文鱼片配柠檬烤西蓝花 *

- 1 杯烤红薯，淋上椰子油

- 1 汤匙泡菜（可选）

第 3 天

早餐

- 1 杯绿茶，或加了柠檬的热水

- 绿色浆果冰沙 *，加入 1~2 勺香草蛋白粉

午餐

- 鸡肉科布沙拉与自制田园沙拉酱 *

- 半杯混合浆果

- 1 汤匙泡菜（可选）

晚餐

- 西蓝花蔬菜汤 *

- 5 盎司（约 141.7 克）火鸡肉或烤豆腐，按自身喜好烹制

- 半杯烤红薯，淋上椰子油

第 4 天

早餐

- 黄金牛奶 *

- 抹茶拿铁配杏仁奶 *，加入 1~2 勺香草蛋白粉

午餐

- 蔬菜煎蛋饼 *

- 2 杯蔬菜沙拉配油醋汁 *

- 1 汤匙泡菜（可选）

晚餐

- 核桃青酱西葫芦面 *
- 三文鱼片配柠檬烤西蓝花 *

第 5 天

早餐

- 排毒骨汤 *
- 绿色牛油果冰沙 *，加入 1~2 勺香草蛋白粉

午餐

- 泰式鸡肉生菜卷 *
- 2 杯蔬菜沙拉，或芝麻菜茴香沙拉配柠檬醋 *
- 1 汤匙泡菜（可选）

晚餐

- 亚洲式素食碗 *
- 5 盎司（约 141.7 克）去骨去皮鸡胸肉或豆腐，按自身喜好烹制

第 6 天

早餐

- 抹茶拿铁配杏仁奶 * 或黄金牛奶 *
- 蔬菜煎蛋饼 *

午餐

- 巧克力薄荷奶昔 *，加入 1~2 勺香草蛋白粉
- 排毒骨汤 *

晚餐

- 奶油南瓜浓汤 *
- 2 杯蔬菜沙拉配柠檬醋 *

- 4 盎司（约 113.4 克）切碎的去皮去骨鸡肉，按自身喜好烹制
- 半杯草莓片
- 1 汤匙泡菜（可选）

第 7 天

早餐

- 黄金牛奶 *
- 绿色浆果冰沙 *，加入 1~2 勺香草蛋白粉

午餐

- 羽衣甘蓝嫩南瓜热沙拉 *
- 5 盎司（约 141.7 克）三文鱼片，按自身喜好烹制
- 1 汤匙泡菜（可选）

晚餐

- 核桃青酱西葫芦面 *
- 奶油南瓜浓汤 *

第 8 天

早餐

- 1 杯图尔西冰茶 * 或绿茶
- 蓝莓奶昔 *，加入 1~2 勺香草蛋白粉

午餐

- 芝麻菜茴香沙拉配柠檬醋汁 *
- 4 盎司（约 113.4 克）鸡胸肉，按自身喜好烹制，或 2 个煮熟切碎的鸡蛋
- 1 杯混合浆果
- 1 汤匙泡菜（可选）

晚餐

- 酿褐菇 *

- 2 杯蔬菜沙拉，或芝麻菜茴香沙拉配柠檬醋 *

第 9 天

早餐

- 排毒骨汤 *

- 绿色牛油果冰沙 *，加入 1~2 勺香草蛋白粉

午餐

- 双份番茄黄瓜沙拉配芝麻沙拉酱 *

- 4 盎司（约 113.4 克）的火鸡肉，按自身喜好烹制，或烤豆腐

- 1 个中等大小的苹果或半杯混合浆果

晚餐

- 三文鱼片配柠檬烤西蓝花 *

- 1 杯烤红薯，淋上椰子油

- 1 汤匙泡菜（可选）

第 10 天

早餐

- 1 杯图尔西冰茶或加了柠檬的热水

- 绿色活力冰沙 *，加入 1~2 勺香草蛋白粉

午餐

- 西南鸡碗 *

- 半杯混合浆果

- 1 汤匙泡菜（可选）

晚餐

- 意式烤蔬菜配红薯泥 *
- 2 杯蔬菜沙拉，或芝麻菜和茴香沙拉配油醋汁 *
- 10 个生杏仁或腰果

第 11 天

早餐

- 黄金牛奶 *
- 巧克力薄荷奶昔 *，加入 1~2 勺香草蛋白粉

午餐

- 泰式鸡肉生菜卷 *
- 2 杯蔬菜沙拉配油醋汁 *
- 1 汤匙泡菜（可选）

晚餐

- 西蓝花蔬菜汤 *
- 5 盎司（约 141.7 克）三文鱼片，按自身喜好烹制，或烤豆腐
- 半杯烤红薯

第 12 天

早餐

- 抹茶拿铁配杏仁奶 *
- 蓝莓奶昔 *，加入 1~2 勺香草蛋白粉

午餐

- 排毒骨汤 *
- 绿色牛油果冰沙 *，加入 1~2 勺香草蛋白粉

晚餐

- 羽衣甘蓝嫩南瓜热沙拉 *
- 5 盎司（约 141.7 克）火鸡肉，按自身喜好烹制
- 1 汤匙泡菜（可选）

第 13 天

早餐

- 黄金牛奶 *
- 蔬菜煎蛋饼 *

午餐

- 巧克力薄荷奶昔 *，加入 1~2 勺香草蛋白粉
- 排毒骨汤 *

晚餐

- 奶油南瓜浓汤 *
- 番茄黄瓜沙拉配芝麻沙拉酱 *
- 1 汤匙泡菜（可选）

第 14 天

早餐

- 1 杯绿茶或柠檬茶
- 绿色活力冰沙 *，加入 1~2 勺香草蛋白粉

午餐

- 蔬菜煎蛋饼 *
- 2 杯蔬菜沙拉，或芝麻菜茴香沙拉配柠檬醋 *

晚餐

- 三文鱼片配柠檬烤西蓝花 *

- 1 杯烤红薯，淋上椰子油
- 1 汤匙泡菜（可选）

食谱

早餐：冰沙和奶昔

绿色牛油果冰沙
1 人份

- 2 杯切碎的羽衣甘蓝或混合蔬菜（长叶莴苣、瑞士甜菜、菠菜）
- 1 杯水
- 半个青苹果，去核切碎
- 半个中等大小的牛油果，切碎
- 1 勺蛋白粉
- 1 杯冰块

将蔬菜和水倒入大功率搅拌机低速搅拌。当蔬菜被打碎时，搅拌机的速度增加到中等速度，直到混合物完全绞碎，变得顺滑。倒入剩余食材，以中到高速的速度混合，直到达到你想要的稠度，大约 1 分钟后即可享用。

绿色浆果冰沙
1 人份

- 2 杯切碎的菠菜或混合蔬菜（羽衣甘蓝、长叶莴苣、瑞士甜菜）
- 1~2 杯水
- 半杯冷冻覆盆子
- 半杯冷冻蓝莓

- 半个小牛油果，切碎

- 1 勺蛋白粉

- 1 汤匙无糖杏仁黄油

把蔬菜和水倒入大功率搅拌机低速搅拌。当蔬菜被打碎时，搅拌机的速度增加到中等速度，直到混合物完全绞碎，变得顺滑。倒入剩余食材，以中到高速的速度混合，直到达到你想要的稠度，大约 1 分钟后即可享用。

绿色活力冰沙
1 人份

- 2 杯切碎的有机羽衣甘蓝或混合蔬菜（长叶莴苣、瑞士甜菜、菠菜）

- 2 杯水

- 半个中等大小的牛油果

- 半杯冷冻菠萝块

- 1 杯柠檬汁

- 1 勺蛋白粉

- 1 勺半茶匙有机抹茶粉

- 2 汤匙胶原蛋白粉

- 半杯冰块

把蔬菜和水倒入大功率搅拌机高速搅拌至顺滑。倒入剩余食材，继续搅拌至顺滑，大约需要 1 分钟（这种冰沙可以在冰箱中保存 24 小时）。

蓝莓奶昔
2 人份

- 2 杯切碎的混合蔬菜（羽衣甘蓝、长叶莴苣、瑞士甜菜、菠菜）

- 1~1.5 杯水

- ⅓ 杯切碎的胡萝卜

- 半杯冷冻蓝莓

- 1 杯黄瓜

- 半汤匙椰子油

- 半杯无糖杏仁奶

- 1 勺香草精

- 蛋白粉

- 1~2 个冰块

把蔬菜和水倒入大功率搅拌机低速搅拌。当蔬菜被打碎时，搅拌机的速度增加到中等速度，直到混合物完全绞碎，变得顺滑。倒入剩余食材，以中高速的速度混合，直到达到你想要的稠度，大约 1 分钟后即可享用。

巧克力薄荷奶昔
1 人份

- 2 杯切碎的菠菜或混合蔬菜（羽衣甘蓝、长叶莴苣、瑞士甜菜）

- 1~1.5 杯水

- 1.5 杯的无糖杏仁奶或椰奶

- 半杯新鲜薄荷叶或 1 滴浓缩薄荷精

- 1 汤匙可可豆

- 半个中等大小的牛油果，切碎

- 1 勺巧克力蛋白粉

- 半杯冰块

- （可选）半汤匙玛卡粉

把蔬菜和水倒入大功率搅拌机低速搅拌。当蔬菜被打碎时，搅拌机的速度增加到中等速度，直到混合物完全绞碎，变得顺滑。倒入剩余食材，以中高速的速度混合，直到达到你想要的稠度，大约 1 分钟后即可享用。

抹茶拿铁配杏仁奶
2 人份

- 半杯水
- 1 茶匙抹茶粉
- 1.5 杯无糖杏仁奶，加热

将水倒入小锅，用中火加热至即将沸腾。在 2 个杯子中各倒入半茶匙抹茶粉。将热水分别倒入两个杯子，搅拌至起泡。然后将杏仁奶分别倒入 2 个杯子。如果你要使用打奶泡器，请将其放在拿铁中启动，打出奶泡直至达到你想要的质地（或将一些热杏仁奶单独放在 1 个杯子里，然后使用打奶泡器打奶泡，打好后再轻轻倒入每个杯子）即可享用。

提示：你可以加入 2~3 滴甜菊糖以提升甜度。

图尔西冰茶
4 人份

- 5 杯水
- 6 汤匙有机图尔西冰茶茶叶
- 3 汤匙有机无咖啡因绿茶茶叶
- 4 杯冷水
- 2 杯冰块

将水煮沸，然后将图尔西冰茶茶叶和绿茶茶叶用热水浸泡 6~10 分钟。过滤茶渣，然后倒入冷水。待茶凉后，加入冰块即可享用。饮用图尔西冰茶可帮助你放松并减轻压力。它非常适合作为下午或晚上的饮品。图尔西冰茶的抗氧化剂含量高，与绿茶组合在一起冲泡饮用可以延年益寿。

提示：可以不放冰块，趁热享用这款茶。传统的图尔西冰茶可以在温热时或在室温下饮用。你可以加入 2~3 滴甜菊糖以提升甜度。

黄金牛奶（姜黄茶）
2 人份

- 2 杯脱脂牛奶（无糖杏仁奶或椰奶）
- 1 杯水
- 1 茶匙姜黄粉或新鲜姜黄碎
- ¼ 茶匙姜末或鲜姜末
- 半茶匙肉桂粉
- 半茶匙椰子油
- ⅛ 茶匙现磨黑胡椒粉
- ⅛ 茶匙小豆蔻粉（可选）
- 3~5 滴甜菊糖（可选）

将牛奶、水、姜黄粉、姜末、肉桂粉、椰子油、黑胡椒粉和小豆蔻粉倒入小平底锅，搅拌混合，用中小火煮沸。然后用小火煨 10 分钟，或直到食材的味道融合在一起。用细网眼滤网过滤掉渣滓，倒入杯子即可饮用。

提示：黄金牛奶最早可提前 5 天制作，可存放在密封玻璃罐中冷藏保存，食用前可加热至想要的温度再享用。

午餐和晚餐的主菜

蔬菜煎蛋饼
4 人份

- 2 汤匙特级初榨橄榄油
- 半杯切碎的洋葱
- 1 杯半的西葫芦块
- 1 瓣大蒜，切碎

- 半杯西蓝花小花

- 半茶匙干牛至叶

- 1 汤匙切碎的新鲜欧芹，或 1 茶匙干欧芹碎

- ¼ 茶匙盐和胡椒粉，可根据自己的需求添加更多

- 2 杯嫩菠菜

- 8 个大鸡蛋

- 半杯无糖杏仁奶

将烤箱预热至 350 华氏度（约 176.7 摄氏度）。在直径为 9 英寸（约 22.9 厘米）的烤盘上喷上橄榄油喷雾。

用中火加热平底锅，倒入橄榄油后，再倒入洋葱和西葫芦，翻炒约 1 分钟。倒入大蒜，再炒几分钟，然后倒入西蓝花、干牛至叶和欧芹。再过 1 分钟，倒入盐和胡椒粉。搅拌均匀，然后关火，最后倒入菠菜。

在一个大碗里，将鸡蛋、杏仁奶、剩余的盐和胡椒粉搅拌在一起。

将炒好的食材铺在烤盘中，然后倒入鸡蛋混合物。将烤盘放入烤箱中烘烤 20~25 分钟，或烤到往烤盘中间插餐刀，餐刀取出来时是干净的即可食用。

芝麻菜茴香沙拉配柠檬醋
4 人份

- 5 杯芝麻菜

- 1 个大牛油果，切碎

- 半杯切成薄片的茴香球

- 1 杯樱桃番茄，切成两半

- ¼ 杯松子（可选）

- 柠檬醋（食谱请见下篇）

在一个大沙拉碗中，混合除柠檬醋以外的所有食材。搅拌均匀后将柠檬醋倒在沙拉上，再次轻轻搅拌。这道沙拉配上柠檬醋很可口，你也可以选

择搭配基础的油醋汁。

柠檬醋
可制作 1 杯；1 人份是半汤匙

- ¼ 杯新鲜柠檬汁
- 半杯红酒醋
- 1 汤匙第戎芥末
- ⅛ 茶匙海盐
- ⅛ 茶匙现磨黑胡椒粉
- 半杯特级初榨橄榄油

把柠檬汁、醋、芥末、盐和黑胡椒粉放在 1 个小碗里搅拌在一起。慢慢地淋上橄榄油，继续搅拌直到混合物变得顺滑（你可以将剩余的柠檬醋储存在密封容器中以备将来使用）。

油醋汁
可制作 ¾ 杯；1 人份是半汤匙

- ¼ 杯红酒醋或苹果醋
- 半杯特级初榨橄榄油
- ⅛ 茶匙海盐
- 现磨黑胡椒粉

将所有原料混合在一个玻璃碗或罐子中，搅拌至顺滑（你可以将剩余油醋汁储存在密封容器中以备将来使用）。

奶油南瓜浓汤
4 人份

- 1 个大奶油南瓜（2.5~3 磅，约 1.1~1.4 千克）

- 2 汤匙椰子油

- 1 个苹果，去皮、去核、切碎

- 1 个中等大小的黄洋葱，切碎（约 ¾ 杯）

- 2 个大蒜瓣

- 半茶匙肉桂粉

- 半茶匙姜末

- ¼ 茶匙肉豆蔻粉

- 3 夸脱（约 2.8 升）蔬菜汤

- 1 茶匙海盐，根据自己的需求可以添加更多

- 半茶匙现磨黑胡椒粉，根据自己的需求可以添加更多

- 1 罐（12 盎司，约 354.8 毫升）椰奶

- ¼ 茶匙红辣椒片（可选）

将烤箱预热至 400 华氏度（204.4 摄氏度），将烘焙纸铺在烤盘上。

将南瓜切成两半，用勺子挖去南瓜子和瓤。南瓜皮朝上放在烤盘上烤约 1 小时，或直到当你往下压的时候，皮上会留下印记时。

将椰子油倒入大锅，中火加热。倒入苹果和洋葱，炒 4~5 分钟，或直到苹果变软，洋葱略呈褐色。倒入大蒜和香料，再炒 1 分钟，或直到有香气散发出来。

用一个大勺子舀出南瓜肉，放入锅中。倒入蔬菜汤、盐和黑胡椒粉，盖上盖子。用小火炖 4~5 分钟，直到南瓜完全熟透。倒入椰奶，然后使用手持搅拌器将其搅成泥状（或直接倒入大功率搅拌机搅拌成泥，必要的话可以分批搅拌）。用剩余的盐和黑胡椒粉调味，然后倒回锅里，加热至温热，如果需要的话，可以加入红辣椒片。

西蓝花蔬菜汤
4 人份

- 2 个大西蓝花（2 磅，约 907.2 克）
- 3 汤匙特级初榨橄榄油
- 半个大黄洋葱，切碎（约半杯）
- 2 个大蒜瓣
- 3 夸脱（约 2.8 升）蔬菜汤
- 1 束蒲公英嫩叶，修剪并切成 1 英寸长
- 1 汤匙新鲜柠檬汁
- 1 茶匙海盐
- 半茶匙现磨黑胡椒粉，可以根据自己的需求添加更多
- 1 杯南瓜子

将西蓝花花冠切成小朵，花茎切成片状。取一口大锅，加热。倒入橄榄油，然后倒入西蓝花茎和洋葱。炒 4~5 分钟，或直到洋葱变成褐色并且西蓝花变软。倒入大蒜，再炒 1 分钟，或直到大蒜散发出香气为止。倒入西蓝花花冠和蔬菜汤。盖上锅盖并调小火力，炖约 15 分钟或直到西蓝花花冠变软为止。

将蒲公英嫩叶和柠檬汁一起倒入锅中。再炖 3~4 分钟，然后关火。使用手持搅拌器将汤打成泥状（或直接倒入大功率搅拌机中搅拌成泥，必要的话可以分批搅拌）。用盐和黑胡椒粉给汤调味，然后放回锅中保温。

用中火加热一个小炒锅。粗切南瓜子并将其倒入锅中，时不时地摇晃一下，直到瓜子散发出香气，约 2~3 分钟。

用勺子把汤舀到碗里，撒上一些烤好的南瓜子，你还可以额外撒上一些现磨黑胡椒粉。

番茄黄瓜沙拉配芝麻沙拉酱
4 人份

这道用芝麻菜做出来的沙拉口感醇厚而清淡。如果你喜欢，你还可以加更多的芝麻菜。这道沙拉即使放到第二天也可以继续吃，所以你即使吃不完也不用倒掉！

- 半个中等大小的红洋葱
- 1.5 磅（约 680.4 克）黄色祖传番茄
- 1.5 磅红色祖传番茄
- 1.5 磅绿色祖传番茄
- 1.5 磅紫色祖传番茄
- 1 个英国黄瓜
- 1 个大牛油果
- 1 束芝麻菜
- ½ 束新鲜罗勒，叶子撕成小片
- ½ 束新鲜薄荷，叶子大致切碎
- ¼ 束新鲜欧芹，大致切碎
- 芝麻沙拉酱（食谱请见下篇）
- 烤南瓜子，切碎

使用切片器或主厨刀将洋葱切成两半，切成半圈。放在一个小碗里，加水没过洋葱。

将祖传番茄切成 ¼ 英寸（约 0.6 厘米）厚的薄片，然后切成 4 份。放入一个大的沙拉碗中。把黄瓜切成两半，然后再切成 4 份。切成 ¼ 英寸厚的块，和番茄一起倒入碗中。将牛油果切成两半，扭开，取出果核。用刀尖将果肉切块，然后用大勺子舀出。将牛油果果肉放到盛有番茄和黄瓜的大沙拉碗中。倒入芝麻菜和其他草本香料，搅拌均匀。淋上芝麻沙拉酱，撒上烤南瓜子。

芝麻沙拉酱
可制作 ¾ 杯；1 人份为半汤匙

- 2 汤匙芝麻酱
- 1 瓣大蒜
- ½ 茶匙海盐
- ½ 杯水

往小型料理机中加入除水以外的所有原料，搅拌至质地顺滑。慢慢加水，直到达到你想要的黏稠度。你如果不喜欢成品的黏稠度，可以加入更多的原料搅拌或加入更多的水。

羽衣甘蓝嫩南瓜热沙拉
4 人份

- 2 磅（约 680.4 克）熟食南瓜（约 3 个中等大小的熟南瓜）
- ¼ 杯特级初榨橄榄油
- 半茶匙姜黄粉
- ¼ 茶匙肉桂粉
- 半茶匙海盐
- 现磨黑胡椒粉
- 2 磅羽衣甘蓝
- ¼ 杯切碎的青葱
- 2 汤匙红酒醋
- 半杯石榴籽

将烤箱预热至 400 华氏度（约 204.4 摄氏度）。在烤盘上铺上烘焙纸。把南瓜的两头切掉，然后纵向切成两半。用小勺子舀出里面的南瓜子和瓜瓤。使用锋利的主厨刀将每一半切成¼英寸（约0.6厘米）厚的半月形南瓜片。将南瓜片倒入一个大的搅拌碗中，再倒入一半的橄榄油、姜黄粉、肉桂粉、海盐和黑胡椒粉，然后将混合物在烤盘上薄薄地铺上一层。放入烤箱烤12~15分钟，或直到混合物变成褐色为止。

将混合物放入烤箱烘烤后，去除羽衣甘蓝的茎，并将羽衣甘蓝的叶子切成¼英寸宽的条，然后放在一个大碗里。将青葱、红酒醋和剩余的橄榄油倒入一个小碗中混合、搅拌，然后淋在切好的羽衣甘蓝上。用手把调味料揉进羽衣甘蓝中，将羽衣甘蓝揉碎。

将烤好的南瓜片倒入羽衣甘蓝中，然后在沙拉上撒上石榴籽和剩下的现磨黑胡椒粉。趁热食用。

核桃青酱西葫芦面
4人份

担心饮食中没有蛋白质？任何种类的蛋白质都可以搭配这道菜。营养酵母富含B族维生素和矿物质，是蛋白质的美味素食替代品。

- 4个大西葫芦（约2.5磅，1.1千克），将两端切掉，使用机器制作成西葫芦面条（也被称为"zoodles"）。
- 2汤匙橄榄油
- 核桃香蒜酱（食谱请见下篇）
- 2汤匙营养酵母

用中火加热一个大平底锅。倒入橄榄油，然后倒入西葫芦面。继续加热，翻炒、搅拌2~3分钟，然后倒入至少1杯香蒜酱（根据你的喜好，可以多加，也可以少加），搅拌均匀，再加热2~3分钟。在上菜前，在每一份上撒上营养酵母。

核桃香蒜酱
可制作约 2 杯

- 1.5 杯核桃碎
- 2 汤匙营养酵母
- 半束新鲜欧芹（约半杯装）
- 1 束新鲜意大利罗勒，去梗
- 1 个柠檬汁
- 1 茶匙柠檬皮
- 半杯特级初榨橄榄油
- 半茶匙海盐
- ¼ 茶匙现磨黑胡椒粉
- ¼~½ 杯水

在 1 个小煎锅中，用中火烤核桃碎，经常摇动平底锅 2~3 分钟，或直到核桃散发出香气为止。用料理机混合烤好的核桃碎、营养酵母、欧芹、意大利罗勒、柠檬汁、柠檬皮、橄榄油、海盐和现磨黑胡椒粉。在加工过程中慢慢地、持续地、少量地洒水，直到达到稍微能流动的黏稠度为止。

排毒骨汤
可制作 6 夸脱（约 5.6 升）；一人份为 1 杯

- 一只 4~6 磅（1.8~2.7 千克）重的鸡
- ½ 磅（约 226.8 克）胡萝卜，粗略切碎
- 半束西芹，粗略切碎
- 1 个大黄洋葱，切成四等份
- 3 片月桂叶
- 半束新鲜百里香

- 半束新鲜欧芹

- 4 瓣大蒜，不剥皮

- 2 英寸（约 5.1 厘米）长的生姜片，粗略切碎

- 2 汤匙苹果醋

- 1 汤匙喜马拉雅粉盐或其他富含矿物质的盐（自选）

- 约 2 加仑（约 3.9 升）水

- 2 茶匙姜黄粉

用大火加热一个大汤锅。往锅中加入少许油，再加入整鸡，鸡的胸部朝上，然后加入除姜黄粉以外的所有原料。倒入足够的水，没过全部食材，煮到肉的颜色呈浅褐色为止。煮开后，盖上锅盖，然后将火力调小，慢慢煨。煮 24 小时，在还剩最后 1 小时的时候加入姜黄粉。将骨头和蔬菜取出并丢掉，然后将肉汤倒入几个玻璃罐中储存。在两餐之间喝汤或用它代替水来煮藜麦。

意式烤蔬菜配红薯泥
4 人份

烤蔬菜的原料
- ¼ 茶匙干牛至

- ¼ 茶匙干迷迭香

- ½ 茶匙干欧芹

- 1 个大茄子（1 磅，约 453.6 克）

- 海盐

- 2 个大茴香球

- 6 汤匙特级初榨橄榄油

- ¼ 茶匙红辣椒片

- 现磨黑胡椒粉

- 1.5磅（约680克）西葫芦

红薯泥的原料

- 2磅（约970.2克）红薯，去皮

- 1汤匙特级初榨橄榄油

- ¼杯切碎的青葱

- 2瓣大蒜，切碎

- ½茶匙海盐，你可以根据自身需求准备更多

- 现磨黑胡椒粉

将所有干草本香料放在一个小碗里混合。

将茄子切成1英寸（约2.5厘米）厚的薄片，然后切成条状，然后切成边长为1英寸的方块。在1个大搅拌碗里铺上纸巾，把茄子倒入碗中，撒上海盐。搅拌均匀后，静置约10分钟。这样做可以把茄子里的水分吸出来，烤出的茄子的颜色会很漂亮。

将烤箱预热至400华氏度（约204.4摄氏度）。在两个烤盘上铺上烘焙纸。

切掉茴香球的绿色顶部部分，然后将球茎切成两半。通过切割锥形的方式切掉每个球茎的根部和内芯。使用切片器或主厨刀将茴香球切成¼英寸（约0.6厘米）厚的薄片。将切好的茴香片与1汤匙橄榄油、红辣椒片、海盐和现磨黑胡椒粉一起搅拌，然后在烤盘上铺上薄薄的一层。放入烤箱，烤10~12分钟，或直到混合物略微变成褐色。从烤箱中取出混合物并倒入碗中。

把西葫芦的末端切掉，切成两半，然后切成½英寸（约1.3厘米）厚的半月形块。将西葫芦块倒入碗中，再用一半的干草本香料混合物调味。淋上2汤匙橄榄油、一些海盐和现磨黑胡椒粉，然后在烤盘上铺上薄薄的一层。

用干净的厨房用纸擦去茄子上的盐分，然后把碗里的纸巾扔掉。将剩余的3汤匙橄榄油和剩余的干草本香料混合物撒在茄子上，然后搅拌均匀。

在另一张烤盘上铺上薄薄的一层。

将西葫芦和茄子放入烤箱，烤至微黄；茄子需要烤 15~18 分钟，西葫芦需要烤 12~14 分钟。

在烤蔬菜时，把一大锅水烧开。将红薯切成边长为 1 英寸的立方体并倒入水中煮约 20 分钟，或煮到可以轻松地将刀插入红薯中为止。捞出红薯并沥干。重新加热锅，倒入橄榄油、青葱和大蒜。炒 2~3 分钟，或直到大蒜变软为止。然后倒入红薯、海盐和现磨黑胡椒粉。使用土豆捣烂器，将红薯捣碎至你喜欢的程度。

将烤蔬菜放在铺好的红薯泥上就完成了。

泰式鸡肉生菜卷
4 人份

如果有剩余的鸡肉等食材，你就可以把它放在沙拉或藜麦上，制成一顿方便的快餐。你还可以把这道菜做成纯素的——用碎褐菇代替碎鸡肉。

- 2 汤匙冷压有机椰子油
- 1 根中等大小的胡萝卜，切丁（边长为 ¼ 英寸，约 0.6 厘米的方块）
- 1 根柠檬草，去皮切碎
- 1（长 1 英寸，约 2.5 厘米）片生姜，切碎
- 1 个大葱，切碎
- 2 个大蒜瓣，切碎
- 1.5 磅（约 680.4 克）碎鸡肉
- 1 个大西葫芦，切丁（边长为 ¼ 英寸，约 0.6 厘米的方块）
- 3 汤匙椰子氨基酱油
- 2 汤匙酸橙汁
- 半杯切碎的新鲜香菜
- 半杯泰国罗勒丝

- 1 个大头黄油生菜

- 1 个墨西哥辣椒，半个去籽切碎，半个切成条状

- 2 个青柠，切成楔形

用中高火加热一个大平底煎锅。先后倒入椰子油和胡萝卜，炒 3~4 分钟，或直到胡萝卜粒呈现出颜色鲜亮的样子为止。再倒入柠檬草、生姜和大葱，炒 3~4 分钟，或直到大葱变成褐色，柠檬草开始散发出香气为止。倒入大蒜，再炒 1 分钟或直到炒出大蒜的香气为止。然后倒入鸡肉，炒 6~7 分钟，或炒到鸡肉变成褐色为止。倒入西葫芦，炒 2~3 分钟，直至变成西葫芦的边变成褐色为止。最后倒入椰子氨基酱油、酸橙汁、一半切碎的香菜和一半的泰国罗勒丝。

用刀切开生菜的底部以分开叶子。将叶子洗净并拍干，然后放在铺有纸巾的盘子上。把之前炒好的鸡肉混合物放在碗里，然后将剩下的香菜、泰国罗勒丝、墨西哥辣椒和青柠放在小碗中，以大盘菜的形式端上桌。每个人都可以把鸡肉和蔬菜舀到生菜叶里卷起来，并根据自己的喜好添加其他的配菜。

亚洲式素食碗
4 人份

- 1 磅（453.6 克）褐菇，分成 4 份

- 1 个西蓝花冠，切成小朵

- 1 个大西葫芦，切成 ¼ 英寸（约 0.6 厘米）厚的半月形片

- 3 汤匙融化的椰子油

- ¼ 茶匙五香粉

- ¼ 茶匙姜末

- 2 个中等红薯，去皮并削成螺旋状的"面条"

- 2 汤匙红藻薄片

- ¼ 杯切碎的小葱

- 椰子氨基酱油（可选）

将烤箱预热至 400 华氏度（约 204.4 摄氏度）。在烤盘上铺上烘焙纸。

往 1 个大碗中倒入褐菇、小朵西蓝花和西葫芦，然后淋上 2 汤匙椰子油，撒上五香粉和姜末。用手将它们混合好。然后将蔬菜均匀铺在烤盘上，烤 12~14 分钟，或烤至浅棕色为止。

用中高火加热一个大平底煎锅。倒入剩下的 1 汤匙椰子油，加入红薯"面条"。时不时地搅拌，约 7 分钟，或直至达到你所想要的熟度为止。

把温热的"面条"盛在碗里，然后在上面撒上烤好的蔬菜，再撒上红藻薄片。用小葱装饰，你还可以加入少许椰子氨基酱油。这道菜可以在室温或热的情况下享用。

西南鸡碗
4 人份

你可以把这道菜做成纯素的，用其他各种的蔬菜或淀粉类食物（如红薯）代替鸡肉。

- 2 汤匙椰子油

- 1.5 磅（约 680 克）去骨去皮鸡腿肉

- 1 茶匙辣椒粉

- ½ 茶匙孜然粉

- 1 茶匙海盐

- 现磨黑胡椒粉

- 2 个甜椒，去头，去籽，切成条状

- 1 个中黄洋葱，半个切条，半个切丁

- 15 盎司（约 425.2 克）黑豆，冲洗后沥干

- 香菜酸橙酱（食谱请见下篇）

- 2 汤匙切碎的新鲜香菜

用中高火加热一个大平底煎锅。将 1 汤匙椰子油涂在纸巾上，然后将油脂涂抹到煎锅内壁上。

在一个大碗里放辣椒粉、孜然粉、½ 茶匙海盐和一些现磨黑胡椒粉，混合，用来腌制鸡肉。煎锅热了以后加入腌好的鸡肉，煎 10 分钟后翻动一次。鸡肉煎熟后盛到盘子里。

将甜椒和洋葱条倒入煎锅中，煎 8~10 分钟，每 2~3 分钟翻动一次，直到微微烧焦为止。

将剩余的 1 汤匙椰子油倒入煎锅中，用中火加热，然后倒入切碎的洋葱。继续加热，经常搅拌，约 3~4 分钟，直到洋葱颜色变色为止。倒入黑豆和剩余的 ½ 茶匙海盐。搅拌 4~5 分钟，直到混合物完全熟透。

将鸡肉切成条状。将黑豆混合物倒入碗中，在上面放上烤蔬菜和鸡肉，然后淋上香菜酸橙酱。可以用香菜点缀。

香菜酸橙酱
可制作 1 杯的分量；1 人份是半汤匙

- ¾ 杯椰奶或坚果开菲尔乳
- 半杯新鲜香菜
- 1 瓣大蒜
- 1.5 个酸橙的果皮和果汁
- ¼ 茶匙海盐
- 现磨黑胡椒粉
- 2~4 汤匙水（可选）

将所有原料倒入料理机中搅拌至顺滑，你可以加入少许水以达到你想要的黏稠度。

酿褐菇
4 人份

- 4 个大褐菇帽（去除茎）
- 2 汤匙椰子油
- ½ 杯切碎的黄洋葱
- 1 个大西葫芦，切成边长为 ¼ 英寸（约 0.6 厘米）的方块
- 4 杯新鲜菠菜
- 2 瓣大蒜，切碎
- ¼ 茶匙孜然粉
- ½ 茶匙辣椒粉
- 15 盎司（约 425.2 克）罐装番茄丁
- 8 盎司（约 226.8 克）罐装番茄酱
- 1 茶匙海盐
- 1 杯煮熟的藜麦

将烤箱预热至 375 华氏度（约 190.6 摄氏度）。

用金属勺子拨开蘑菇的菌褶，注意不要弄破菇帽。

用中火加热一个大平底煎锅。倒入椰子油，再倒入洋葱和西葫芦。炒 3~4 分钟，或直到洋葱变软并且西葫芦出现一定程度的变色为止。倒入菠菜、大蒜、孜然粉和辣椒粉，经常搅拌以免食材烧焦，炒约 1 分钟。倒入番茄丁和番茄酱，然后用盐调味。拌入藜麦。盖上锅盖，炖 4~5 分钟，或直到藜麦变软为止。

将约半杯蔬菜混合物填入每个菇帽中，将菇帽放入烤盘中，然后在烤盘底部、菇帽周围加入约半杯水，并用铝箔纸盖住。烘烤 12~15 分钟，或直到菇帽变软为止。可搭配沙拉或烤蔬菜一同享用。

鸡肉科布沙拉配自制田园沙拉酱
4 人份

你某一顿饭里的烤蔬菜没吃完吗？你可以将它们作为额外的食材或鸡肉的替代品放入这道沙拉中。

- 1 茶匙椰子油
- 1 个去皮鸡胸肉
- 1 个牛油果，切片
- 1 杯樱桃番茄，切成两半
- 2 个煮熟的鸡蛋，去皮切片
- ½ 杯切成薄片的黄瓜
- ½ 杯切成薄片的西葫芦
- ¼ 杯核桃碎
- 5 杯混合蔬菜
- 田园沙拉酱（食谱请见下篇）

用中高火加热一个中号平底煎锅，然后倒入椰子油和鸡肉。鸡肉每面煎 5~7 分钟，或直到鸡肉的内部温度达到 165 华氏度（约 73.9 摄氏度）为止。关火，等鸡肉降温，然后将鸡肉切成条状。

将牛油果、樱桃番茄、煮熟的鸡蛋、黄瓜、西葫芦和核桃碎倒入 1 个大沙拉碗中。加入混合蔬菜，搅拌均匀，然后淋上田园沙拉酱。

田园沙拉酱
可制作 1 杯；一人份为 ½ 汤匙

- ½ 杯生腰果
- 1 汤匙新鲜柠檬汁（取自 ½ 柠檬）
- 1 个大蒜瓣
- ⅛ 茶匙洋葱粉

- 1 汤匙粗切碎的新鲜莳萝

- 1 汤匙粗切碎的新鲜欧芹

- ½ 汤匙切碎的新鲜牛至

- ½ 茶匙海盐

- ½ 茶匙现磨黑胡椒

将腰果浸泡在水中过夜。第二天早上，捞出腰果并沥干，保留浸泡腰果的水。将腰果倒入破壁机，打成泥状，慢慢分次倒入浸泡过腰果的水，直到坚果碎变成泥状。将坚果泥倒入玻璃容器中，再倒入柠檬汁、大蒜瓣、洋葱粉、莳萝、欧芹、牛至、海盐和现磨黑胡椒搅拌。盖上盖子，摇匀。这种酱汁可以在食用前先做好，最多可以放在冰箱里冷藏 2 周。

三文鱼片配柠檬烤西蓝花
4 人份

- 2 个西蓝花的花冠，切成小朵

- 4 汤匙特级初榨橄榄油

- 2 个大柠檬的皮和汁水

- 1 茶匙海盐，可根据你的需求准备更多

- 现磨黑胡椒

- 12 盎司（约 340.2 克）三文鱼片

将烤箱预热至 400 华氏度（约 204.4 摄氏度）。在烤盘上铺上烘焙纸。

将西蓝花花冠、橄榄油、柠檬皮、柠檬汁、½ 茶匙海盐和现磨黑胡椒倒入一个大碗里一起搅拌。将混合好的食材在烤盘上铺满薄薄的一层，烤约 10 分钟，或直到食材开始变软为止。

在三文鱼的两面抹上海盐和黑胡椒调味。从烤箱中取出烤盘，在中间留出一些空间放三文鱼。把三文鱼放在烤盘上，把西蓝花花冠重新摆在它周围，然后放回烤箱再烤 10~12 分钟，直到三文鱼烤熟，西蓝花花冠变成浅褐色。

第十八章

重生和恢复

恭喜你完成了"14天拯救计划"！你在短短2周内成功地养成了新的习惯，并且改善了各项身体功能！你可能遇到过瓶颈，但是你有精油作为情感上的支持！它们在你感到疗愈艰难的时候，难道没有发挥出神奇的功效吗？花点儿时间感谢自己为自身的健康和幸福做出的努力吧。你的生活习惯、仪式和实际行动将有助于维护身心的长期健康。

现在，你已经养成了进行自我护理仪式的习惯，你需要继续坚持下去才能保住之前辛苦耕耘所获的成果。在调整膳食时，你要有耐心，逐渐地、慢慢地将在"14天拯救计划"里戒除的食物，例如乳制品、红肉和含添加糖的食物重新纳入日常饮食。再给自己7天的时间，根据重新纳入的食物重新培养自己的饮食习惯。在此期间，每3~4天添加一种食物，并注意自身的反应，注意身体是如何应对这种食物的，自己是否有与这种食物相关的剧烈的情绪波动。请注意，在重新引入某种食物时，你可能不会出现任何症状，但你在吃了很多这种食物后，症状可能突然出现。

请尝试遵循"123规则"：第1次吃1口，休息1天再吃；第2次吃2口，休息2天再吃；第3次吃3口，休息3天再吃。按以下顺序引入食物：红肉、乳制品、含麸质的食物、含添加糖的食物和含咖啡因的食物。

你可能还会发现自己想要再继续坚持"14天拯救计划"7天，这样做会给你带来惊人的收获。第十六章中的小食、菜肴、酱料可以很容易地融入你的日常生活。因此，你可以无限期延长"14天拯救计划"，只要你愿意。

5年前，当我第一次尝试恢复自己的荷尔蒙平衡时，直到我在戒除添加糖和某些谷物再将它们重新纳入饮食之后，我才真正意识到它们会对我的身体产生消极影响。我还意识到自己需要非常注重饮食，否则我的体重就会再次增加。

善用这段恢复期，你会找到导致身体出现不适症状的食物。你会很感谢自己做的一切，因为这是你改善荷尔蒙平衡和长期保持活力的关键，这不就是你阅读本书的目的吗？继续调整饮食，避免食用对身体无益的食物，并通过进行运动、仪式和使用精油继续调节荷尔蒙平衡。这些习惯帮助了其他成千上万的女性调节荷尔蒙平衡，它们也会帮助你。

"14天拯救计划"最棒的部分是在于它是一种生活方式，能够随着你的改变而不断发展。这个计划不能让你一劳永逸，但你可以让这个计划在你接下来的一生中继续为你服务，从而在你的各个阶段为你的身心提供支持。你可以与许多有相同志向的同伴一起渡过这些阶段，包括你最大的粉丝——我！遇到困难没关系，跌倒没关系，重新开始计划也没关系。"14天拯救计划"旨在重塑你的身体，这本书将永远改变你的生活。做到真正的改变！看到变化，变得更好！

雅姬的故事

雅姬是一位51岁的活动策划员和狂热的跑步爱好者。随着她所有的孩子都上了大学，她觉得终于是时候开始专注于增进自身健康了。她来找我是因为她想减掉无论她怎么调整饮食和运动计划都无法摆脱的10磅（约4.5千克）体重；她很沮丧，因为她尝试过的一切减重方法都不起作用。她还说，除了跑步，她很少花时间照顾自己。孩子们上大学后，她成了一个"空巢妈妈"，工作是她生活中最重要的事，这种想法促使她不断熬夜，工作到深夜。

雅姬遇到的问题是难以减重、压力大和睡眠不足。对此，我的建议如下。

- 对于改善睡眠，我建议她晚上 10 点就去床上躺下，并在扩香器中加入薰衣草精油和香根草精油。
- 进行"14 天拯救计划"以调整饮食习惯并改善她的荷尔蒙平衡。
- 进行 30 分钟的晨间自我护理仪式，包括使用"晨间激励"吸嗅式复方精油（配方见第六章）、写日记、进行 5 分钟的冥想、制作果蔬奶昔、做一些伸展运动、练瑜伽。
- 每周做 3 次 30 分钟的短时间爆发性运动，以促进新陈代谢和热量燃烧，每周跑步 2 次。
- 推荐每日补充多种维生素、300 毫克甘氨酸镁、500 毫克印度人参和 2 000 毫克 ω-3 脂肪酸，以减轻压力并降低体内脂肪含量。

她再次来找我时，体重已经通过"14 天拯救计划"减轻了 7 磅（约 3.2 千克）。她说自己一直在使用"14 天拯救计划"中的食谱。通过用这些食谱制作菜肴和进行自我护理仪式，她第二次回访后的 30 天内体重又减掉了 3 磅（约 1.4 千克）；她可以整夜拥有安稳的睡眠；她醒来时感觉更有活力了。她在 90 天内总共瘦了 15 磅（约 6.8 千克）。当我问她是否想要继续坚持该计划时，雅姬说："我真的很惊讶，一旦我专注于使用正确的食物、保持运动和进行晚间仪式，减重就变得非常容易。我喜欢按照这些食谱做菜，也打算继续遵循这种饮食方式。我又能穿上紧身牛仔裤了，这正是我期望达到的效果！"

参考文献

1. Abdi, Fatemeh, Hamid Mobedi, and Nasibeth Roozbeh. 2016. "Hops for Menopausal Vasomotor Symptoms: Mechanisms of Action." *Journal of Menopausal Medicine* 22, no. 2 (Aug.): 62–64.

2. Afshar, Mahnaz Keshavarz, Zahra Behboodi Moghadam, Ziba Taghizadeh, Reza Bekhradi, Ali Montazeri, and Puran Mokhtari. 2015. "Lavender Fragrance Essential Oil and the Quality of Sleep in Postpartum Women." *Iranian Red Crescent Medical Journal* 17, no. 4 (April): e25880.

3. Agarwal, Vishnu, Priyanka Lal, and Vikas Pruthi. 2010. "Effect of Plant Oils on Candida albicans." *Journal of Microbiology, Immunology, and Infection* 43, no. 5 (Oct.): 447–51.

4. Agency for Toxic Substances and Disease Registry (ATSDR). 2011. "Lead."

5. Agency for Toxic Substances and Disease Registry (ATSDR). 2003. "Public Health Statement for Atrazine."

6. Akazawa, N., Y. Choi, A. Miyaki, Y. Tanabe, J. Sugawara, R. Ajisaka, and S. Maeda. 2012. "Curcumin Ingestion and Exercise Training Improve Vascular Endothelial Function in Postmenopausal Women." *Nutrition Research* 32, no. 1 (Oct.): 795–99.

7. Ali, Babar, Naser Ali Al-Wabel, Saiba Shams, Aftab Ahamad, Shah Alam Khan, and Firoz Anwar. 2015. "Essential Oils Used in Aromatherapy: A Systematic Review." *Asian Pacific Journal of Tropical Biomedicine* 5, no. 8 (Aug.): 601–11.

8. Allen, J. M., L. J. Mailing, G. M. Niemiro, R. Moore, M. D. Cook, B. A. White, H. D. Holscher, and J. A. Woods. 2017. "Exercise Alters Gut Microbiota Composition and Function in Lean and Obese Humans." *Medicine and Science in Sports and Exercise* (November).

9. Althea Press. 2015. *Essential Oils for Beginners: The Guide to Get Started with Essential Oils and Aromatherapy*. Berkeley, CA: Althea Press.

10. Althea Press. 2015. *Essential Oils—Natural Remedies: The Complete A–Z Reference of Essential Oils for Health and Healing*. Berkeley, CA: Althea Press.

11. American Psychological Association (APA). 2017. "Stress in America 2017—Coping with Change."

12. Anderson, Rachel M., Andrew K. Birnie, Norah K. Koblesky, Sara A. RomigMartin, and Jason J. Radley. 2014. "Adrenocortical Status Predicts the Degree of Age-Related Deficits in

Prefrontal Structural Plasticity and Working Memory." *Journal of Neuroscience* 34, no. 25 (June): 8387–97.

13. AromaTools. 2013. *Modern Essentials, A Contemporary Guide to the Therapeutic Use of Essential Oils*. 5th ed. Orem, UT: AromaTools.

14. Asnaashari, Solmaz, Abbas Delazar, Bohlol Habibi, Roghayeh Vasfi, Lutfun Nahar, Sanaz Hamedeyazdan, and Satyajit D. Sarker. 2010. "Essential Oil from Citrus aurantifolia Prevents Ketotifen-Induced Weight-Gain in Mice." *Phytotherapy Research* 24, no. 12 (Dec.): 1893–97.

15. Astani, Akram, Jürgen Reichling, and Paul Schnitzler. 2010. "Comparative Study on the Antiviral Activity of Selected Monoterpenes Derived from Essential Oils." *Phytotherapy Research* 24, no. 5 (May): 673–79.

16. Atsumi, T., and K. Tonosaki. 2007. "Smelling Lavender and Rosemary Increases Free Radical Scavenging Activity and Decreases Cortisol Levels in Saliva." *Psychiatry Research* 150, no.1 (Feb.): 89–96.

17. Azadi-Yazdi, M., M. Karimi-Zarchi, A. Salehi-Abargouel, H. Fallahzadeh, and A. Nadjarzadeh. 2017. "Effects of Dietary Approach to Stop Hypertension Diet on Androgens, Antioxidant Status and Body Composition in Overweight and Obese Women with Polycystic Ovary Syndrome: A Randomised Controlled Trial." *Journal of Human Nutrition and Dietetics* 30, no. 3 (June): 275–83.

18. Ball, Derek. 2015. "Metabolic and Endocrine Response to Exercise: Sympathoadrenal Integration with Skeletal Muscle." *Journal of Endocrinology* 224, no. 2 (Feb.): R79–95.

19. Barr, D. B., M. J. Silva, K. Kato, J. A. Reidy, N. A. Malek, D. Hurtz, M. Sadowski, L. L. Needham, and A. M. Calafat. 2003. "Assessing Human Exposure to Phthalates Using Monoesters and Their Oxidized Metabolites as Biomarkers." *Environmental Health Perspectives* 111, no. 9 (July): 1148–51.

20. Barr, L., G. Metaxas, C. A. J. Harbach, L. A. Savoy, and P. D. Darbre. 2012. "Measurements of Paraben Concentrations in Human Breast Tissue at Serial Locations Across the Breast from Axilla to Sternum." *Journal of Applied Toxicology* 32, no. 3 (Jan.): 219–32.

21. Barrett, Julia R. 2005. "Chemical Exposures: The Ugly Side of Beauty Products." *Environmental Health Perspectives* 113, no. 1 (Jan.): A24.

22. Bartalucci, A., M. Ferrucci, F. Fulceri, G. Lazzeri., P. Lenzi, L. Toti, F. R. Serpiello, A. La Torre, and M. Gesi. 2012. "High-Intensity Exercise Training Produces Morphological and Biochemical Changes in Adrenal Gland of Mice." *Histology and Histopathology* 27, no. 6 (June): 753–69.

23. Bauld, R., and R. F. Brown. 2009. "Stress, Psychological Distress, Psychosocial Factors, Menopause Symptoms, and Physical Health in Women." *Maturitas* 62, no. 2 (Feb.): 160–65.

24. Behnia, B., M. Heinrichs, W. Bergmann, S. Jung, J. Germann, M. Schedlowski, U. Hartmann, and T. H. Kruger. 2014. "Differential Effects of Intranasal Oxytocin on Sexual Experiences

and Partner Interactions in Couples." *Hormones and Behavior* 65, no. 3 (Mar): 308–18.

25. Berk, Lee, Stanley A. Tan, William F. Fry, and William C. Eby. 1989. "Neuroendocrine and Stress Hormone Changes During Mirthful Laughter." *American Journal of the Medical Sciences* 298, no. 6 (Dec.): 390–96.

26. Birben, Esra, Umit Murat Sahiner, Cansin Sackensen, Serpil Erzurum, and Omer Kalayci. 2012. "Oxidative Stress and Antioxidant Defense." *World Allergy Organization Journal* 5, no. 1 (Jan.): 9–19.

27. Bogdanis, G. C., P. Stavrinou, I. G. Fatouros, A. Philippou, A. Chatzinikolaou, D. Draganidis, G. Ermidis, and M. Maridaki. 2013. "Short-term High-Intensity Interval Exercise Training Attenuates Oxidative Stress Responses and Improves Antioxidant Status in Healthy Humans." *Food and Chemical Toxicology* 61 (Nov.): 171–77.

28. Bopp, K. L., and P. Verhaeghen. 2005. "Aging and Verbal Memory Span: A MetaAnalysis." *Journals of Gerontology. Series B, Psychological Sciences and Social Sciences* 60, no. 5 (Sept.): P223–33.

29. Bronaugh, R. L., R. C. Wester, D. Bucks, H. I. Maibach, and R. Sarason. 1990. "In Vivo Percutaneous Absorption of Fragrance Ingredients in Rhesus Monkeys and Humans." *Food and Chemical Toxicology* 28, no. 5: 369–73.

30. Brondino, Natascia, Simona Re, Annalisa Boldrini, Antonella Cuccomarino, Niccolò Lanati, Francesco Barale, and Pierluigi Politi. 2014. "Curcumin as a Therapeutic Agent in Dementia: A Mini Systematic Review of Human Studies." *Scientific World Journal* 2014: 174282.

31. Brooks, K., and J. Carter. 2013. "Overtraining, Exercise, and Adrenal Insufficiency." *Journal of Novel Physiotherapies* 3, no. 125 (Feb.).

32. Burdette, Joanna E., Jianghua Liu, Shao-nong Chen, Daniel S. Fabricant, Colleen E. Piersen, Eric L. Barker, John M. Pezzuto, Andrew Mesecar, Richard B. van Breemen, Norman R. Farnsworth, and Judy L. Bolton. 2003. "Black Cohosh Acts as a Mixed Competitive Ligand and Partial Agonist of the Serotonin Receptor." *Journal of Agricultural and Food Chemistry* 51, no. 19 (Sept.): 5661–70.

33. Cahill, Farrell, Mariam Shahidi, Jennifer Shea, Danny Wadden, Wayne Gulliver, Edward Randell, Sudesh Vasdev, and Guang Sun. 2013. "High Dietary Magnesium Intake Is Associated with Low Insulin Resistance in the Newfoundland Population." *PLoS One* 8, no. 3 (Mar.): e58278.

34. Cameron, J. L. 1997. "Stress and Behaviorally Induced Reproductive Dysfunction in Primates." *Seminars in Reproductive Endocrinology* 15, no. 1 (Mar.): 37–45.

35. Canli, Turhan, John E. Desmond, Zuo Zhao, and John D. E. Gabrieli. 2002. "Sex Differences in the Neural Basis of Emotional Memories." *Proceedings of the National Academy of Sciences of the U.S.A.* 99, no. 16 (Aug.): 10789–94.

36. Centers for Disease Control and Prevention (CDC). "Cancer Clusters—Fallon Cancer Study—

Organophosphates FAQs."

37. Centers for Disease Control and Prevention (CDC). 2016. "Chemical Factsheet—Phthalates."

38. Centers for Disease Control and Prevention (CDC). 2017. "Lead."

39. Centers for Disease Control and Prevention (CDC). 2015. "National Action Plan for Combating Antibiotic-Resistant Bacteria."

40. Centers for Disease Control and Prevention (CDC). 2017. "Nutrition."

41. Cerf-Ducastel, B., and C. Murphy. 2003. "FMRI Brain Activation in Response to Odors Is Reduced in Primary Olfactory Areas of Elderly Subjects." *Brain Research* 986, nos. 1–2 (Oct.): 39–53.

42. Cerqueira, R. O., B. N. Frey, E. Leclerc, and E. Brietzke. 2017. "Vitex agnus castus for Premenstrual Syndrome and Premenstrual Dysphoric Disorder: A Systematic Review." *Archives of Women's Mental Health* 20, no. 6 (Dec.): 713–19.

43. Chadwick, L. R., G. F. Pauli, and N. R. Farnsworth. 2006. "The Pharmacognosy of Humulus lupulus L. (hops) with an Emphasis on Estrogenic Properties." *Phytomedicine* 13, nos. 1–2 (Jan.): 119–31.

44. Chandrasekhar, K., J. Kapoor, and S. Anishetty. 2012. "A Prospective, Randomized Double-Blind, Placebo-Controlled Study of Safety and Efficacy of a High-Concentration Full-Spectrum Extract of Ashwagandha Root in Reducing Stress and Anxiety in Adults." *Indian Journal of Psychological Medicine* 34, no. 3 (July–Sept.): 255–62.

45. Chao, Ariana M., Ania M. Jastreboff, Marney A. White, Carlos M. Grilo, and Rajita Sinha. 2017. "Stress, Cortisol, and Other Appetite-Related Hormones: Prospective Prediction of 6-month Changes in Food Cravings and Weight." *Obesity* 25, no. 4 (Apr.): 713–20.

46. Chen, Miao-Chuan, Shu-Hui Fang, and Li Fang. 2015. "The Effects of Aromatherapy in Relieving Symptoms Related to Job Stress Among Nurses." *International Journal of Nursing Practice* 21, no. 1 (Feb.): 87–93.

47. Childs, Emma, and Harriet de Wit. 2014. "Regular Exercise Is Associated with Emotional Resilience to Acute Stress in Healthy Adults." *Frontiers in Physiology* 5: 161.

48. Cho, Mi-Yeon, Eun Sil Min, Myung-Haeng Hur, and Myeong Soo Lee. 2013. "Effects of Aromatherapy on the Anxiety, Vital Signs, and Sleep Quality of Percutaneous Coronary Intervention Patients in Intensive Care Units." *Evidence-Based Complementary and Alternative Medicine* Vol. 2013: 381381.

49. Cicero, A. F., E. Bandieri, and R. Arletti. 2001. "Lepidium meyenii Walp. Improves Sexual Behaviour in Male Rats Independently from Its Action on Spontaneous Locomotor Activity." *Journal of Ethnopharmacology* 75, nos. 2–3 (May): 225–29.

50. Cicolella, André. 2006. "Glycol Ethers: A Ubiquitous Family of Toxic Chemicals: A Plea for REACH Regulation." *Annals of the New York Academy of Sciences* 1076 (Sept.): 784–89.

51. Ciloglu, F., I. Peker, A. Pehlivan, K. Karacabey, N. Ilhan, O. Saygin, and R. Ozmerdivenli.

2005. "Exercise Intensity and Its Effects on Thyroid Hormones." *Neuro Endocrinology Letters* 26, no. 6 (Dec.): 830–34.

52. Constantino, D. and C. Guaraldi. 2008. "Effectiveness and Safety of Vaginal Suppositories for the Treatment of the Vaginal Atrophy in Postmenopausal Women: An Open, Non-Controlled Clinical Trial." *European Review for Medical and Pharmacological Sciences* 12, no. 6 (Nov.–Dec.): 411–16.

53. Costa, Celso A. R. A., Thaís C. Cury, Bruna O. Cassettari, Regina K. Takahira, Jorge C. Flório, and Mirtes Costa. 2013. "Citrus aurantium L. Essential Oil Exhibits Anxiolytic-Like Activity Mediated by 5-HT(1A)-Receptors and Reduces Cholesterol After Repeated Oral Treatment." *BMC Complementary and Alternative Medicine* 13 (Feb.): 42.

54. Cox, I. M., M. J. Campbell, and D. Dowson. 1991. "Red Blood Cell Magnesium and Chronic Fatigue Syndrome." *Lancet* 337, no. 8744 (Mar.): 757–60.

55. Cox, K. H., A. Pipingas, and A. B. Scholey. 2015. "Investigation of the Effects of Solid Lipid Curcumin on Cognition and Mood in a Healthy Older Population." *Journal of Psychopharmacology* 29, no. 5 (May): 642–51.

56. Cropley, M., A. P. Banks, and J. Boyle. 2015. "The Effects of Rhodiola rosea L. Extract on Anxiety, Stress, Cognition, and Other Mood Symptoms." *Phytotherapy Research* 29, no. 12 (Dec.): 1934–39.

57. Cryan, J. F., and S. M. O'Mahony. 2011. "The Microbiome-Gut-Brain Axis: From Bowel to Behavior." *Neurogastroenterology and Motility* 23, no. 3 (Mar.): 187–92.

58. da Costa, Estrela D., W. A. da Silva, A. T. Guimarães, B. de Oliveira Mendes, A.L. da Silva Castro, I.L. da Silva Torres, and G. Malafaia. 2015. "Predictive Behaviors for Anxiety and Depression in Female Wistar Rats Subjected to Cafeteria Diet and Stress." *Physiology & Behavior* 151 (Nov.): 252–63.

59. Day, J. C., M. Koehl, V. Deroche, M. Le Moal, and S. Maccari. 1998. "Prenatal Stress Enhances Stress- and Corticotropin-Releasing Factor-Induced Stimulation of Hippocampal Acetylcholine Release in Adult Rats." *Journal of Neuroscience* 18, no. 5 (Mar.): 1886–92.

60. Dayawansa, Samantha, Katsumi Umeno, Hiromasa Takakura, Etsuro Hori, Eiichi Tabuchi, Yoshinao Nagashima, Hiroyuki Oosu, Yukihiro Yada, T. Suzuki, Tatketoshi Ono, and Hisao Nishijo. 2003. "Autonomic Responses During Inhalation of Natural Fragrance of Cedrol in Humans." *Autonomic Neuroscience* 108, nos. 1–2 (Oct.): 79–86.

61. Dedovic, K., A. Duchesne, J. Andrews, V. Engert, and J. C. Pruessner. 2009. "The Brain and the Stress Axis: The Neural Correlates of Cortisol Regulation in Response to Stress." *Neuroimage* 47, no. 3 (Sept.): 864–71.

62. Deeks, A. A. 2003. "Psychological Aspects of Menopause Management." *Clinical Endocrinology & Metabolism* 17, no. 1 (Mar.): 17–31.

63. Del Pup, L. 2010. "Treatment of Atrophic and Irritative Vulvovaginal Symptoms with an

Anhydrous Lipogel and Its Complementary Effect with Vaginal Estrogenic Therapy: New Evidences." *Minerva Ginecologica* 62, no. 4 (Oct.): 287–91.

64. De Pinho, J. C., L. Aghajanova, and C. N. Herndon. 2016. "Prepubertal Gynecomastia Due to Indirect Exposure to Nonformulary Bioidentical Hormonal Replacement Therapy: A Case Report." *Journal of Reproductive Medicine* 61, nos. 1–2 (Jan.–Feb.): 73–77.

65. DeWall, C. Nathan, Timothy Deckman, Matthew T. Gailliot, and Brad J. Bushman. 2011. "Sweetened Blood Cools Hot Tempers: Physiological Self-Control and Aggression." *Aggressive Behavior* 37, no. 1 (Jan.–Feb.): 73–80.

66. Diamanti-Kandarakis, E., J. P. Bourguignon, L. C. Giudice, R. Hauser, G. S. Prins, A. M. Soto, R. T. Zoeller, and A. C. Gore. 2009. "Endocrine-Disrupting Chemicals: An Endocrine Society Scientific Statement." *Endocrine Reviews* 30, no. 4 (June): 293–342.

67. Dickerson, S. M., and A. C. Gore. 2007. "Estrogenic Environmental EndocrineDisrupting Chemical Effects on Reproductive Neuroendocrine Function and Dysfunction Across the Life Cycle." *Reviews in Endocrine & Metabolic Disorders* 8, no. 2 (June): 143–59.

68. Diego, M. A., N. A. Jones, T. Field, M. Hernandez-Reif, S. Schanberg, C. Kuhn, V. McAdam, R. Galamaga, and M. Galamaga. 1998. "Aromatherapy Positively Affects Mood, EEG Patterns of Alertness and Math Computations." *International Journal of Neuroscience* 96, nos. 3–4 (Dec.): 217–24.

69. dŌTERRA Blog. 2017. "The Blog Products."

70. dŌTERRA Science Blog. 2017. "Internal Use of Essential Oils."

71. dŌTERRA Science Blog. 2017. "Lavender and Serotonin."

72. dŌTERRA Science Blog. 2017. "Mucous Membranes and Essential Oils."

73. Drexler, Shira Meir, Christian J. Merz, Tanja C. Hamacher-Dang, Martin Tegenthoff, and Oliver T. Wolf. 2015. "Effects of Cortisol on Reconsolidation of Reactivated Fear Memories." *Neuropsychopharmacology* 40, no. 13 (June): 3036–43.

74. Ebner, Natalie C., Hayley Kamin, Vanessa Diaz, Ronald A. Cohen, and Kai MacDonald. 2014. "Hormones as 'Difference Makers' in Cognitive and Socioemotional Aging Processes." *Frontiers in Psychology* 5 (Jan.): 1595.

75. Ebrahim, I. O., C. M. Shapiro, A. J. Williams, and P. B. Fenwick. 2013. "Alcohol and Sleep I: Effects on Normal Sleep." *Alcoholism, Clinical and Experimental Research* 37, no. 4 (Apr.): 549–49.

76. Eby, George A., and Karen L. Eby. 2006. "Rapid Recovery from Major Depression Using Magnesium Treatment." *Medical Hypotheses* 67, no. 2: 362–70.

77. Emamverdikhan, Aazam Parnan, Nahid Goldmakani, Sayyed Asajadi Tabassi, Malihe Hassanzadeh, Nooriyeh Sharifi, and Mohammad Taghi Shakeri. 2016. "A Survey of the Therapeutic Effects of Vitamin E Suppositories on Vaginal Atrophy in Postmenopausal Women." *Iranian Journal of Nursing and Midwifery Research* 21, no. 5 (Sept.–Oct.): 475–81.

78. Environmental Protection Agency (EPA). 2014. "Technical Fact Sheet—Polybrominated Diphenyl Ethers (PBDEs) and Polybrominated Biphenyls (PBBs)."

79. Environmental Protection Agency (EPA). 2017. "Why Indoor Air Quality Is Important to Schools."

80. Environmental Working Group (EWG). 2005. "Body Burden: The Pollution in Newborns—A Benchmark Investigation of Industrial Chemicals, Pollutants and Pesticides in Umbilical Cord Blood."

81. Environmental Working Group (EWG). 2014. "EWG's 2014 Shopper's Guide to Avoiding GMO Food."

82. Environmental Working Group (EWG). 2017. "EWG's 2017 Shopper's Guide to Pesticides in Produce."

83. Environmental Working Group (EWG). 2017. "EWG's Guide to Healthy Cleaning—Cleaning Supplies and Your Health."

84. Environmental Working Group (EWG). 2017. "Exposures Add Up—Survey Results."

85. Environmental Working Group (EWG). 2013. "Dirty Dozen Endocrine Disruptors—12 Hormone-Altering Chemicals and How to Avoid Them."

86. Environmental Working Group (EWG). 2017. "EWG's Skin Deep Cosmetics Database."

87. Environmental Protection Agency (EPA). 2016. "Research on Endocrine Disruptors."

88. Ercal, N., H. Gurer-Orhan, and N. Aykin-Burns. 2001. "Toxic Metals and Oxidative Stress Part I: Mechanisms Involved in Metal-Induced Oxidative Damage." *Current Topics in Medicinal Chemistry* 1, no. 6 (Dec.): 529–39.

89. Erk, S., M. Kiefer, J. Grothe, A. P. Wunderlich, M. Spitzer, and H. Walter. 2003. "Emotional Context Modulates Subsequent Memory Effect." *Neuroimage* 18, no. 2 (Feb.): 439–47.

90. Espeland, M. A., S. R. Rapp, S. A. Shumaker, R. Brunner, J. E. Manson, B. B. Sherwin, J. Hsia, K. L. Margolis, P. E. Hogan, R. Wallace, et al. 2004. "Conjugated Equine Estrogens and Global Cognitive Function in Postmenopausal Women: Women's Health Initiative Memory Study." *JAMA* 291, no. 24 (June): 2959–68.

91. Fariss, Marc W., Catherine B. Chan, Manisha Patel, Bennett Van Houten, and Sten Orrenius. 2005. "Role of Mitochondria in Toxic Oxidative Stress." *Molecular Interventions* 5, no. 2 (Apr.): 94–111.

92. Fatemeh, A., H. Mobedi, and N. Roozbeh. 2016. "Hops for Menopausal Vasomotor Symptoms: Mechanisms of Action." *Journal of Menopausal Medicine* 22, no. 2 (Aug.): 62–64.

93. Fibler, M., and A. Quante. 2014. "A Case Series on the Use of Lavendula Oil Capsules in Patients Suffering from Major Depressive Disorder and Symptoms of Psychomotor Agitation, Insomnia and Anxiety." *Complementary Therapies in Medicine* 22, no. 1 (Feb.): 63–69.

94. Field, T., M. Hernandez-Reif, M. Diego, S. Schanberg, and C. Kuhn. 2005. "Cortisol

Decreases and Serotonin and Dopamine Increase Following Massage Therapy." *International Journal of Neuroscience* 115, no. 10 (Nov.): 1397–413.

95. Forrest, K. Y., and W. L. Stuhldreher. 2011. "Prevalence and Correlates of Vitamin D Deficiency in US Adults." *Nutrition Research* 31, no. 1 (Jan): 48–54.

96. Fowler, P. A., M. Bellingham, K. D. Sinclair, N. P. Evans, P. Pocar, B. Fischer, K. Schaedlich, J. S. Schmidt, M. R. Amezaga, S. Bhattacharya, et al. 2012. "Impact of Endocrine-Disrupting Compounds (EDCs) on Female Reproductive Health." *Molecular and Cellular Endocrinology* 355, no. 2 (May): 231–39.

97. Fukumoto, Syuichi, Aya Morishita, Kohei Furutachi, Takehiko Terashima, Tsutomu Nakayama, and Hidehiko Yokogoshi. 2008. "Effect of Flavour Components in Lemon Essential Oil on Physical or Psychological Stress." *Stress Health* 24, no. 1 (Oct.): 3–12.

98. Garabadu, Debapriya, Ankit Shah, Sanjay Singh, and Sairam Krishnamurthy. 2015. "Protective Effect of Eugenol Against Restraint Stress-Induced Gastrointestinal Dysfunction: Potential Use in Irritable Bowel Syndrome." *Pharmaceutical Biology* 53, no. 7 (July): 968–74.

99. Geller, S. E. and L. Studee. 2005. "Botanical and Dietary Supplements for Menopausal Symptoms: What Works, What Doesn't." *Journal of Women's Health* (*Larchmt*) 14, no. 7 (Sept.): 634–49.

100. Gershon, M. D. 1999. "The Enteric Nervous System: A Second Brain." *Hospital Practice* 34, no. 7 (July): 31–32, 35–38, 41–42.

101. Gershon, M. D. 1999. *The Second Brain—A Groundbreaking New Understanding of Nervous Disorders of the Stomach and Intestine*. New York: Harper Perennial.

102. Ghelardini, Carla, Nicoletta Galeotti, Giuseppe Salvatore, and Gabriela Mazzanti. 1999. "Local Anaesthetic Activity of the Essential Oil of Lavandula angustifolia." *Planta Medica* 65, no. 8 (Dec.): 700–703.

103. Gibbs, D. M. 1986. "Vasopressin and Oxytocin: Hypothalamic Modulators of the Stress Response: A Review." *Psychoneuroendocrinology* 11, no. 2: 131–39.

104. Gillerman, Hope. 2016. *Essential Oils Every Day*. New York: HarperElixir.

105. Goel, Namni, Hyungsoo Kim, and Raymund P. Lao. 2005. "An Olfactory Stimulus Modifies Nighttime Sleep in Young Men and Women." *Chronobiology International* 22, no. 5 (July): 889–904.

106. Gottfried, Sara. 2013. *The Hormone Cure*. New York: Scribner.

107. Graziottin, A. 2000. "Libido: The Biologic Scenario." *Maturitas* 34 Suppl. 1(Jan.): S9–16.

108. Gray, J. R., T. S. Braver, and M. E. Raichle. 2002. "Integration of Emotion and Cognition in the Lateral Prefrontal Cortex." *Proceedings of the National Academy Sciences of the U.S.A.* 99, no. 6 (Mar.): 4115–20.

109. Group, Dr. Edward. 2015. "3 Ways Endocrine Disruptors Destroy Your Health." *Global Healing Center*.

110. Gupta, Subash C., Sahdeo Prasad, Ji Hye Kim, Sridevi Patchva, Lauren J. Webb, Indira K. Priyadarsini, and Bharat B. Aggarwai. 2011. "Multitargeting by Curcumin as Revealed by Molecular Interaction Studies." *Natural Product Reports* 28, no. 12 (Nov.): 1937–55.

111. Guzmán, Y. F., N. C. Tronson, V. Jovasevic, K. Sato, A. L. Guedea, H. Mizukami, K. Nishimori, and J. Radulovic. 2013. "Fear-enhancing Effects of Septal Oxytocin Receptors." *Nature Neuroscienc*e 16, no. 9 (Sept.): 1185–87.

112. Habtemariam, S. 2016. "The Therapeutic Potential of Rosemary (Rosmarinus officialis) Diterpenes for Alzheimer's Disease." *Evidence-Based Complementary and Alternative Medicine* Vol. 2016: 2680409.

113. Hackney, A. C., A. Kallman, K. P. Hosick, D. A. Rubin, and C. L. Battaglini. 2012. "Thyroid Hormonal Responses to Intensive Interval versus Steady-State Endurance Exercise Sessions." *Hormones (Athens)* 11, no. 1 (Jan.–Mar.): 54–60.

114. Hadhazy, Adam. 2010. "Think Twice: How the Gut's 'Second Brain' Influences Mood and Well-Being." *Scientific American* (Feb.).

115. Hamann, S. 2001. "Cognitive and Neural Mechanisms of Emotional Memory." *Trends in Cognitive Sciences* 5, no. 9 (Sept.): 394–400.

116. Hao, Y., A. Shabanpoor, and G. A. Metz. 2017. "Stress and Corticosterone Alter Synaptic Plasticity in a Rat Model of Parkinson's Disease." *Neuroscience Letters* 651 (June): 79–87.

117. Hare, Brendan D., Jacob A. Beierle, Donna J. Toufexis, Sayamwong E. Hammack, and William A. Falls. 2014. "Exercise-associated Changes in the Corticosterone Response to Acute Restraint Stress: Evidence for Increased Adrenal Sensitivity and Reduced Corticosterone Response Duration." *Neuropsychopharmacology* 39, no. 5 (Apr.): 1262–69.

118. Harman, S. M. 2014. "Menopausal Hormone Treatment Cardiovascular Disease: Another Look at an Unresolved Conundrum." *Fertility and Sterility* 101, no. 4 (Apr.): 887–97.

119. Hartling, L., A. S. Newton, Y. Liang, H. Jou, K. Hewson, T. P. Kiassen, and S. Curtis. 2013. "Music to Reduce Pain and Distress in the Pediatric Emergency Department." JAMA Pediatrics 167, no. 9 (Sept.): 826–35.

120. Hasselmo, M. E. 2006. "The Role of Acetylcholine in Learning and Memory." *Current Opinion in Neurobiology* 16, no. 6 (Dec.): 710–15.

121. Hein, A., F. C. Thiel, C. M. Bayer, P. A. Fasching, L. Häberle, M. P. Lux, S. P. Renner, S. M. Jud, M. G. Schrauder, A. Müller, et al. 2013. "Hormone Replacement Therapy and Prognosis in Ovarian Cancer Patients." *European Journal of Cancer Prevention* 22, no. 1 (Jan.): 52–58.

122. Heiss, G., R. Wallace, G. L. Anderson, A. Aragaki, S. A. Beresford, R. Brzyski, R. T. Chlebowski, M. Gass, A. LaCroix, J. E. Manson, et al. 2008. "Health Risks and Benefits 3 Years After Stopping Randomized Treatment with Estrogen and Progestin." *JAMA* 299, no. 9 (Mar.): 1036–45.

123. Herro, E., and S. E. Jacob. 2010. "Mentha piperita (Peppermint)." *Dermatitis* 21, no. 6 (Nov.–

Dec.): 327–29.

124. Heyerick, Arne, Stefaan M. Vervarcke, Herman Depypere, and Denis De Keukeleire. 2006. "A First Prospective, Randomized, Double-Blind, PlaceboControlled Study on the Use of a Standardized Hop Extract to Alleviate Menopausal Discomforts." *Maturitas* 54, no. 2 (May): 164–75.

125. Hill, Dr. David. 2015. "The Power of Aroma." *DōTERRA Living Magazine.*

126. Hirsch, A. R., M.D., and R. Gomez. 1995. "Weight Reduction Through Inhalation of Odorants." *Journal of Neurological and Orthopedic Medicine and Surgery* 16: 26–31.

127. Hirshkowitz, Max, Kaitlyn Whiton, Steven M. Albert, Cathy Alessi, Oliviero Bruni, Lydia DonCarlos, Nancy Hazen, John Herman, Eliot S. Katz, Leila Kheirandish-Gozal, et al. 2015. "National Sleep Foundation's Sleep Time Duration Recommendations: Methodology and Results Summary." *Sleep Health—Journal of the National Sleep Foundation* 1, no. 1 (Mar.): 40–43.

128. Hongratanaworakit, T., and G. Buchbauer. 2006. "Relaxing Effect of Ylang Ylang Oil on Humans After Transdermal Absorption." *Phytotherapy Research* 20, no. 9: 758–63.

129. Hormann, Annette M., Frederick S. vom Saal, Susan C. Nagel, Richard W. Stahlhut, Carol L. Moyer, Mark R. Ellersieck, Wade V. Welshons, Pierre-Louis Toutain, and Julia A. Taylor. 2014. "Holding Thermal Receipt Paper and Eating Food After Using Hand Sanitizer Results in High Serum Bioactive and Urine Total Levels of Bisphenol A (BPA)." *PLoS One* 9, no. 10 (Oct.): e110509.

130. Hou, Ningqi, Susan Hong, Wenli Wang, Olufunmilayo I. Olopade, James J. Dignam, and Dezheng Huo. 2013. "Hormone Replacement Therapy and Breast Cancer: Heterogeneous Risks by Race, Weight, and Breast Density." *Journal of the National Cancer Institute* 105, no. 18 (Sept.): 1365–72.

131. Hu, C., and D. D. Kitts. 2003. "Antioxidant, Prooxidant, and Cytotoxic Activities of Solvent-Fractionated Dandelion (Taraxacum officinale) Flower Extracts In Vitro." *Journal of Agricultural and Food Chemistry* 51, no. 1 (Jan.): 301–10.

132. Hucklenbroich, Joerg, Rebecca Klein, Bernd Neumaier, Rudolf Graf, Gereon Rudolf Fink, Michael Schroeter, and Maria Adele Rueger. 2014. "AromaticTurmerone Induces Neural Stem Cell Proliferation In Vitro and In Vivo." *Stem Cell Research & Therapy* 5, no 4. (Sept.): 100.

133. Hur, Myung-Haeng, Myeong Soo Lee, Ka-Yeon Seong, and Mi-Kyoung Lee. 2012. "Aromatherapy Massage on the Abdomen for Alleviating Menstrual Pain in High School Girls: A Preliminary Controlled Clinical Study." *EvidenceBased Complementary and Alternative Medicine* Vol. 2012: 187163.

134. Hwang, J. H. 2006. "The Effects of the Inhalation Method Using Essential Oils on Blood Pressure and Stress Responses of Clients with Essential Hypertension." *Taehan Kanho*

Hakhoe Chi 36, no. 7 (Dec.): 1123–34.

135. Ishaque, Sana, Larissa Shamseer, Cecilia Bukutu, and Sunita Vohra. 2012. "Rhodiola rosea for Physical and Mental Fatigue: A Systematic Review." *BMC Complementary & Alternative Medicine* 12: 70.

136. Jenkins, T. A., J. C. Nguyen, K. E. Polglaze, and P. P. Bertrand. 2016. "Influence of Tryptophan and Serotonin on Mood and Cognition with a Possible Role of the Gut-Brain Axis." *Nutrients* 8, no. 1 (Jan.): 56.

137. Jones, Emma K., Janelle R. Jurgenson, Judith M. Katzenellenbogen, and Sandra C. Thompson. 2012. "Menopause and the Influence of Culture: Another Gap for Indigenous Australian Women?" *BMC Women's Health* 12: 43.

138. Kaaks, R. 1996. "Nutrition, Hormones, and Breast Cancer: Is Insulin the Missing Link?" *Cancer Causes & Control* 7, no. 6 (Nov.): 605–25.

139. Kalleinen, N., P. Polo-Kantola, K. Irjala, T. Porkka-Heiskanen, T. Vahlberg, A. Virkki, and O. Polo. 2008. "24-hour Serum Levels of Growth Hormone, Prolactin, and Cortisol in Pre- and Postmenopausal Women: The Effect of Combined Estrogen and Progestin Treatment." *Journal of Clinical Endocrinology & Metabolism* 93, no. 5 (May): 1655–61.

140. Kaluzna-Czaplińska, J., P. Gatarek, S. Chirumbolo, M. S. Chartrand, and G. Bjørklund. 2017. "How Important Is Tryptophan in Human Health?" *Critical Reviews in Food Science and Nutrition* (Aug.): 1–17.

141. Karama, S., S. Ducharme, J. Corley, F. Chouinard-Decorte, J. M. Starr, J. M. Wardlaw, M. E. Bastin, and I. J. Deary. 2015. "Cigarette Smoking and Thinning of the Brain's Cortex." *Molecular Psychiatry* 20, no. 6 (June): 778–85.

142. Katan, M., Y. P. Moon, M. C. Paik, R. L. Sacco, C. B. Wright, and M. S. Elkind. 2013. "Infections Burden and Cognitive Function: The Northern Manhattan Study." *Neurology* 80, no. 13 (Mar.): 1209–15.

143. Kato-Kataoka, Akito, Kensei Nishida, Mai Takada, Mitsuhisa Kawai, Hiroko Kikuchi-Hayakawa, Kazunori Suda, Hiroshi Ishikawa, Yusuke Gondo, Kensuke Shimizu, Takahiro Matsuki, et al. 2016. "Fermented Milk Containing Lactobacilllus casei Strain Shirota Preserves the Diversity of the Gut Microbiota and Relieves Abdominal Dysfunction in Healthy Medical Students Exposed to Academic Stress." *Applied and Environmental Microbiology* 82, no. 12 (May): 3649–58.

144. Kauffmann, T., T. Elvasåshagen, D. Alnæs, N. Zak, P. Ø. Pedersen, L. B. Norbom, S. H. Quraishi, E. Tagliazucchi, H. Laufs, A. Biørnerud, U. F. Malt, et al. 2016. "The Brain Functional Connectome Is Robustly Altered by Lack of Sleep." *Neuroimage* 127 (Feb.): 324–32.

145. Kavlock, R. J. 1999. "Overview of Endocrine Disruptor Research Activity in the United States." *Chemosphere* 39, no. 8 (Oct.): 1227–36.

146. Kellner, Lindsay. 2017. "The Best Doctor-Approved Supplements to Beat Your Brain Fog." *Mind Body Green.*

147. Kennedy, D. O., A. B. Scholey, N. T. Tildesley, E. K. Perry, and K. A. Wesnes. 2002. "Modulation of Mood and Cognitive Performance Following Acute Administration of Melissa officinalis (Lemon Balm)." *Pharmacology, Biochemistry, and Behavior* 72, no. 4 (July): 953–64.

148. Keville, Kathi, and Mindy Green. 2008. *Aromatherapy: A Complete Guide to the Healing Art.* 2nd ed. New York: Crossing Press.

149. Khan, N. A., L. B. Raine, E. S. Drollette, M. R. Scudder, A. F. Kramer, and C. H. Hillman. 2015. "Dietary Fiber Is Positively Associated with Cognitive Control Among Prepubertal Children." *Journal of Nutrition* 145, no. 1 (Jan.): 143–49.

150. Kim, H. J. 2007. "Effect of Aromatherapy Massage on Abdominal Fat and Body Image in Post-Menopausal Women." *Taehan Kanho Hakhoe Chi* 37, no. 4 (June): 603–12.

151. Kim, Sioh, Hyun-Jae Kim, Jin-Seok Yeo, Sung-Jung Hong, Ji-Min Lee, and Younghoon Jeon. 2011. "The Effect of Lavender Oil on Stress, Bispectral Index Values, and Needle Insertion Pain in Volunteers." *Journal of Alternative and Complementary Medicine* 17, no. 9 (Aug.): 823–26.

152. Kline, R. M., J. J. Kline, J. Di Palma, and G. J. Barbero. 2001. "Enteric-coated, pH-dependent Peppermint Oil Capsules for the Treatment of Irritable Bowel Syndrome in Children." *Journal of Pediatrics* 138, no. 1 (Jan.): 125–28.

153. Konturek, P. C., T. Brzozowski, and S. J. Konturek. 2011. "Stress and the Gut: Pathophysiology, Clinical Consequences, Diagnostic Approach and Treatment Options." *Journal of Physiology and Pharmacology* 62, no. 6 (Dec.): 591–99.

154. Koulivand, P. H., M. K. Ghadiri, and A. Gorji. 2013. "Lavender and the Nervous System." *Evidence-Based Complementary and Alternative Medicine* Vol. 2013: 681304.

155. Kreuder, A. K., D. Scheele, L. Wassermann, M. Wollseifer, B. Stoffel-Wagner, M. R. Lee, J. Hennig, W. Maier, and R. Hurlemann. 2017. "How the Brain Codes Intimacy: The Neurobiological Substrates of Romantic Touch." *Human Brain Mapping* 38, no. 9 (Sept.): 4525–34.

156. Lakhan, Shaeen, Heather Sheafer, and Deborah Tepper. 2016. "The Effectiveness of Aromatherapy in Reducing Pain: A Systematic Review and Meta-Analysis." *Pain Research and Treatment* Vol. 2016.

157. Lee K. B., E. Cho, and Y. S. Kang. 2014. "Changes in 5-hydroxytryptamine and Cortisol Plasma Levels in Menopausal Women After Inhalation of Clary Sage Oil." *Phytotherapy Research* 28, no. 12 (Dec.): 1897.

158. Lehrner, J., G. Marwinski, S. Lehr, P. Johren, and L. Deecke. 2005. "Ambient Odors of Orange and Lavender Reduce Anxiety and Improve Mood in a Dental Office." *Physiology &*

Behavior 86, nos. 1–2: 92–95.

159. Leproult, R., and E. Van Cauter. 2010. "Role of Sleep and Sleep Loss in Hormonal Release and Metabolism." Endocrine Development 17: 11–21.

160. Lewis, M. D. 2016. "Concussions, Traumatic Brain Injury, and the Innovative Use of Omega-3s." Journal of the American College of Nutrition 35, no. 5 (July): 469–75.

161. Licznerska, B. E., H. Szaefer, M. Murias, A. Bartoszek, and W. Baer-Dubowska. 2013. "Modulation of CYP19 Expression by Cabbage Juices and Their Active Components: Indole-3-Carbinol and 3,3'-diindolylmethane in Human Breast Epithelial Cell Lines." *European Journal of Nutrition* 52, no. 5 (Aug.): 1483–92.

162. Lillehei, A. S., L. L. Halcón, K. Savik, and R. Reis. 2015. "Effect of Inhaled Lavender and Sleep Hygiene on Self-Reported Sleep Issues: A Randomized Controlled Trial." *Journal of Alternative & Complementary Medicine* 21, no. 7 (July): 430–38.

163. Lis-Balchin, M. 1997. "Essential Oils and 'Aromatherapy': Their Modern Role in Healing." *Journal of the Royal Society for the Promotion of Health* 177, no. 5: 324–29.

164. Liu, J. H., G. H. Chen, H. Z. Yeh, C. K. Huang, and S. K. Poon. 1997. "Enteric-coated Peppermint-Oil Capsules in the Treatment of Irritable Bowel Syndrome: A Prospective, Randomized Trial." *Journal of Gastroenterology* 32, no. 6: 765–68.

165. Liu, J., J. E. Burdette, H. Xu, C. Gu, R. B. van Breemen, K. P. Bhat, N. Booth, A. I. Constantinou, J. M. Pezzuto, H. H. Fong, N. R. Farnsworth, and J. L. Bolton. 2001. "Evaluation of Estrogenic Activity of Plant Extracts for the Potential Treatment of Menopausal Symptoms." *Journal of Agricultural and Food Chemistry* 49, no. 5 (May): 2472–79.

166. Lobo, V., A. Patil, A. Phatak, and N. Chandra. 2010. "Free Radicals, Antioxidants, and Functional Foods: Impact on Human Health." *Pharmacognosy Reviews* 4, no. 8 (July–Dec.): 118–26.

167. López, V., B. Nielsen, M. Solas, M. J. Ramirez, and A. K. Jäger. 2017. "Exploring Pharmacological Mechanisms of Lavender (Lavandula anguistifola) Essential Oil on Central Nervous System Targets." *Frontiers in Pharmacology* 8 (May): 280.

168. Luine, V. N. 2014. "Estradiol and Cognitive Function: Past, Present, and Future." *Hormones and Behavior* 66, no. 4 (Sept.): 602–18.

169. Lupien, S. J., S. Gaudreau, B. M. Tchiteya, F. Maheu, S. Sharma, N. P. V. Nair, R. L. Hauger, B. S. McEwen, and M. J. Meaney. 1997. "Stress-Induced Declarative Memory Impairment in Healthy Elderly Subjects: Relationship to Cortisol Reactivity." *Journal of Clinical Endocrinology & Metabolism* 82, no. 8 (July): 2070–75.

170. Lytle, Jamie, Catherine Mwatha, and Karen K. Davis. 2014. "Effect of Lavender Aromatherapy on Vital Signs and Perceived Quality of Sleep in the Intermediate Care Unit: A Pilot Study." *American Journal of Critical Care* 23, no. 1 (Jan.): 24–29.

171. Maglich, J. M., M. Kuhn, R. E. Chapin, and M. T. Pletcher. 2014. "More Than Just Hormones: H295R Cells as Predictors of Reproductive Toxicity." *Reproductive Toxicology* 45 (June): 77–86.

172. Mastorakos, G., M. G. Pavlatou, and M. Mizamtsidi. 2006. "The Hypothalamic-Pituitary-Adrenal and the Hypothalamic-Pituitary-Gonadal Axes Interplay." *Pediatric Endocrinology Reviews* 3 Suppl. 1 (Jan.): 172–81.

173. Matsumoto, T., Asakura, H., and T. Hayashi. 2013. "Does Lavender Aromatherapy Alleviate Premenstrual Emotional Symptoms?: A Randomized Crossover Trial." *BioPsychoSocial Medicine* 7: 12.

174. McAninch, Elizabeth A., and Antonio C. Bianco. 2014. "Thyroid Hormone Signaling in Energy Homeostasis and Energy Metabolism." *Annals of the New York Academy of Sciences* 1311 (Apr.): 77–87.

175. McCabe, D., K. Lisy, C. Lockwood, and M. Colbeck. 2017. "The Impact of Essential Fatty Acid, B Vitamins, Vitamin C, Magnesium and Zinc Supplementation on Stress Levels in Women: A Systematic Review." *JBI Database of Systemic Reviews and Implementation Reports* 15, no. 2 (Feb.): 402–53.

176. McCraty, R., B. Barrios-Choplin, D. Rozman, M. Atkinson, and A. D. Watkins. 1998. "The Impact of a New Emotional Self-Management Program on Stress, Emotions, Heart Rate Variability, DHEA and Cortisol." *Integrative and Physiological and Behavioral Science* 33, no. 2 (Apr.–June): 151–70.

177. Meamarbashi, A. 2014. "Instant Effects of Peppermint Essential Oil on the Physiological Parameters and Exercise Performance." *Avicenna Journal of Phytomedicine* 4, no. 1 (Jan.–Feb.): 72–78.

178. Meamarbashi, A., and A. Rajabi. 2013. "The Effects of Peppermint on Exercise Performance." *Journal of the International Society of Sports Nutrition* 10: 15.

179. Meeker, J. D. 2012. "Exposure to Environmental Endocrine Disruptors and Child Development." *Archives of Pediatrics and Adolescent Medicine* 166, no. 1: E1–E7.

180. Meier, U., and A. M. Gressner. 2004. "Endocrine Regulation of Energy Metabolism: Review of Pathobiochemical and Clinical Chemical Aspects of Leptin, Ghrelin, Adiponectin, and Resistin." *Clinical Chemistry* 50, no. 9 (Sept.): 1511–25.

181. Minich, D. M., and J. S. Bland. 2007. "A Review of the Clinical Efficacy and Safety of Cruciferous Vegetable Phytochemicals." *Nutrition Reviews* 65, no. 6, Pt. 1 (June): 259–67.

182. Moraes, T. M., H. Kushima, F. C. Moleiro, R. C. Santos, L. R. Rocha, M. O. Marques, W. Vilegas, and C. A. Hiruma-Lima. 2009. "Effects of Limonene and Essential Oil from Citrus aurantium on Gastric Mucosa: Role of Prostaglandins and Gastric Mucus Secretion." *Chemico-Biological Interactions* 180, no. 3 (Aug.): 499–505.

183. Morhenn, V., L. E. Beavin, and P. J. Zak. 2012. "Massage Increases Oxytocin and Reduces

Adrenocorticotropin Hormone in Humans." *Alternative Therapies in Health and Medicine* 18, no. 6 (Nov.–Dec.): 11–18.

184. Moss, M., and L. Oliver. 2012. "Plasma 1,8-Cineole Correlates with Cognitive Performance Following Exposure to Rosemary Essential Oil Aroma." *Therapeutic Advances in Psychopharmacology* 2, no. 3 (June): 103–13.

185. Moss, M., J. Cook, K. Wesnes, and P. Duckett. 2003. "Aromas of Rosemary and Lavender Essential Oils Differentially Affect Cognition and Mood in Healthy Adults." *International Journal of Neuroscience* 113, no. 1 (Jan.): 15–38.

186. Moss, M., S. Hewitt, L. Moss, and K. Wesnes. 2008. "Modulation of Cognitive Performance and Mood by Aromas of Peppermint and Ylang-Ylang." *International Journal of Neurosciences* 118, no. 1 (Jan.): 59–77.

187. Motomura, N., A. Sakurai, and Y. Yotsuya. 2001. "Reduction of Mental Stress with Lavender Odorant." *Perceptual and Motor Skills* 93, no. 3: 713–18.

188. National Heart, Lung, and Blood Institute—National Institutes of Health. 2017. "Why Is Sleep Important?"

189. National Institute on Alcohol Abuse and Alcoholism. 2004. "Alcohol Alert." No. 63.

190. National Institute of Environmental Health Sciences. 2017. "Endocrine Disruptors."

191. National Institute of Environmental Health Sciences (NIEHS). 2016. "Perfluorinated Chemicals (PFCs)."

192. National Institutes of Health Office of Dietary Supplements. 2017. "Black Cohosh."

193. Nijholt, I., N. Farchi, M. Kye, E. H. Sklan, S. Shoham, B. Verbeure, D. Owen, B. Hochner, J. Spiess, H. Soreq, and T. Blank. 2004. "Stress-Induced Alternative Splicing of Acetylcholinesterase Results in Enhanced Fear Memory and Long-Term Potentiation." *Molecular Psychiatry* 9, no 2 (Feb.): 174–83.

194. O'Connor, P. J., M. P. Herring, and A. Carvalho. 2010. "Mental Health Benefits of Strength Training in Adults." *American Journal of Lifestyle Medicine* 5: 377–96.

195. Ou, M.C., T. F. Hsu, A. C. Lai, Y. T. Lin, and C. C. Lin. 2012. "Pain Relief Assessment by Aromatic Essential Oil Massage on Outpatients with Primary Dysmenorrhea: A Randomized, Double-Blind Clinical Trial." *Journal of Obstetrics and Gynaecology Research* 38, no. 5 (May): 817–22.

196. Ovadje, P., S. Ammar, J. A. Guerrero, J. T. Arnason, and S. Pandey. 2016. "Dandelion Root Extract Affects Colorectal Cancer Proliferation and Survival Through the Activation of Multiple Death Signaling Pathways." *Oncotarget* 7, no. 45 (Nov.): 73080–100.

197. Ozen, S. and S. Darcan. 2011. "Effects of Environmental Endocrine Disruptors on Pubertal Development." *Journal of Clinical Residential Pediatric Endocrinology* 3, no. 1 (Mar.): 1–6.

198. Pan-Vazquez, A., N. Rye, M. Ameri, B. McSparron, G. Smallwood, J. Bickerdyke, A. Rathbone, F. Dajas-Bailador, and M. Toledo-Rodriguez. 2015. "Impact of Voluntary Exercise

and Housing Conditions on Hippocampal Glucocorticoid Receptor, miR-124 and Anxiety." *Molecular Brain* 8 (July): 40.

199. Pappas, Dr. Robert. 2017. "Essential Oil Myths." *Essential Oil University.*

200. Patki, G., L. Li, F. Allam, N. Solanki, A. T. Dao, K. Alkadhi, and S. Salim. 2014. "Moderate Treadmill Exercise Rescues Anxiety and Depression-Like Behavior as Well as Memory Impairment in a Rat Model of Posttraumatic Stress Disorder." *Physiology & Behavior* 130 (May): 47–53.

201. Pemberton, E., and P. G. Turpin. 2008. "The Effect of Essential Oils on WorkRelated Stress in Intensive Care Unit Nurses." *Holistic Nursing Practice* 22, no. 2: 97–102.

202. Peretz, Jackye, Lisa Vrooman, William A. Ricke, Patricia A. Hunt, Shelley Ehrlich, Russ Hauser, Vasantha Padmanabhan, Hugh S. Taylor, Shanna H. Swan, Catherine A. VandeVoort, et al. 2014. "Bisphenol A and Reproductive Health: Update of Experimental and Human Evidence, 2007–2013." *Environmental Health Perspectives* 122, no. 8 (Aug.): 775–86.

203. Perry, N., and E. Perry. 2006. "Aromatherapy in the Management of Psychiatric Disorders: Clinical and Neuropharmacological Perspectives." *CNS Drugs* 20, no. 4: 257–80.

204. Perry, N. S., C. Bollen, E. K. Perry, and C. Ballard. 2003. "Salvia for Dementia Therapy: Review of Pharmacological Activity and Pilot Tolerability Clinical Trial." *Pharmacology, Biochemistry, & Behavior* 75, no. 3 (June): 651–59.

205. Pert, Candace B. 1999. *Molecules of Emotion: The Science Behind Mind-Body Medicine.* New York: Simon & Schuster.

206. Picciotto, M., M. J. Higley, and Y. S. Mineur. 2012. "Acetylcholine as a Neuromodulator: Cholinergic Signaling Shapes Nervous System Function and Behavior." *Neuron* 76, no. 1 (Oct.): 116–29.

207. Pilkington, K., G. Kirkwood, H. Rampes, and J. Richardson. 2005. "Yoga for Depression: The Research Evidence." *Journal of Affective Disorders* 89, nos. 1–3 (Dec.): 13–24.

208. Pizzorno, J. 2014. "Toxins from the Gut." *Integrative Medicine: A Clinician's Journal* 13, no. 6 (Dec.): 8–11.

209. Plotsky, P. M., M. J. Owens, and C. B. Nemeroff. 1998. "Psychoneuroendocrinology of Depression. Hypothalamic-Pituitary-Adrenal Axis." *Psychiatric Clinics of North America* 21, no. 2 (June): 293–307.

210. Price, S. and L. Price. 2012. *Aromatherapy for Health Professionals.* London: Churchill Livingstone Elsevier.

211. Pu, Hongjian, Xiaoyan Jiang, Zhihuo Wei, Dandan Hong, Sulaiman Hassan, Wenting Zhang, Jialin Liu, Hengxing Meng, Yejie Shi, Ling Chen, et al. 2017. "Repetitive and Prolonged Omega-3 Fatty Acid Treatment After Traumatic Brain Injury Enhances Long-Term Tissue Restoration and Cognitive Recovery." *Cell Transplant* 26, no. 4 (Apr.): 555–69.

212. Purcheon, Nerys, and Lora Cantele. 2014. *The Complete Aromatherapy & Essential Oils*

Handbook for Everyday Wellness. Toronto: Robert Rose.

213. Radley, J. J., R. M. Anderson, B. A. Hamilton, J. A. Alcock, and S. A. Romig-Martin. 2013. "Chronic Stress-Induced Alterations of Dendritic Spine Subtypes Predict Functional Decrements in an Hypothalamo-Pituitary-AdrenalInhibitory Prefrontal Circuit." *Journal of Neurosciences* 33, no. 36 (Sept.): 14379–91.

214. Rajoria, Shilpi, Robert Suriano, Perminder Singh Parmar, Yshan Lisa Wilson, Uchechukwu Megwalu, Augustine Moscatello, H. Leon Bradlow, Daniel W. Sepkovic, et al. 2011. "3,3'-Diindolylmethane Modulates Estrogen Metabolism in Patients with Thyroid Proliferative Disease: A Pilot Study." *Thyroid* 21, no. 3 (Mar.): 299–304.

215. Ranabir, S., and K. Reetu. 2011. "Stress and Hormones." *Indian Journal of Endocrinology and Metabolism* 15, no. 1 (Jan.–Mar.): 18–22.

216. Rapaport, Mark H., Pamela Schettler, and Catherine Bresee. 2012. "A Preliminary Study of the Effects of Repeated Massage on Hypothalamic-PituitaryAdrenal and Immune Function in Healthy Individuals: A Study of Mechanisms of Action and Dosage." *Journal of Alternative and Complementary Medicine* 18, no. 8 (Aug.): 789–97.

217. Reichling, J., P. Schnitzler, U. Suschke, and R. Saller. 2009. "Essential Oils of Aromatic Plants with Antibacterial, Antifungal, Antiviral, and Cytotoxic Properties—An Overview." *Forschende Komplementarmedizen* 16, no. 2 (Apr.): 79–90.

218. Reis, F. G., R. H. Marques, C. M. Starling, R. Almeida-Reis, R. P. Vieira, C. T. Cabido, L. F. Silva, T. Lanças, M. Dolhnikoff, M. A. Martins, et al. 2012. "Stress Amplifies Lung Tissue Mechanics, Inflammation and Oxidative Stress Induced by Chronic Inflammation." *Experimental Lung Research* 38, no. 7 (Sept.): 344–54.

219. Rice, K. M., E. M. Walker, Jr., M. Wu, C. Gillette, and E. R. Blough. 2014. "Environmental Mercury and Its Toxic Effects." *Journal of Preventive Medicine & Public Health* 47, no. 2 (Mar.): 74–93.

220. RMS Beauty. 2017. *Beauty Truth*.

221. Rodriguez, Damian, DHSc, MS. 2017. "Emotional Aromatherapy—Science Meets Chemistry." *DōTERRA Science*.

222. Rombolà, L., L. Tridico, D. Scuteri, T. Sakurada, S. Sakurada, H. Mizoguchi, P. Avato, M. T. Corasaniti, G. Bagetta., and L. A. Morrone. 2017. "Bergamot Essential Oil Attenuates Anxiety-Like Behaviour in Rats." *Molecules* 22, no. 4 (Apr.): 614.

223. Romm, Aviva. 2017. *The Adrenal Thyroid Revolution: A Proven 4-Week Program to Rescue Your Metabolism, Hormones, Mind & Mood*. New York: HarperOne.

224. Roussouw, J. E., G. L. Anderson, R. L Prentice, A. Z. La Croix, C. Kooperberg, M. L. Stefanick, R. D. Jackson, S. A. Beresford, B. V. Howard, K. C. Johnson, J. M. Kotchen, J. Ockene, and Writing Group for the Women's Health Initiative. 2002. "Risks and Benefits of Estrogen Plus Progestin in Healthy Postmenopausal Women: Principal Results from the

Women's Health Initiative Randomized Controlled Trial." *JAMA* 288, no. 3 (July): 321–33.

225. Saanijoki, Tina, Lauri Tuominen, Jetro J. Tuular, Lauri Nummenmaa, Eveliina Arponen, Kari Kalliokoski, and Jussi Hirvonen. 2017. "Opioid Release After High-Intensity Interval Training in Healthy Human Subjects." *Neuropsychopharmacology* 43 (July): 246–54.

226. Sabogal-Guáqueta, A. M., E. Osorio, and G. P. Cardona-Gómez. 2016. "Linalool Reverses Neuropathological and Behavioral Impairments in Old Triple Transgenic Alzheimer's Mice." *Neuropharmacology* 102 (Mar.): 111–20.

227. Safer Chemicals, Healthy Families. 2017. "Perfluorinated Compounds (PFCs)."

228. Salthouse, T. A. 2010. "Selective Review of Cognitive Aging." *Journal of the International Neuropsychological Society* 16, no. 5 (Sept.): 754–60.

229. Sanderson, H., R. A Brain, D. J. Johnson, C. J. Wilson, and K. R. Solomon. 2004. "Toxicity Classification and Evaluation of Four Pharmaceuticals Classes: Antibiotics, Antineoplastics, Cardiovascular, and Sex Hormones." *Toxicology* 203, nos. 1–3 (Oct.): 27–40.

230. Santoro, N., G. D. Braunstein, C. L. Butts, K. A. Martin, M. McDermott, and J. V. Pinkerton. 2016. "Compounded Bioidentical Hormones in Endocrinology Practice: An Endocrine Society Scientific Statement." *Journal of Clinical Endocrinology & Metabolism* 101, no. 4 (Apr.): 1318–43.

231. Sayorwan, W., N. Ruangrungski, T. Piriyapunyporn, T. Hongratanaworakit, N. Kotchabhakdi, and V. Siripornpanich. 2013. "Effects of Inhaled Rosemary Oil on Subjective Feelings and Activities of the Nervous System." *Scientia Pharmaceutica* 81, no. 2 (Apr.–June): 531–42.

232. Saxena, Ram Chandra, Rakesh Singh, Parveen Kumar, Mahenra P. Singh Negi, Vinod S. Saxena, Periasamy Geetharani, Joseph Joshua Allan, and Kudiganti Venkateshwarlu. 2012. "Efficacy of an Extract of Ocimumm tenuiflorum in the Management of General Stress: A Double-Blind, Placebo-Controlled Study." *Evidence-Based Complementary Alternative Medicine* Vol. 2012 (Oct.): 894509.

233. Schmitz, K. H., P. J. Hannan, S. D. Stovitz, C. J. Bryan, M. Warren, and M. D. Jensen. 2007. "Strength Training and Adiposity in Premenopausal Women: Strong, Healthy, and Empowered Study." *American Journal of Clinical Nutrition* 86, no. 3 (Sept.): 566–72.

234. Schnaubelt, Dr. Kurt. 2011. *The Healing Intelligence of Essential Oils: The Science of Advanced Aromatherapy*. Rochester, VT: Healing Arts Press.

235. Schwabe, L., M. Joëls, B. Roozendaal, O. T. Wolf, and M. S. Oitzl. 2012. "Stress Effects on Memory: An Update and Integration." *Neuroscience & Biobehavioral Reviews* 36, no. 7 (Aug.): 1740–49.

236. Seol, G. H., H. S. Shim, P. J. Kim, H. K. Moon, K. H. Lee, I. Shim, S. H. Suh, and S. S. Min. 2010. "Antidepressant-Like Effect of Salvia sclarea Is Explained by Modulation of Dopamine Activities in Rats." *Journal of Ethnopharmacology* 130, no. 1 (July): 187–90.

237. Shen, Y. H., and R. Nahas. 2009. "Complementary and Alternative Medicine for Treatment

of Irritable Bowel Syndrome." *Canadian Family Physician* 55, no. 2 (Feb.): 143–48.

238. Shinohara, K., H. Doi, C. Kumagai, E. Sawano, and W. Tarumi. 2017. "Effects of Essential Oil Exposure on Salivary Estrogen Concentration in Perimenopausal Women." *Neuro Endocrinology Letter*s 37, no. 8 (Jan.): 567–72.

239. Shumaker, Sally A., Claudine Legault, Stephen R. Rapp, Leon Thal, Robert B. Wallace, Judith K. Ockene, Susan L. Hendrix, Beverly N. Jones III, Annlouise R. Assaf, Rebecca D. Jackson, et al. 2003. "Estrogen Plus Progestin and the Incidence of Dementia and Mild Cognitive Impairment in Postmenopausal Women: The Women's Health Initiative Memory Study, a Randomized Controlled Trial." *JAMA* 289, no. 20 (May): 2651–62.

240. Sienkiewicz, M., M. Lysakowska, J. Ciećwierz, P. Denys, and E. Kowalczyk. 2011. "Antibacterial Activity of Thyme and Lavender Essential Oils." *Medicinal Chemistry* 7, no. 6 (Nov.): 674–89.

241. Sigurdsson, H. H., J. Kirsch, and C. M. Lehr. 2013. "Mucus as a Barrier to Lipophilic Drugs." *International Journal of Pharmaceutic*s 453, no. 1 (Aug.): 56–64.

242. Singh, Narendra, Mohit Bhalla, Prashanti de Jager, and Marilena Gilca. 2011. "An Overview on Ashwagandha: A Rasayana (Rejuvenator) of Ayurveda." *African Journal of Traditional, Complementary and Alternative Medicines* 8, no. 5, Suppl. (July): 208–13.

243. Sinha, R. 2017. "Role of Addiction and Stress Neurobiology on Food Intake and Obesity." *Biological Psychology*, May.

244. Sinha, R., and A. M. Jastreboff. 2013. "Stress as a Common Risk Factor for Obesity and Addiction." *Biological Psychiatry* 73, no. 9 (May): 827–35.

245. Snyder, Mariza. 2017. *Smart Mom's Guide to Essential Oils.* Berkeley, CA: Ulysses Press.

246. Snyder, Mariza. 2017. "Top 5 Detoxing Essential Oils to Reduce Toxic Load."

247. Snyder, Mariza, and Lauren Clum. 2014. *Water Infusions: Refreshing, Detoxifying and Healthy Recipes for Your Home Infuser.* Berkeley, CA: Ulysses Press.

248. Soreq, H. 2015. "Checks and Balances on Cholinergic Signaling in Brain and Body Function." *Trends in Neuroscience* 38, no. 7 (July): 448–58.

249. Soto-Vásquez, Manilu, and Paul Alan Arkin Alvarado-García. 2017. "Aromatherapy with Two Essential Oils from Satureja Genre and Mindfulness Meditation to Reduce Anxiety in Humans." *Journal of Traditional and Complementary Medicine* 7, no. 1 (Jan.): 121–25.

250. Speciale, A., J. Chirafisi, A. Jaija, and F. Cimino. 2011. "Nutritional Antioxidants and Adaptive Cell Responses: An Update." *Current Molecular Medicine* 11, no. 9 (Dec.): 770–89.

251. Steiner, M., E. Dunn, and L. Born. 2003. "Hormones and Mood: From Menarche to Menopause and Beyond." *Journal of Affective Disorders* 74, no. 1 (Mar.): 67–83.

252. Stengel, A., and Y. Tache. 2009. "Neuroendocrine Control of the Gut During Stress: Corticotropin-Releasing Factor Signaling Pathways in the Spotlight." *Annual Review of*

Physiology 71: 219–39.

253. Stonehouse, W., C. A. Conion, J. Podd, S. R. Hill, A. M. Minihane, C. Haskell, and D. Kennedy. 2013. "DHA Supplementation Improved Both Memory and Reaction Time in Healthy Young Adults: A Randomized Controlled Trial." *American Journal of Clinical Nutrition* 97, no. 5 (May): 1134–43.

254. Sumedha, M. J. 2008. "The Sick Building Syndrome." *Indian Journal of Occupational & Environmental Medicine* 12, no. 2 (Aug.): 61–64.

255. Taheri, Shahrad, Ling Lin, Diane Austin, Terry Young, and Emmanuel Mignot. 2004. "Short Sleep Duration Is Associated with Reduced Leptin, Elevated Ghrelin, and Increased Body Mass Index." *PLoS Med* 1, no. 3 (Dec.): e62.

256. Takaya, J., H. Higashino, and Y. Kobayashi. 2004. "Intracellular Magnesium and Insulin Resistance." *Magnesium Research* 17, no. 2 (June): 126–36.

257. Tan, Loh Teng Hern, Learn Han Lee, Wai Fong Yin, Chim Kei Chan, Habsah Abdul Kadir, Kok Gan Chan, and Bey Hing Goh. 2015. "Traditional Uses, Phytochemistry, and Bioactivities of Cananga odorata (Ylang-Ylang)." *EvidenceBased Complementary & Alternative Medicine* Vol. 2015: 896314.

258. Tendzegolskis, Z., A. Viru, and E. Orlova. 1991. "Exercise-Induced Changes of Endorphin Contents in Hypothalamus, Hypophysis, Adrenals and Blood Plasma." *International Journal of Sports Medicine* 12, no. 5 (Oct.): 495–97.

259. Tesch, B. J. 2002. "Herbs Commonly Used by Women: An Evidence-Based Review." *Disease-a-Month* 48, no. 10 (Oct.): 671–96.

260. Thaiss, C. A., D. Zeevi, M. Levy, G. Zilberman-Schapira, J. Suez, A. C. Tengeier, L. Abramson, M. N. Katz, T. Korem, N. Zimora, Y. Kuperman, I. Biton, et al. 2014. "Transkingdom Control of Microbiota Diurnal Oscillations Promotes Metabolic Homeostasis." *Cell* 159, no. 3 (Oct.): 514–29.

261. Thoma, Myriam V., Roberta La Marca, Rebecca Brönnimann, Linda Finkel, Ulrike Ehlert, and Urs M. Nater. 2013. "The Effect of Music on the Human Stress Response." *PLos One* 8, no. 8 (Aug.): e70156.

262. Thomas, H. N., M. Hamm, R. Hess, and R. C. Thurston. 2017. "Changes in Sexual Function Among Midlife Women: 'I'm Older . . . and I'm Wiser.'" *Menopause*, October.

263. Tildesley, N. T., D. O. Kennedy, E. K. Perry, C. G. Ballard, S. Saveley, K. A. Wesnes, and A. B. Scholey. 2003. "Salvia lavandulaefolia (Spanish Sage) Enhances Memory in Healthy Young Volunteers." *Pharmacology, Biochemistry, & Behavior* 75, no. 3 (June): 669–74.

264. TIME Health. 2014. "12 Unexpected Things That Mess with Your Memory." *Time.* (Aug. 14).

265. Toda, M., and K. Morimoto. 2008. "Effect of Lavender Aroma on Salivary Endocrinological Stress Markers." *Archives of Oral Biology* 53, no. 10: 964–68.

266. Total Wellness Publishing. 2015. *The Essential Life*. 2nd ed. Jackson, WY: Total Wellness.

267. Tseng, H. C., J. H. Grendell, and S. S. Rothman. 1984. "Regulation of Digestion. II. Effects of Insulin and Glucagon on Pancreatic Secretion." *American Journal of Physiology* 246, no. 4 Pt. 1 (Apr.): G451–56.

268. Unuvar, T., and A. Buyukgebiz. 2012. "Fetal and Neonatal Endocrine Disruptors." *Journal of Clinical Research in Pediatric Endocrinology* 4, no. 2 (June): 51–60.

269. U.S. Electronic Code of Federal Regulations (e-CFR). 2017. "Substances Generally Recognized as Safe—182.20 Essential Oils, Oleoresins (Solvent-Free), and Natural Extractives (Including Distillates)."

270. Van den Beld, Annewieke, Theo J. Visser, Richard A. Feelders, Diederick E. Grobbee, and Steven W. J. Lamberts. 2005. "Thyroid Hormone Concentrations, Disease, Physical Function, and Mortality in Elderly Men." *Journal of Clinical Endocrinology and Metabolism* 90, no. 12 (Dec.): 6403–409.

271. Van Die, M. D., H. G. Burger, H. J. Teede, and K. M. Bone. 2013. "Vitex agnuscastus Extracts for Female Reproductive Disorders: A Systematic Review of Clinical Trials." *Planta Medica* 79, no. 7 (May): 562–75.

272. Vgontzas, A. N., E. O. Bixler, H. M. Lin, P. Prolo, G. Mastorakos, A. Vela-Bueno, A. Kales, and G. P. Chrousos. 2001. "Chronic Insomnia Is Associated with Nyctohemeral Activation of the Hypothalamic-Pituitary-Adrenal Axis: Clinical Implications." *Journal of Clinical Endocrinology & Metabolism* 86, no. 8 (Aug.): 3787–94.

273. Voynow, J. A., and B. K. Rubin. 2009. "Mucins, Mucus, and Sputum." *Chest* 135, no. 2 (Feb.): 505–12.

274. Wagner, M., and J. Oehlmann. 2009. "Endocrine Disruptors in Bottled Mineral Water: Total Estrogenic Burden and Migration from Plastic Bottles." *Environmental Science and Pollution Research International* 16, no. 3 (May): 278–86.

275. Walker, A. F., M. C. De Souza, M. F. Vickers, S. Abeyasekera, M. L. Collins, and L. A. Trinca. 1998. "Magnesium Supplementation Alleviates Premenstrual Symptoms of Fluid Retention." *Journal of Women's Health* 7, no. 9 (Nov.): 1157–64.

276. Washington University in St. Louis. 2015. "Earlier Menopause Linked to Everyday Chemical Exposures." *ScienceDaily*.

277. Watanabe, E., K. Kuchta, M. Kimura, H. W. Rauwald, T. Kamei, and J. Imanishi. 2015. "Effects of Bergamot (Citrus bergamia (Risso) Wright & Arn.) Essential Oil Aromatherapy on Mood States, Parasympathetic Nervous System Activity, and Salivary Cortisol Levels in 41 Healthy Females." *Forschende Komplementärmedizin* 22, no. 1: 43–49.

278. Weaver, Libby. 2016. *Accidentally Overweight*. New York: Hay House.

279. Weil, E. 2012. "Puberty Before Age 10: A New Normal?" *New York Times* (March 30).

280. Weinberg, Lisa, Anita Hasni, Minoru Shinhara, and Audrey Duarte. 2014. "A Single Bout of

Resistance Exercise Can Enhance Episodic Memory Performance." *Acta Psychologica* 153 (Nov.): 13–19.

281. Whedon, James M., Anupama KizhakkeVeettil, Nancy A. Rugo, and Kelly A. Kieffer. 2017. "Bioidentical Estrogen for Menopausal Depressive Symptoms: A Systematic Review and Meta-Analysis." *Journal of Women's Health (Larchmt)* 26, no. 1 (Jan.): 18–28.

282. Women's Voices for the Earth (WVE). 2017. "Why a Woman's Organization—The Impact of Toxic Chemicals on Women's Health."

283. World Health Organization (WHO). 2017. "Arsenic Factsheet."

284. World Health Organization (WHO). 2017. "Mercury and Health Fact Sheet."

285. World Health Organization (WHO). 2009. "Tobacco."

286. Wu, Yani, Yinan Zhang, Guoxiang Xie, Xiaolan Pan, Tianlu Chen, Yixue Hu, Yumin Liu, Yi Chi, Lei Yao, and Wei Jia. 2012. "The Metabolic Responses to Aerial Diffusion of Essential Oils." *PLoSOne* 7, no. 9 (Sept.): e44830.

287. Yang, Dicheng, Jing Li, Zhongxiang Yan, and Xu Liu. 2013. "Effect of Hormone Replacement Therapy on Cardiovascular Outcomes: A Meta-Analysis of Randomized Controlled Trials." *PLoSOne* 8, no. 5 (May): e62329.

288. Youdim, K. A., and S. G. Deans. 2000. "Effect of Thyme Oil and Thymol Dietary Supplementation on the Antioxidant Status and Fatty Acid Composition of the Aging Rat Brain." *British Journal of Nutrition* 83, no. 1 (Jan.): 87–93.

289. Young, S. N. 2007. "How to Increase Serotonin in the Human Brain Without Drugs." *Journal of Psychiatry & Neuroscience* 32, no. 6 (Nov.): 394–99.

290. Zava, D. R., Dollbaum, C. M., and Blen, M. 1998. "Estrogen and Progestin Bioactivity of Foods, Herbs, and Spices." *Proceedings of the Society for Experimental Biology and Medicine* 217, no. 3 (Mar): 369–78.

291. Zeligs, M. A., and A. S. Connelly. 2000. *All About DIM*. New York: Penguin.

292. Zenko, Z., P. Ekkekakis, and D. Ariely. 2016. "Can You Have Your Vigorous Exercise and Enjoy It Too? Ramping Intensity Down Increases Postexercise, Remembered, and Forecasted Pleasure." *Journal of Sport & Exercise Psychology* 38, no. 2 (Apr.): 149–59.

293. Zipursky, Rachel T., Marcella Calfon Press, Preethi Srikanthan, Jeff Gornbein, Robyn McClelland, Karol Watson, and Tamara B. Horwich. 2017. "Relation of Stress Hormones (Urinary Catecholamines/Cortisol) to Coronary Artery Calcium in Men Versus Women (from the Multi-Ethnic Study of Atherosclerosis [MESA])." *American Journal of Cardiology* 119, no. 12 (June): 1963–71.

294. Zouhal, H., S. Lemoine-Morel, M. E. Mathieu, G. A. Casazza, and G. Jabbour. 2013. "Catecholamines and Obesity: Effects of Exercise and Training." *Sports Medicine* 43, no. 7 (July): 591–600.

致　谢

亲爱的读者：

　　在本书中，我论述了一些会导致荷尔蒙严重失衡的原因，我希望你明白了该如何用精油和循序渐进地改变生活方式来改善荷尔蒙平衡。我所传递的最重要的信息之一就是"学会倾听身体的声音"。我一直认为，最好的自我疗愈的方式是重视并满足自身需求。

　　完成"14天拯救计划"的你可能感到精力充沛，容光焕发，而且充满力量，我希望你意识到自己非常了不起！你已经渡过了最艰难的时期。现在，你可以调整自己的目标，并让自己的梦想成为现实。

　　我很高兴能与你一起继续进行这一旅程，并为你提供支持和帮助。在你的健康之旅中，请相信我能够胜任你的向导。无论你在哪里，无论你取得了多大的成就，你都可以想象我在你的身边，为你的胜利喝彩！我非常感谢你为增进自身健康而做出的努力，并让我指导你。我们是一对很棒的搭档！

　　最后，我想鼓励你继续探索能给你的生活带来快乐的事物。请继续寻找智慧，寻求理解，继续爱自己，赞美自己的优点，追寻美好的生活。你是一个强大而美丽的女人，你值得你所想要的一切。

爱你的

玛丽莎·斯奈德